Karl-Heinz Bomberg
Heilende Wunden

Forum Psychosozial

Karl-Heinz Bomberg

Heilende Wunden

Wege der Aufarbeitung politischer
Traumatisierung in der DDR

Mit einem Geleitwort von Harald J. Freyberger

Psychosozial-Verlag

Bibliografische Information der Deutschen Nationalbibliothek
Die Deutsche Nationalbibliothek verzeichnet diese Publikation
in der Deutschen Nationalbibliografie; detaillierte bibliografische Daten
sind im Internet über http://dnb.d-nb.de abrufbar.

Originalausgabe
© 2018 Psychosozial-Verlag, Gießen
E-Mail: info@psychosozial-verlag.de
www.psychosozial-verlag.de
Umschlagabbildung: Gino Kuhn, *Zelle U-Haft Cottbus*
Umschlaggestaltung & Innenlayout nach Entwürfen von Hanspeter Ludwig, Wetzlar
Porträtfoto: Hubert Riedel
Satz: metiTec-Software, me-ti GmbH, Berlin
www.me-ti.de
ISBN 978-3-8379-2775-7 (Print)
ISBN 978-3-8379-7387-7 (E-Book-PDF)

Inhalt

»Kunst wischt den Staub des Alltags von der Seele.«
Pablo Picasso

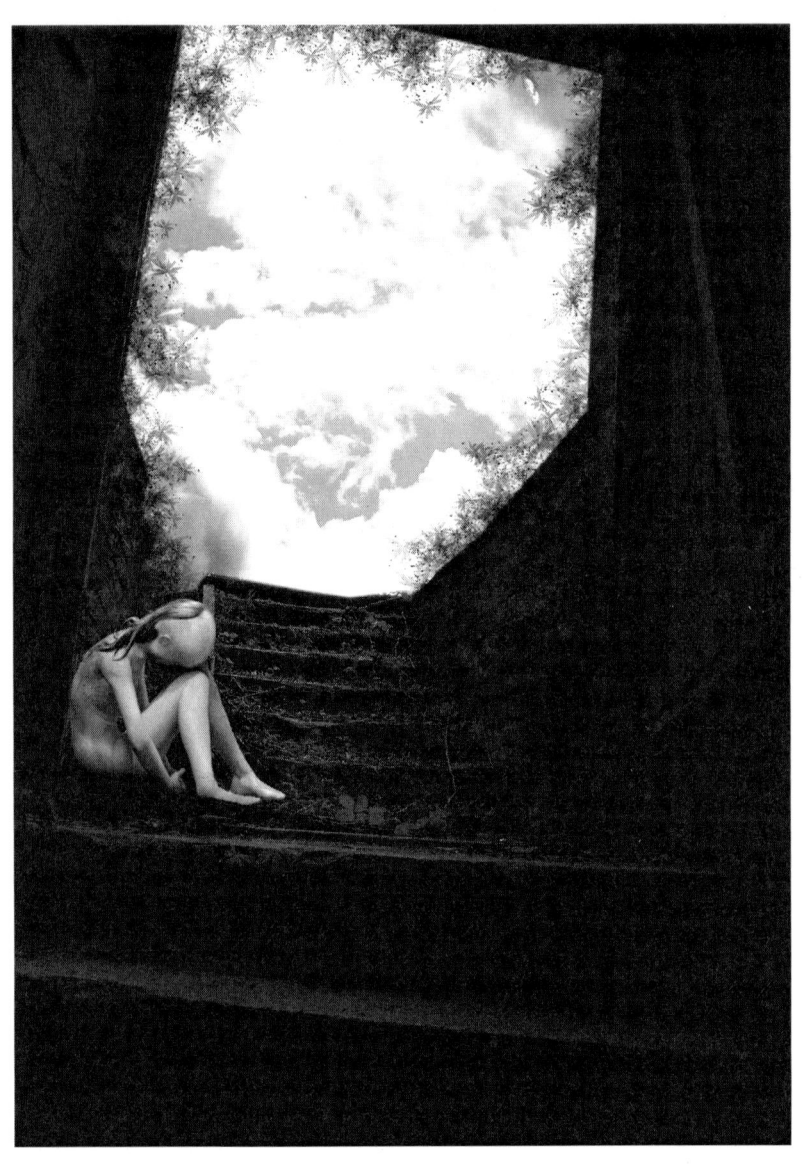

JWH 7 (Katrin Büchel)

Geleitwort

Harald J. Freyberger

Karl-Heinz Bomberg weiß in zweifacher Hinsicht, wovon er spricht. Bis 1984 war er selbst politischer Häftling in der ehemaligen DDR und seit vielen Jahren ist er als Facharzt für Psychosomatische Medizin und Psychotherapie mit psychoanalytischem Schwerpunkt in Berlin auch in der Behandlung der Spätfolgen politischer Repression engagiert. Ganz nebenbei ist er auch als politischer Liedermacher unterwegs und engagiert sich dafür, dass die handelnden Personen und die Unterdrückungstechniken und -methoden der DDR-Diktatur nicht bei den kommenden Generationen in Vergessenheit geraten. Vor diesem Hintergrund kann man auch einen Teil seiner Aktivitäten in der Aus-, Fort- und Weiterbildung von Ärzten und Psychologen verstehen.

Damit ist sein vorliegendes Buch mit dem Titel »Heilende Wunden« gleichzeitig ein Band über die Konzepte und die Behandlung von oft sehr komplexen und tief verwurzelten Folgen dieser Formen von Realtraumatisierungen und ein Text über sich selbst. Insbesondere wird in seiner Beschreibung die untrennbare Verquickung von oft latent oder manifest repressiver Lebenswirklichkeit in der DDR-Diktatur mit den manifesten Formen politischer Verfolgung wie zum Beispiel Haft, Zersetzung und Berufsverboten beschrieben. Seine Sicht auf die Therapie beinhaltet neben der zugrunde liegenden psychoanalytischen Perspektive sehr konsequent resilienzassoziierte Faktoren, in dem er der Sinngebung, der Religion und der Spiritualität, dem Humor und den künstlerischen Formen der Erlebnisbewältigung und -verarbeitung einen hohen Stellenwert einräumt und diese scheinbar divergenten Ansätze auch miteinander verknüpft. Nicht zu vergessen ist die Bedeutung des Reisens und der sozialen Netzwerke, die er auch dezidiert würdigt.

Berührt haben mich an diesem Buch aber vor allem die 15 Fallgeschichten, die die eigenen therapeutischen Erfahrungen zusammenfassen und sehr lebendig beschreiben. Ich bin selbst seit vielen Jahren in der wissenschaftlichen Bearbeitung, Begutachtung und Behandlung von Opfern der DDR-Diktatur tätig. Und man könnte einen gewissen Professionalisierungseffekt oder – um es unfreundlicher auszudrücken – eine mit den Jahren zunehmende emotionale Distanz zu den Berichten der Betroffenen erwarten. Dem ist aber nicht so und wer diese Fallgeschichten liest, für den wird dies auch unmittelbar evident.

Es ist sehr schwer, diese Wunden heilen zu lassen. Dahinter steckt oft ein mühsamer und jahrelanger Prozess, der gerade in diesen Fallgeschichten sehr klar wird. Hoffnung und Versöhnung würden leichter fallen, wenn sich die Täter ihrer Verantwortung stellen würden. So müssen sich die Opfer etwas Besonderes einfallen lassen, wie dies die am Ende des Buches aufgeschriebene Geschichte der Gedenkstätte Zuchthaus Cottbus beschreibt. Über 200 ehemalige Häftling haben nämlich ihr gewissermaßen eigenes Zuchthaus gekauft und mit externer Förderung dafür gesorgt, dass es Teil einer differenzierten Erinnerungskultur wird.

Das ist sicher einzigartig, zeigt aber auch, wie komplex die innere und äußere narrative Auseinandersetzung mit dem Verfolgungsschicksal gestaltet sein muss, damit die Wunden tatsächlich heilen.

Harald J. Freyberger
Professor für Psychiatrie, Psychosomatische Medizin und Psychotherapie
an der Universitätsmedizin Greifswald

Vorwort

Mein Grundgefühl ist membranös,
ich wag es kaum zu sagen.
Dann kehrt das Wort in mir zurück,
so kann ich es gut tragen.

Nach den unsichtbaren, verborgenen Wunden (vgl. Trobisch-Lütge & Bomberg, 2015) wende ich mich nun den heilenden Wunden zu. Es ist eine Art Folge, die nicht zuletzt durch meine eigene Aufarbeitungsgeschichte begründet ist. Selbstverständlich spiegelt sich hierin auch Allgemeines wider: Erst dann, wenn Wunden sichtbar geworden sind – und »sichtbar sein« heißt hier nicht nur in einem mehr oder weniger einfachen Sinn »wahr- und hingenommen sein«, sondern vor allem in einem starken Sinn »anerkannt sein« –, kann der Prozess ihrer Heilung bewusst begleitet und unterstützt werden.

Als ich 1984 aus der Haft entlassen wurde, war ich heilfroh, wieder bei meiner Familie, meinen Freunden und meinen Kollegen zu sein. Dieser Zustand der Freude ging schon bald im Alltag unter. Da hieß es, weiter zu arbeiten als Arzt, Familienvater und Liedermacher. Zeit zum Nachdenken gab es wenig. Irgendwie musste ich funktionieren. Eine Gratwanderung ohnegleichen. Meine Frau hatte die Haft mit mir durchgestanden und nun auch diese Rasanz.

Dann kam die friedliche Revolution. Wieder blieb kaum Zeit zum Durchatmen. Meine Kinder habe ich sehr gerne, aber ich war ein junger, ehrgeiziger und getriebener Vater. Es galt, gerade in dieser Zeit, am Ball zu bleiben, den Anschluss nicht zu verpassen. Das Thema von Haft und Verfolgung hat mich nie verlassen. Nach der Jahrtausendwende setzte die systematische Bearbeitung ein: 2006 veröffentlichte ich »Traumatisierung durch politische Haft in der DDR« (Buchbeitrag), 2009 »Unsichtbare Wunden« (Fachartikel), 2015 *Verborgene Wunden* (Fachbuch, zusammen mit Stefan Trobisch-Lütge herausgegeben).

Die Heilung, von der nun im Titel des vorliegenden Buches gesprochen wird, ist freilich ein großer Begriff – vielleicht sollte man besser von Linderung sprechen. Schließlich heißt es im tradierten Ärztegelöbnis: »Heilen selten, lindern manchmal, trösten immer«. Damit erfolgt zweifellos eine wichtige Relativierung. Ich habe den umfassenderen Titel dennoch gewählt, weil die Heilung als großes Ziel stets gegenwärtig bleibt und bleiben muss. Ein Kollege ergänzte, dass man auch von vernarbten Wunden sprechen könne.

Im Folgenden wird gezeigt, auf welche Weise Wunden, die auf zurückliegende Traumatisierungen zurückgehen, vielleicht geheilt und die mit ihnen verbundenen Schmerzen gelindert werden können. Dabei werden zugleich auch allgemeine Einstellungen berührt. Damit Heilung, Linderung und Trost gelingen kann, sind alle Bereiche des Lebens zur Mithilfe aufgerufen.

Warum lernen die Menschen so schwer aus ihren Fehlern? Darauf gibt es so viele Antworten – und alle reichen sie nicht. Ein leider wiederkehrendes massenpsychologisches Phänomen ist die Grundhaltung, es habe ja sowieso alles keinen Zweck. Sie wird gestärkt durch ein allzu einseitiges und polares Denken. Die Medien bringen zu wenig Zwischentöne. Im Sozialismus gab es überwiegend Lobhudelei, im Kapitalismus ist eine gute Nachricht überhaupt keine Nachricht. Man kann nicht genug betonen: Eine gesunde Demokratie braucht neben der Mittelschicht vor allem Zwischentöne, ein Sowohl-als-Auch und nicht nur das Entweder-Oder und Schwarz-Weiß. Heftige Spaltungen und Polarisierungen sind jedoch leider immer noch an der Tagesordnung. Dabei ist weithin bekannt, dass es immer und überall »die« und »die« gibt. Das ist nicht nur eine Frage der Vernunft, sondern der emotionalen Entwicklung. Kindheit hat Folgen. Sie ist stets ein gewichtiger, wenn auch freilich nicht der einzige Faktor. Reife Beziehungen bestehen aus Zwischentönen.

Meine systematischen Reisen durch die sozialistischen Länder, einschließlich der großen Sowjetunion, haben bei mir einen Eindruck entstehen lassen, der zwischen einem Ruinen-ohne-Waffen-Schaffen und blühenden Landschaften pendelt. Diese Reisetätigkeit mit Vorträgen hält bis heute an. Ich möchte mir selbst einen Eindruck vor Ort verschaffen.

Neben den familiären Erfahrungen habe ich – als Kind der DDR – auch meine kulturellen und politischen Prägungen. Der Mensch ist zerbrechlich und stark. Was Menschen Menschen antun, kehrt immer wieder. Vor dem Hintergrund der jüngsten Ereignisse von Krieg und Gewaltherrschaft scheint das hier behandelte Thema permanent virulent. Politische Traumata brauchen ihre Heilformen.

Zur besseren Orientierung sei hier ein knapper Überblick über die Themen in diesem Buch gegeben: Zunächst geht es um das Thema Resilienz. Vom Begriff her bedeutet Resilienz »Widerstandskraft«. Doch was ist damit noch alles gemeint? Über welche Ressourcen verfügt der Einzelne in der Gemeinschaft? Ist

Versöhnung möglich? Welche Rolle spielt Humor? Gibt es eine transgenerative Heilung? Was passiert mit dem Ungeheilten? Was unterscheidet politische von nicht-politischer Traumatisierung? Woher kommt der Begriff? Wie hat er sich international entwickelt? Welche Einordnung erhält dabei das DDR-Unrecht? Auf all diese Fragen möchte ich Antworten geben und überall dort, wo dies vielleicht nur in Umrissen möglich ist, wenigstens skizzieren.

Die bereits im vorherigen Band bemühte transgenerative Sicht bekommt durch die Beiträge meiner Tochter, meines Sohnes und eines seiner Freunde, neben der theoretischen Einordnung, eine persönliche Ausformung mit verschiedenen Interaktionen.

Schließlich werden verschiedene Formen von Therapie und Bewältigung politischer Traumatisierung dargestellt. Dies geschieht zunächst theoretisch und dann – praxisorientiert – anhand von 15 Lebensläufen. Die Energie konstruktiver Beziehungen im sozialen Netz, in Therapie und in Kunst kann psychische Traumatisierungen lindern. Lebenswege sind Heilungswege. Das belegen die 15 Biografien.

Bilder stehen am Anfang, in der Mitte und im Anhang dieses Buches, Gedichte und Liedtexte finden ebenfalls die ihnen gebührenden Stellen. Allgemein gilt: Die Psyche ist nicht so stabil wie die Körperkerntemperatur. Wird ihr zu stark zugesetzt, so ist der entscheidende Punkt die Symbolisierung dieses Traumas. Das Erlebte muss in heilsame Gedanken gebettet werden. Gute Eltern sind bei alledem ein innerer Schatz. Schreibtherapie (Heilschreiben) kann ergänzend dazu eine Brücke zum inneren Kind bauen. Das Hauptproblem besteht nicht zuletzt darin: Traumatischen Erinnerungen fehlt der Vergangenheitscharakter. Sie kommen nicht zur Ruhe. Spätestens im Alter kommen sie wieder hoch und bedürfen spätestens dann kreativer Gegengewichte. Das vorliegende Buch soll deutlich machen, dass und wie homophones Denken in polyphone Formen der Ton- und der Wortsprache überführt werden kann. Dabei kommen fast alle Betroffenen, deren Geschichte bereits in *Verborgene Wunden* angefangen wurde zu erzählen, erneut in kurzer und längerer Form zu Wort. Hinzugekommen sind Betroffene, die mit künstlerischen Medien arbeiten. Wenn das Trauma symbolisiert und mentalisiert werden kann, kommt Land in Sicht.

Ob man will oder nicht, muss man dieser Tatsache ins Auge blicken: Diktaturen hinterlassen lange Spuren. Noch überwiegt der Anteil der stummen Opfer aufgrund von Schamgefühlen und Misstrauen (vgl. hierzu Freyberger, 2016; Tiedemann, 2013). Doch umso mehr »Now Moments« (z. B. besondere Nähe in Therapien) desto mehr »No Moments«. Früher oder später wird der Augenblick kommen, in dem man sich sagen muss und wird: »Nein, ich schweige nicht länger.« Diese gesunde Wut durchbricht die Starre der Depression. Was mich nicht umbringt, macht mich stark.

Die Wiedervereinigung des geteilten Deutschland ist ein wichtiger Heilungsschritt, wenn er auch bei einigen mit Enttäuschungen verbunden ist. Leider fehlt es nach dem Wegfall des Sozialismus an gesellschaftlichen Visionen. Ein kurzer Ausblick soll Hoffnung geben, dass sich der fortgesetzte Einsatz für eine bessere Zukunft lohnt. Liebe und Kunst können Berge versetzen.

Jenseits der 60 ist es mir möglich, jetzt gelassener auf mein Leben zu blicken, mit zukünftig mehr Kür und weniger Pflicht, mit mehr Freiheit und mit mehr Wertschätzung in den Beziehungen. Wir waren als politische Häftlinge Verbrecher neben Mördern und Vergewaltigern. Das erzeugt Schuld- und Schamgefühle. Nach der Haft habe ich mir gewünscht, dass die Umgebung Kriminelle von Politischen unterscheidet. Eine Patientin aus Hoheneck sagte einmal: »Es gab in der Haft nichts Schönes. Doch: uns Menschen.« Vielleicht ist das eine Brücke, sich mit seinem Leben auszusöhnen.

Am Ende trägt uns die Hoffnung für uns selbst und für die Gesellschaft, dass die Liebe stärker ist als der Hass. Kinder, die von ihren Eltern geliebt wurden, geben diese Liebe an ihre eigenen Kinder weiter. Kinder, die gehasst wurden, ihren Hass. Diese Formel wiederholt sich seit der Menschwerdung. Es wird ständig vergessen. In der Lebensbilanz kommt alles wieder hoch. Dieses Buch richtet sich gegen dieses Vergessen. Es appelliert an die Eigenverantwortung und an die Mitverantwortung für den anderen. Ohne soziales Denken sind wir als soziale Wesen verloren. Wer das in der Kindheit nicht gelernt hat, wird später seine Rücksichtslosigkeit ausleben.

Die Natur habe keine Moral, sagte mir neulich ein wichtiger Kollegenfreund. Das Leben sei nicht gerecht. Die angedeuteten Gesetzmäßigkeiten sollten jedoch im Umgang mit diesen Problemen nicht übergangen werden.

Die zentrale Frage, wenn wir eine Bilanz – und sei es eine Zwischenbilanz – unseres Lebens ziehen, lautet: Was habe ich aus meinem Leben gemacht? Diese Frage stellen sich meine Patienten. Hat sich das Risiko gelohnt? Bin ich mit mir versöhnt? Was wurde aus meinen Träumen? Ich selbst wollte die Welt sehen. Freiheit und Schönheit standen und stehen für mich an erster Stelle. Ist der Ehrgeiz gestillt? Tröstlich ist der Gedanke an George Harrison, der sagte, dass er erfolgreich, aber nicht berühmt werden wollte.

Dieses Buch soll in erster Linie ein Mittel gegen die Ohnmacht sein. Die Vielfalt der Bewältigungsformen möchte anregen und den Blick für dasjenige öffnen, was alles möglich ist. Die Generation meiner Eltern wollte sich etwas aufbauen, meine eigene Generation die Welt sehen, und unsere Kinder möchten gut leben.

Möge dieses Buch auch den weiteren Demokratisierungsprozess in Deutschland unterstützen.

Die Lebensläufe sind manchmal so ähnlich und doch wieder so verschieden, dass es den deutschen Einheitsmenschen eben nicht gibt. Von 1984 bis 2017 sind 33 Jahre vergangen, die trotz ihrer Kürze epochale Einschnitte beinhalten: der Fall der Mauer und die friedliche Revolution in der DDR und Osteuropa, die Globalisierung der Märkte und die Entfaltung des Internets. Die Verarbeitung politischer Traumatisierung vollzieht sich entlang dieser großen Veränderungen. Die Entwicklung der Internetkommunikation, die Destabilisierung der Familienstrukturen, die zunehmende Fremdbetreuung von Kindern sowie die Lockerung der Geschlechterbinarität und der Heteronormativität sind Richtungen, die eine Herausforderung für den Einzelnen darstellen. Dazu kommen gewaltige Flüchtlingsbewegungen mit weiteren Traumatisierten, Traumatisierungen und Integrationsaufgaben, doch – wie stets – mit ihnen ebenso viele neue, offene Möglichkeiten: »Die Schicksalsfrage der Menschheit entscheidet sich nicht in der Technik, sondern im Bemühen, der Störung des Zusammenlebens durch den menschlichen Aggressions- und Selbstvernichtungstrieb Herr zu werden« (Freud, 1930a, S. 505). Sigmund Freud hat damit ein wahres Wort gesprochen.

Möge sich nun die Kraft der Erinnerung ausbreiten, die Gegenwart bereichern und eine Vielzahl neuer Visionen entfalten. Ich möchte nicht in alten Wunden bohren, sondern meine Friedensbotschaft erneuern.

Karl-Heinz Bomberg
Berlin, Januar 2018

Danksagung

Bedanken möchte ich mich beim Psychosozial-Verlag Gießen für sein Interesse und editorisches Entgegenkommen, dabei insbesondere bei meinem Lektor Julian Marx für seine kompetente und geduldige Begleitung.

Besonderer Dank gilt meiner Familie, meiner Frau und ganz speziell meinen Kindern für ihre aktive Mitgestaltung und emotionale Bereitschaft, an diesem schweren Thema mitzuwirken. Stephan Flache, als enger Freund meines Sohnes, erfüllt gegenüber der Familie eine notwendige triangulierende Funktion, eine wichtige Außensicht.

Darüber hinaus sage ich Dankeschön zu all meinen Klientinnen und Klienten, die wieder oder auch neu an diesem Buch mitgearbeitet haben. Sie sind ihrem Schmerz begegnet und konnten traumatisches Erleben symbolisieren.

Meinen Freunden, die mich ermutigt haben, weiter zu schreiben, sei – und zwar keineswegs an letzter Stelle – ebenfalls herzlich gedankt.

Karl-Heinz Bomberg

1. Die Bedeutung der Resilienz

1.1 Einleitung

In der Resilienzforschung hat sich in den letzten Jahren Vieles getan. Während früher die Darstellung des Pathologischen einen breiten – um nicht zu sagen: nahezu den gesamten – Raum einnahm, hat sich in den letzten Jahrzehnten ein begrüßenswerter Fokus auf die positive Bedeutung der Ressourcen, auf die Betroffene jeweils zurückgreifen können, herauskristallisiert: »Eine ressourcenorientierte Haltung ist inzwischen zu einem selbstverständlichen Bestandteil ihrer Therapien geworden. Kaum ein Therapeut, der nicht für sich in Anspruch nimmt, die Stärken seiner Patienten zu berücksichtigen und ihre positiven Seiten hervorzuheben« (Wöller, 2015, S. 190).

Resilienz bedeutet Widerstandskraft. Genauer gesagt (das Wort stammt vom lateinischen »resilire«, was so viel heißt wie »zurückspringen, abprallen«) ist damit die psychische Widerstandskraft gemeint, das heißt die Fähigkeit, Krisen zu bewältigen und sie unter Rückgriff auf individuelle und soziale Ressourcen für weitere Entwicklungen nutzen zu können. Für mich etwa stellt das Reisen eine wichtige Ressource dar (in Kapitel 4.4 werde ich auf die Bedeutung des Reisens noch ausführlicher eingehen): 1977 ermöglichte ich mir eine Traumreise nach Bulgarien, 1995 nach Neuseeland, 2017 auf die Galapagos-Inseln. Im Jahr 2015 bereiste ich mein damals 100. Land.

Dabei ist die Resilienz eines Menschen keine feste Größe, sondern ausbau- und entwicklungsfähig. Neue Ressourcen können im besten Fall das ganze Leben über hinzugewonnen und fruchtbar gemacht werden. So buchstäblich der Satz auch in meinem Fall zutreffen mag – im übertragenen Sinne gilt für die Entwicklung und Stärkung persönlicher Resilienz stets: Jeder Weg, so kurz oder lang er auch sein mag, beginnt mit dem ersten Schritt. Mir persönlich hat dieser Satz sehr geholfen, größere und kleinere Projekte Schritt für Schritt anzugehen. Mit Resilienz verwandt sind die Begriffe »Salutogenese« (Entstehung von Gesundheit), »Hardiness« (Widerstandsfähigkeit), »Coping« (Bewältigungsstrategie) und »Autopoiesis« (Selbsterhaltung). Früher bezeichnete der Begriff vorwiegend Kinder, die sich trotz ungünstigen Startbedingungen stabil entwickeln. Heute werden auch Menschen als resilient bezeichnet, die mit Belastungen in der Arbeitswelt und auf privater Ebene angemessen umgehen können. Psychische Widerstandsfähigkeit ist nicht nur in Extremsituationen, sondern immer und in allen Lebenslagen von Vorteil.

Die moderne Psychologie fasst Menschen dementsprechend als resilient auf, die eines der drei häufigsten »Big Five«-Persönlichkeitsprofile aufweisen, mit niedrigem Neurotizismus-Wert und leicht überdurchschnittlichen Werten in den vier übrigen Dimensionen (Extraversion, Offenheit für Erfahrungen, Gewissenhaftigkeit und Verträglichkeit). Bei den »Big Five« (Fünf-Faktoren-Modell, FFM) handelt es sich um ein Modell der Persönlichkeitspsychologie. Diesem zufolge besteht die Persönlichkeit aus fünf Hauptdimensionen, in die sich jeder Mensch verschieden anteilig zuordnen lässt: Offenheit für Erfahrungen (Aufgeschlossenheit), Gewissenhaftigkeit (Perfektionismus), Extraversion (Geselligkeit), Verträglichkeit (Rücksichtnahme, Kooperationsbereitschaft, Empathie) und Neurotizismus (emotionale Labilität und Verletzlichkeit) (vgl. hierzu Asendorpf & Neyer, 2012; Hagemann et al, 2016; Satow, 2011, 2012). Auch für ganze Gruppen kann Resilienz – hier im Sinne kollektiver psychischer Widerstandskraft – festgestellt werden.

Das Gegenstück zur Resilienz ist Vulnerabilität, Verwundbarkeit oder Verletzbarkeit.

1.2 Einflussfaktoren

Die Faktoren, die Einfluss auf die Resilienz eines Menschen nehmen, können in personelle Faktoren, Umwelteinflüsse und Prozessfaktoren untergliedert werden (vgl. hierzu auch Schreiber, 2013, S. 5ff.). Zu den Umwelteinflüssen gehören alle Prägungen durch die primären Sozialisationsinstanzen (Familie, Schule etc.) sowie alle Einflüsse durch die Besonderheiten der Kultur, der Gemeinschaft usw., in der man aufgewachsen ist. Zu den personalen Faktoren gehören sämtliche kognitiven und emotionalen Verarbeitungs- und Ausdrucksfähigkeiten: Intelligenz, Deutungs- und Sinngebungsmodelle von Realität und Fantasie, Religiosität,

Mentalisierungsfähigkeit sind hierbei dem kognitiven Bereich zuzuordnen. Emotionale Faktoren sind die Fähigkeit, Gefühle und Handlungen zu kontrollieren, das Vermögen, das Selbstwerterleben zu regulieren, die Selbstwirksamkeitserwartung sowie die Toleranz für Ungewissheit, Ambivalenz, Spannungszustände, Lob und Kritik. Darüber hinaus ist die Fähigkeit Beziehungen aktiv gestalten zu können und Probleme offensiv anzugehen (Problemfixierung, Problemlösungsorientierung) als wichtig angesehen. Prozessfaktoren stellen zum Beispiel die verfügbaren Perspektiven, die Akzeptanz des Unveränderbaren und die Konzentration aller Kräfte und Energien auf das nächste bewältigbare Ziel dar. Dabei ist strategisches und taktisches Denken notwendig. Wichtig ist es auch, seine Grenzen zu testen und kennenzulernen. Dies sollte allerdings kein dauerhafter Habitus werden (vgl. Schatalowa, 2002).

Besonders resiliente Gruppen zeichnen sich durch einen starken Zusammenhalt und starke Werte, die die Mitglieder weitgehend teilen (shared values), aus.

Bei alledem ist Resilienz niemals statisch, sondern als ein dynamisches Geschehen aufzufassen. Sie erprobt und entwickelt sich mit den täglichen Herausforderungen. Der Mensch braucht allerdings einen entsprechenden sozialen Rahmen, um Resilienz aufzubauen und später weiterzuentwickeln. Geistige Nahrung unterstützt resiliente Entwicklungen maßgeblich.

1.3 Geschichtlicher Überblick

Der Psychologe Jack Block (1965) führte den Begriff der Resilienz in den 50er Jahren in die Psychologie ein. Dennoch wird Resilienz häufig mit den Namen von Emmy Werner und ihrer Kollegin Ruth Smith, zwei US-amerikanischen Forscherinnen, in Zusammenhang gebracht. 1971 erarbeitete Werner eine Studie über die Kinder der Insel Kauai, die als Pionierstudie zum Thema Resilienz gilt. 698 Kinder des Jahrgangs 1955, aus schwierigen Verhältnissen kommend, wurden von ihrer Geburt an über 40 Jahre beobachtet und getestet. Trotz erschwerter Bedingungen wuchs ein Drittel dieser Kinder zu lebenstüchtigen Erwachsenen heran. Die Resilienz veränderte sich dabei unter den verschiedenen Umweltbedingungen. Die Forscherin zog daraus den Schluss, dass Resilienz erlernbar sei.

Ein weiterer Pionier auf diesem Gebiet ist Norman Garmezy (1974). Er gilt als Großvater der Resilienztheorie, weil er in den 60er Jahren herausfand, dass viele Kinder schizophrener Eltern sich zu erfolgreichen und glücklichen Erwachsenen entwickelten. Die engste Mitarbeiterin Ann Maston führte seine Arbeiten an der Universität von Minnesota weiter. Sie bezeichnete die Resilienz als »ge-

21

wöhnliche Magie« und unterstrich damit die großen Veränderungschancen, die dynamischen System innewohnen.

Der US-amerikanische Soziologe und Psychologe Glen Elder (1974, 1999) ist ein weiterer Wegbereiter der Resilienz. Er erkannte, dass viele Kinder der Armut der 30er Jahre in den USA etwas entgegensetzen konnten. Gute familiäre Bindungen und kulturelle Faktoren fördern und begünstigen die Resilienz.

Des Weiteren sind folgende weitere Forscher zu nennen, die sich intensiv mit Resilienz beschäftigt haben: der französische Ethnologe, Neurologe und Psychiater Boris Cyrulnik (2006, 2007), der kamerunische Erziehungswissenschaftler an der Universität Hamburg Louis Henri Seukwa, die deutsche Pädagogin Corina Wustmann, indische Psychologin an der staatlichen Universität Arizona Suniya S. Luthar und viele weitere.

Im Zuge der weltweiten Flüchtlingswellen, insbesondere in Europa, Afrika und Nahost, gewinnt die Trauma- und Resilienzforschung eine immer größere Bedeutung. Das stellt die Völkergemeinschaft vor eine große soziale, psychologische, medizinische und politische Herausforderung. Dabei spielen intakte soziale Beziehungen, Gesundheitsvorsorge und Gesundheitsförderung für die Resilienz eine entscheidende Rolle.

1.4 Resilienz in verschiedenen Bereichen

Wie bereits erwähnt, unterscheidet man seit den Anfängen der Resilienzforschung bei Kindern, die etwa in Armut aufwachsen, resiliente von nicht-resilienten Kindern. Dabei sind es häufiger Mädchen als Jungen, die resilient sind. Ein aktuelles Beispiel, das diese Annahme zu bestätigen scheint, sind die ostdeutschen Frauen, die ihre Heimat verlassen, wenn anderswo bessere berufliche Bedingungen zu finden sind.

Grundsätzlich wird davon ausgegangen, dass intelligente Kinder im Durchschnitt resilienter sind als weniger intelligente Kinder (vgl. hierzu Zander, 2011). Dies trifft jedoch freilich nicht immer zu, denn auch hier ist jede Regel so gut wie ihre Ausnahme. Was die Leistungsfähigkeit angeht, so leisten resiliente Kinder, zum Beispiel in der Schule, jedoch oft mehr als von ihnen zu erwarten wäre. Sie sind zudem emotional intelligenter, indem sie sich besser unter Kontrolle haben und disziplinierter sind als nicht-resiliente Kinder. Resiliente Kinder sind sozial zugewandter und reagieren positiv auf Aufmerksamkeit, sind einfühlsamer, emotionaler und sprechen eher über ihre Gefühle. Zudem sind sie vertrauensvoller und weniger aggressiv. Sie können Schwächen schneller zugeben und fremde

Hilfe leichter annehmen. Ihre Zielvorstellungen und Selbsteinschätzungen sind zumeist realistisch(er). Sie zeigen eine gesunde Anpassung an ihr Umfeld und sind leichter zu lenken. Sie sind interessiert an sich und anderen, lernen mit Freude und gehen gerne zur Schule.

Ausgehend von den Ergebnissen einer Studie der University of California entstand die Hypothese, dass Kinder von ärmeren Eltern und Kinder von Eltern der Mittelschicht mehr Empathie entfalten als Kinder aus reicheren Familien. Sie sind, lautete die Erklärung, im Alltag mehr auf die Kooperation mit anderen angewiesen und entwickeln auf diese Weise mehr Mitgefühl. All dies hängt natürlich insgesamt davon ab, welche Atmosphäre in den Familien herrschte für eine gesunde emotionale und kognitive Entwicklung.

An dieser Stelle schließt sich folgerichtig die Rolle der Familie an. Die Familien resilienter Kinder unterscheiden sich von denen nicht-resilienter Kinder durch folgende Faktoren (vgl. Sonnenmoser, 2016, S. 1):

➤ Eltern resilienter Kinder haben häufiger eine bessere Bildung als Eltern nicht-resilienter Kinder.

➤ Eltern resilienter Kinder sind häufiger berufstätig als Eltern nicht-resilienter Kinder. Dazu zählt auch schlecht bezahlte Berufstätigkeit.

➤ Resiliente Kinder wachsen oft mit weniger Geschwistern auf als nicht-resiliente Kinder.

➤ In Ein-Eltern-Familien wachsen resiliente Kinder seltener auf als nicht-resiliente Kinder.

➤ Eltern resilienter Kinder sind trotz eigener Probleme freundlich, einfühlsam, unterstützend und nehmen aktiv Anteil am Leben ihrer Kinder.

➤ Die klinische Psychologin Wendy Mogel fand heraus, dass Überbehütung verbunden mit unzureichender Wertevermittlung den Aufbau von Resilienz behindern.

Die organisierte Religion kann im Prozess der Resilienz ebenfalls eine wichtige Rolle spielen. Aus mehreren Studien wird ersichtlich, dass neben besseren Schulnoten das psychische und physische Wohlbefinden durch die Einbindung in eine Glaubensgemeinschaft positiv beeinflusst wird. Auch in Hinsicht auf größere gesellschaftliche Bewegungen kann das bedeutend sein. Die friedliche Revolution in der DDR wäre ohne die aktive Rolle der evangelischen Kirche aus meiner Sicht nicht möglich gewesen (vgl. hierzu Eppelmann, 2007).

Die Rolle der Gene wird sehr unterschiedlich diskutiert. Möglicherweise gibt es Gene, die zu einer größeren Resilienz führen bzw. beitragen. Zumindest ist festzustellen, dass nach Misshandlungen antisoziale Symptome nicht nur traumabedingt sind, sondern darüber hinaus eine gewisse Veranlagung eine Rolle spielt. Laut Forschungsergebnissen scheint das Gen für niedrige MAOA-Aktivität, insbesondere bei Männern mit hohem Testosteronspiegel, antisoziales Verhalten zu begünstigen. Insgesamt ist jedoch festzuhalten, dass die Wechselbeziehung zwischen erworbenen und vererbten Faktoren in der Resilienzforschung ähnlich kritisch diskutiert wird, wie in anderen Bereichen der Wissenschaft auch.

Es gibt nicht nur resiliente Einzelpersonen, sondern auch resiliente Gruppen. Dazu gehören beispielsweise die Vietnamesen in den USA (Boat People), die europäischen Juden in den USA, die US-Amerikaner japanischer Abstammung, die Afroamerikaner in Chicago, die US-amerikanische Mittelschicht in der Zeit der großen Depression, die Kinder US-amerikanischer Farmer, traumatisierte Adoptivkinder, spanische Einwanderer in Deutschland (vgl. Caplan, 1989, 1992).

Auch für Armeen kann Resilienz Bedeutung erlangen. Zusammen mit der University of Pennsylvania hat die U.S. Army ein umfangreiches Resilienztraining für Soldaten, ihre Angehörigen und zivile Mitarbeiter auf der Grundlage des Positive Psychology Program der Hochschule entwickelt und getestet. Trainiert wurden dabei die emotionale, physische, soziale, spirituelle und familiäre Resilienz.

Die Ressourcenstärkung gewinnt ebenfalls bei der Bundeswehr an Bedeutung. Immerhin wurden von 2009 bis 2011 2.500 Soldaten mit einer einsatzbedingten psychischen Erkrankung in einem Bundeswehrkrankenhaus behandelt.

Auch wenn (bzw. gerade weil) Resilienz im Allgemeinen vor psychischen und physischen Erkrankungen schützt, stellt sich die Frage: Wo liegen die Grenzen der Resilienz? In Dauerkrisen gibt es leider kaum Möglichkeiten einzugreifen. Abhängig von der Schwere der Situation, sind auch resiliente Personen hier macht- und weitgehend wehrlos. Wie die auf solche Situationen zurückgehenden, lange unverschlossenen Wunden verheilen können, ist Thema der nachfolgenden Kapitel.

Kritiker der Resilienztheorie sehen in ihr eine Tendenz zur Individualisierung gesellschaftlicher Faktoren und zur Privatisierung sozialer Verantwortung das Wort ergreifen. Und natürlich ist es wahr: Ein Allheilmittel gegen Krisen und Probleme aller Art gibt es nicht. Dennoch erscheint es mir, der über viele Jahre eine kollektive Kultur (DDR) erlebt hat und in der gegenwärtigen Bundesrepublik Deutschland nun eine individualisierte und individualisierende Kultur erlebt, von großer Bedeutung, dass jeder Einzelne eine positive Grundhaltung zu sich, zur Umwelt und eine damit verbundene aktive Lebensgestaltung entwickelt. Für die Ressourcenarbeit ist es wichtig, auch die positiven Seiten der DDR wahrzunehmen, im Sinne eines differenzierten Gesellschaftsbildes.

Daran anschließend könnte man sagen: Es gibt resiliente Gesellschaften und Gruppen ebenso wie resiliente Einzelpersonen. Das Ganze ist mehr als die Summe seiner Teile. So ist auch die ostdeutsche Gesellschaft resilient. Nach der friedlichen Revolution entwickelte sich ein gewaltiger Anpassungs- und Bewältigungsprozess. Ich vertrete diese Hypothese vor dem Hintergrund und im Vergleich mit meinen Eindrücken von vielen Ländern, die ich gesehen und erlebt habe. Das Allgemeine existiert im Einzelnen: Daher sollen die ProtagonistInnen zu Wort kommen.

Was also fördert Resilienz? Empathische Eltern, die Liebe geben, fördern und fordern, also weder Overprotection noch Vernachlässigung, doch viele reichliche Zwischentöne. Weiterhin sind es Werte und Bildung. Das Buch soll zu weiteren Antworten anregen.

Bei den in Kapitel 6 vorgestellten Personen handelt sich durchweg um resiliente Persönlichkeiten. Jedoch prägen sie ihre Resilienz in unterschiedlichen Bewältigungsstrategien aus. Während bei Frau Büchel, Herr Kuhn, Frau O., OV »Sänger«, Herr F. und Herr K.-H. der Schwerpunkt in der künstlerischen Bewältigung liegt, sind es bei Herr M. und Herr D. der Garten, bei Herr L., Frau J., Frau B., Herr G. die Arbeit, bei Herr S., Frau U. das soziale Netz und bei Frau T das Reisen, die ihre jeweiligen Hauptressourcen im Umgang mit vergangenen und gegenwärtigen Krisen darstellen.

Meine Aufgabe ist es, die Bewältigungsformen der Betroffenen darzustellen. In der Beurteilung der Ergebnisse bin ich zurückhaltend, damit diesbezügliche Urteile so wenig wie möglich durch einen Blick durch meine Brille geformt werden. Grundsätzlich lässt sich festhalten: Was über kurz oder (insbesondere) lang den Betroffenen zu helfen vermag, ist als wertvolles Gut zu schätzen.

2. Politische Traumatisierung und allgemeine Psychotraumatologie

Wiederholt bekomme ich die Frage gestellt, was die politische Traumatisierung von anderen Traumatisierungen unterscheidet. Was ist das spezifisch »Politische« an dieser Traumatisierung?

Auf der Suche nach einer Begriffsklärung bin ich verwundert, dass ich so wenig einschlägige Literatur finde. Ist doch die Menschheitsgeschichte angefüllt mit Kriegen und Gewaltherrschaft. Beides sind politische Rahmenbedingungen, die nachweislich die Gesundheit in vielen Hinsichten erheblich gefährden. Frieden ist eine entscheidende Voraussetzung für Gesundheit.

Der Begriff geht maßgeblich auf Stefan Trobisch-Lütge (2004) zurück. Wie sollte er die Menschen nennen, die politisch unter der DDR gelitten haben? So breitete sich dann der Begriff der »politischen Haft« schnell aus. Trobisch-Lütge betont:

> »Gerade vor dem Hintergrund einer mittlerweile breiten Diskussion um psychische Traumatisierung ist es wichtig, die Spezifika politischer Traumatisierung in der DDR/SBZ darzustellen. Hierbei gilt es insbesondere, den Begriff der politischen Traumatisierung zu schärfen, um einer Relativierung der Folgen von Haft, Zersetzung und täglicher Repression entgegenzuwirken« (Trobisch-Lütge & Bomberg, 2015, S. 30).

De Pres (2008) spricht von der »politischen Dimension« bestimmter Traumatisierungsfälle. Es ist den Betroffenen in diesen Fällen enorm wichtig zu überleben, um als Zeuge später berichten zu können. Die Zeugenschaft setzt große Kräfte frei: Was ich durchlitten habe, soll an die Öffentlichkeit! Man spricht, so könnte ein erster wichtiger Punkt herausgegriffen werden, nicht zuletzt dann von politischer Gewalt, wenn sich die Betroffenen nicht wehren können – weder physisch noch rechtlich –, das heißt den Übergriffen nahezu oder gänzlich machtlos ausgeliefert sind. In verwandter Hinsicht spricht Petter Moenen von »politischen Gefangenen« (Schaper, 1950, S. 18).

Eine Brücke zur Charakterisierung der Spezifika politischer Traumatisierung könnte womöglich die Strategie der »Zersetzung«, wie sie infolge der KSZE ausgeübt wurde, darstellen:

> »Mit der Konferenz über Sicherheit und Zusammenarbeit in Europa (KSZE) und der Schlussakte von Helsinki 1975 wurde es für die SED-Führung immer schwieriger, politische Gegner offen zu unterdrücken. Kritische Stimmen sollten fortan möglichst lautlos unterbunden werden. Die ›Zersetzung‹ wurde zum bevorzugten Kampfmittel der ostdeutschen Geheimpolizei. Zu ihren Maßnahmen gehörten die Organisation beruflicher Misserfolge, die Anprangerung ›unmoralischer Lebensweisen‹, Telefonterror, offene Überwachung oder die Verdächtigung als Stasi-Spitzel. Für die Betroffenen hatte das oft tiefgreifende Folgen, unter denen nicht wenige bis heute leiden. ›Zersetzung‹ war aber keine Erfindung der Stasi, sondern gehörte stets zum Repertoire von Geheimdiensten« (Lochen, 2017).

Um diesbezüglich ein weiteres Beispiel anzuführen: Auch Ausreiseanträge wurden sehr unterschiedlich behandelt. Manches Vorgehen muss hierbei in der Tat als Zersetzung bezeichnet werden. Heise (2017) hat darüber in einem Thüringer Kreis geforscht und 700 Anträge untersucht.

Allgemein einordnen lässt sich der Begriff der politischen Traumatisierung in erster Linie in das Gebiet der politischen Psychologie. Die politische Psychologie stellt eine interdisziplinäre Wissenschaft zur Erforschung der Zusammenhänge von Macht, Machtausübung, Herrschaft und menschlicher Subjektivität dar. Unter dem letztgenannten Begriff versteht man die Motivation von Einzelpersonen, Gruppen und Institutionen zur Ausübung von Macht und Herrschaft. Der Begriff wurde 1860 von Adolf Bastian eingeführt. Die *Zeitschrift für politische Psychologie* geht seit 1993 diesen Fragen nach. Dabei geht es unter anderem um Rassismus, Determinanten von Kriegen, Wahlverhalten und die öffentliche Rolle von Führungspersonen.

Im engeren Sinn gehört das Phänomen in die Psychotraumatologie, in die Lehre von den psychischen Traumafolgen. Sie befasst sich mit der Behandlung und Erforschung der Folgen traumatischer Ereignisse auf das Erleben, Verarbeiten und Verhalten von Individuen und sozialen Systemen.

Weltweit erwähnt wurde der Begriff »Traumatology« das erste Mal 1990.

Er geht auf den Kinderpsychiater Donovan zurück, der den Begriff der medizinischen Traumatologie auch auf psychische Verletzungen erweitern wollte. Als ich meine Facharztausbildung in Anästhesie absolvierte, war die Traumatologie fest in somatischen Händen. Das ist teilweise heute noch so, weil der transdisziplinäre Ansatz von der Wissenschaft nicht übernommen wurde. So entwickelte sich das Gebiet der Psychotraumatologie getrennt von der medizinischen Traumatologie.

Um den Bogen weiter zu schlagen, möchte ich einen kurzen Gang durch die Geschichte wagen. Traumatische Erlebnisse stellen von alters her eine Grunderfahrung des Menschen dar. In Mythen, religiösen Schriften, literarischen und philosophischen Darstellungen werden Krieg, Gewaltherrschaft und Katastrophen sowie deren seelische Folgen seit Jahrtausenden thematisiert. Die aus diesen Ereignissen resultierenden psychischen Verletzungen führten zu zahlreichen Versuchen, die gesundheitlichen Folgen mit verschiedenen Methoden zu lindern.

Die wissenschaftliche Beschäftigung mit Psychotraumata setzte etwa in der zweiten Hälfte des 19. Jahrhunderts ein, war jedoch am Anfang das Forschungsfeld weniger Spezialisten. Als Pioniere auf diesem Gebiet sind Jean-Martin Charcot, Pierre Janet und Sigmund Freud hervorzuheben. Charcot wurde bekannt durch seine Hysterie-Forschung in Paris im ausgehenden 19. Jahrhundert, Janet durch seine Erklärungskonzepte der Gedächtnisstörungen bei traumatisierten Menschen und Freud durch seine 1895 erschienenen *Studien über Hysterie* und seinem 1986 publizierten Aufsatz »Zur Ätiologie der Hysterie«, mit dem beschriebenen Zusammenhang zwischen Hysterie und Kindesmissbrauch.

Die weitere Erforschung der Psychotraumatologie unterlag kollektiver Wiederentdeckung und Verdrängung. Besondere Aufmerksamkeit erlangte das Gebiet zur Zeit der Weltkriege. Hier wird aus meiner Sicht die politische Dimension der Traumatisierung besonders deutlich. Kriegsneurosen wurden in London unter anderem am bekannten Tavistock-Institut erforscht. Wilfried Bion entwickelte in dieser Zeit die Gruppenanalyse.

Durch die Vietnamkriegsveteranen erfuhr die Traumaforschung in den 1970er Jahren einen neuen Aufschwung. Die Täter wurden zu Opfern, was für die Psychodynamik eine wichtige Erkenntnis ist im Sinne der Täter-Opfer-Umkehr.

Impulse zur Weiterentwicklung kamen ebenso aus der Beschäftigung mit den Spätfolgen und generationsübergreifenden Auswirkungen des Holocaust und aus der Frauenbewegung zu den Themen sexueller Missbrauch, Vergewaltigung und häusliche Gewalt. Anstöße kamen weiterhin von den psychosozialen Zentren für Flüchtlinge zu den Folgen von Folter, politischer Verfolgung, Kriegen und Zwangsprostitution.

Seit Mitte der 1990er Jahre ist eine rasante Entwicklung im Bereich der Traumaforschung und Weiterbildung von Ärzten und Psychologen zu verzeichnen. Mit dem Zusammenbruch des Kommunismus konnten darüber hinaus die gesundheitlichen Schäden durch politische Verfolgung untersucht werden. Dazu zählen auch die Spätfolgen politischer Traumatisierung in der DDR (vgl. Trobisch-Lütge & Bomberg, 2015).

Als Begründer der Psychotraumatologie in Deutschland gilt der Psychologe und Psychotherapeut Gottfried Fischer (2003). Bei der Psychotraumatologie in ihrer heutigen Gestalt handelt es sich um ein interdisziplinäres Fachgebiet mit enger Verknüpfung von Theorie und Praxis. Theorie und Forschung beinhalten die Klassifikation traumabedingter Störungsbilder, die Epidemiologie, die Ätiologie, die Salutogenese sowie die Untersuchung von Risikogruppen und der Wirksamkeit angewendeter Therapieverfahren. Die Praxis umfasst Interventionen, Traumatherapie, Rehabilitation, Reintegration, Information, Schulung und Psychohygiene. Dazu gehört ebenfalls die Erforschung der Lebensbedingungen, etwa die Folgen von Armut, Arbeitslosigkeit, Bildungsbenachteiligung und Naturausbeutung.

Ein Psychotrauma beschreibt eine seelische Wunde, die auf einzelne oder mehrere Ereignisse zurückgeht, bei denen im Zustand von extremer Angst und Hilflosigkeit die Verarbeitungsmöglichkeiten des Individuums überfordert sind. Solch ein traumatisierendes Ereignis führt bei etwa 20 Prozent der Betroffenen zu Posttraumatischen Belastungsstörungen (PTBS). Bei den durch andere Menschen verursachten Traumatisierungen (sogenannten »man made desasters«) liegt der Anteil höher. PTBS sind ein seit Langem bekanntes und gut beschriebenes Krankheitsbild. 1980 erst erfolgte die Diagnosestellung mit ihrer Aufnahme in die dritte Version des *Diagnostischen und Statistischen Manuals psychischer Störungen* (DSM).

Die zentralen Kriterien sind:

1. Intrusionen (Einbrüche von traumatischen Erinnerung in den Alltag)
2. Vermeidung (Avoidance)
3. Übererregung (Hyperarousal)

Bei den wesentlich häufigeren komplexen PTBS kommen formal noch Dissoziative Störungen hinzu, die mit den oben genannten drei Kriterien unmittelbar in Verbindung stehen. Zu den Intrusionen gehören auch Flashbacks (Rückblenden). Dabei kommt es noch lange nach dem Ereignis zu sich aufdrängenden, schmerzhaften Wiedererinnerungen, die wie in einem Film die extrem unangenehmen Erlebnisse noch einmal ablaufen lassen. Die intrusive Symptomatik findet sich nicht selten in den Albträumen wieder. Die phobische Seite der Symptomtrias PTBS äußert sich in Vermeidung von Dingen, Situationen, Themen und Gefühlen, die an das Trauma erinnern. Dies geschieht bewusst und unbewusst. Die vegetative Übererregung ist gekennzeichnet durch Wut, Angst, Ohnmacht, Beklemmung, Hilflosigkeit, Schreckhaftigkeit und eine Vielzahl körperlicher Symptome, mit denen uns die Evolution in Überlebenssituationen ausgestattet hat. In Veranstaltungen treffe ich immer wieder auf traumatisierte Menschen, die auf diese Weise angetriggert werden.

Die Diagnose einer PTBS wird in der Praxis oft weiter gefasst als in der aktuellen Diagnoseklassifikationssystemen ICD-10 und DSM-IV vorgesehen. Patienten, die die Kriterien nicht vollständig erfüllen, leiden teilweise erheblich unter den Spätfolgen traumatischer Einwirkungen. Die Auswirkungen eines traumatischen Ereignisses hängen sowohl von der Art und Stärke des Traumas als auch von den Verarbeitungs- und Bewältigungsmöglichkeiten der betroffenen Person ab. Deshalb entwickeln sich so unterschiedliche Störungsbilder.

Wie im vorausgegangenen Kapitel herausgestellt wurde, untersucht die Resilienzforschung, welche persönlichen Schutzfaktoren und Fähigkeiten eine Bewältigung extremer Erlebnisse erleichtert. Der Mensch ist ein Traumaüberwinder. Es bleibt dennoch eine Tatsache, dass bestimmte Ereignisse für fast jeden Menschen eine Überforderung und Bedrohung darstellen, die selbst bei bester seelischer und körperlicher Gesundheit kaum ohne Symptombildungen bewältigt werden können. Allerdings beeinflussen die persönlichen Vorbedingungen Symptomatik, Verlauf und Prognose erheblich. Dadurch ist normalerweise eine kombinierte Trauma- und psychodynamische Behandlung erforderlich.

Unter dem Begriff der Traumatherapie wird entsprechend eine Reihe unterschiedlicher Ansätze, Modelle und Methoden zusammengefasst. Jede große psychotherapeutische Schule hat einen eigenen Ansatz zur Therapie traumatischer Störungen entwickelt, an erster Stelle zu nennen sind die Verhaltenstherapie und die psychoanalytischen Verfahren. Darüber hinaus gibt es weitere Behandlungsformen und verschiedene alternative Methoden wie Hatha-Yoga, Tiertherapie oder die Inhärenz-Methode® (vgl. zur letztgenannten Kunz, 2015).

Es besteht die These, dass psychische Traumatisierungen eine von anderen psychologischen Störungsbildern deutlich verschiedene Dynamik und Physiologie aufweisen. Das ist nicht ausreichend bewiesen und aus meiner Sicht auch fraglich. Manchmal ist der Unterschied aus meiner klinischen Erfahrung zwischen Depression und Depression größer als zwischen Depression und Traumatisierung. Wenn es um die Bewältigung von Folgen militärischer Kampfeinsätze geht, so wurden hier Methoden entwickelt, die speziell der Traumabehandlung dienen.

Am Ende verbindet alle diese Ansätze jedoch das gemeinsame Ziel, zu einer geordneten Verarbeitung des Traumas oder der Traumata zu kommen. Dadurch sollen die traumatypischen Symptome entweder begrenzt, kontrolliert oder aufgelöst werden. Einfache Traumatisierungen können heilbar sein, komplexe chronische psychische Traumatisierungen sind das in der Regel nicht. Aber auch sie sind linderbar. Die in den letzten Jahren hinzugekommenen neurophysiologischen Erkenntnisse sind eine Hilfe zur Integration der verschiedenen Ansätze.

Die politische Dimension darf dabei allerdings nicht vergessen werden. Krieg und Gewaltherrschaft können tiefe Spuren bei den Betroffenen hinterlassen. So reicht bei einer politischen Traumatisierung eine individuelle Therapie alleine oft nicht aus. Es bedarf einer gesellschaftlichen Anerkennung und einer wertschätzenden öffentlichen Atmosphäre, um die Würde der Betroffenen wiederherzustellen.

3. Sinnestherapie, Psychoanalyse, Religion und Spiritualität

3.1 Sinnestherapie und Selbstfürsorge

Aus meiner künstlerischen Arbeit als Liedermacher, Texter und Musiker arbeite ich spezifisch mit allen Sinnen. Das Gitarrenspiel ist ein weites Feld resonanter und dissonanter Selbsterfahrung. Für das Singen trifft dies auf ähnliche Weise zu. Das Eigene tritt heraus ins Fremde und wird als solches wieder aufgenommen. Es ist eine Art Selbstverdauung, bei der das Selbst zunimmt, niemals abnimmt. Ich nehme die mich umgebende Welt auf und das Verdauungsprodukt sind Lieder.

Als Kind hatte ich im Kindergarten Angst vor dem Essen, als Schulkind Angst vor dem Sport. Als erwachsener Mann habe ich Angst vor dem Bösen – Krieg von außen, Krebs von innen. Aktives Musizieren und tägliches Lachen sind gute Heilmittel dagegen. Denn neben stofflicher Nahrung (das eigentliche Essen und Trinken), die gesichert sein muss, damit wir uns wohl fühlen können, fördert insbesondere geistige und emotional-sinnliche Nahrung unsere Widerstandkräfte. Auch hier ist das individuelle Gleichgewicht – wie so meist – im sozialen Kontext zu finden.

Da die folgenden Ausführungen stets eine persönliche Note behalten werden, möchte ich an dieser Stelle noch einmal daran erinnern, dass es mir hier weniger um eine streng-theoretische Abhandlung geht, sondern vielmehr darum, wie die angesprochenen Themen und Strategien mir und meinen Patienten hilfreich zur Seite stehen.

Während meiner Armeezeit überlebte ich durch tägliches intensives Musizieren. Die Trompete stand dabei an erster Stelle, gefolgt von Gitarre, Banjo und Blockflöte. Meinen Armeedienst leistete ich bei den Grenztruppen der DDR, unweit von meinem Geburtsort Creuzburg an der Werra, Kreis Eisenach, ab. Hier hatte auch alles begonnen: Meine Mutter brachte mich am 30. September 1955 als Hausgeburt zur Welt. An diesem Ort begann ich zu spielen und zu träumen von der kleinen und großen Welt. Sind meine Wünsche, meine Kindheitsträume in Erfüllung gegangen? (vgl. zu diesem Thema auch Bucay, 2011 und Yalom, 2017). Wenn ich diesem Gefühl nachgehe, bin ich in der Sinnestherapie. Heftige Wellen von Dankbarkeit und Endlichkeit durchströmen mich. Ich genoss eine humanistische Erziehung. Politische und soziale Elemente spielten eine große Rolle. Die meiste Zeit liegt hinter mir. Ich bin meinen Eltern dankbar, dass ich auf diese Welt kam, und insgesamt bin ich dankbar, dass ich dieses Leben leben konnte, das ich lebte und lebe.

Der Jazz ist zeitlos und die Freiheit an sich. Für mich war es die Musik meiner Pubertät und nicht, wie für so viele andere, die Rockmusik. Die Hinwendung zum Jazz ist Spielfreude und Protest. Das Trampen durch Russland war ein Durchbruch von Freiheit. Dieses riesige Land so zu durchqueren ohne Mittel, ohne Titel, ohne Kittel – es war eine schöne Zeit. Der Kopf erhielt seine Nahrung durch das Schachspiel. So lernte ich strategisch und taktisch zu denken und meine Konzentrationsfähigkeit zu steigern. Den Traum, ein großer Schachspieler oder Jazzmusiker zu werden, musste ich allerdings bald aufgeben. Heute träume ich manchmal davon, eine Bigband zu dirigieren.

Die Sinnestherapie begann lange vor meinem Arztsein und der des Psychoanalytikers. Deshalb ist sie auch als Kapitel vorangestellt. Der für mich persönlich zentrale Punkt hierbei ist, dass ich mit der Sinnestherapie meine Klangwelt gestalten möchte. Doch steigen wir zunächst auf einem allgemeineren Punkt ein.

Teil der Sinnestherapie ist es, Balancen zu finden, Spagat zu halten, die Ehrfurcht vor der Vielfalt zu vertiefen. Eine Kollegin bemerkte einmal: »Das Leben ist vielfältiger als alle Theorien.« Damit hat sie zweifellos recht. Bereits Aristoteles ging davon aus, dass das Ganze mehr ist als die Summe seiner Teile – eine rationale Erkenntnis, die emotional als Staunen erfahrbar wird.

Sinnestherapie kann jeder. Sie bedeutet, mit all seinen Sinnen unterwegs zu sein. Das ist allerdings manchmal schwerer als gedacht. Manchen Menschen ist diese Wahrnehmung nachhaltig verstellt. Ihre sieben Sinne müssen erst wieder neu belebt werden. Oft haben sie in ihrem Leben mehr schmerzliche als herzliche Erfahrung machen müssen. Dem gilt es umgekehrt nun mehr herzliche als schmerzliche Erfahrungen entgegenzusetzen.

Liebe heilt. Kunst heilt. Eine liebevolle Beziehung ist die Grundlage für die Selbstliebe. Wer als Kind geliebt wurde, kann sich selbst lieben. Wer als Kind überwiegend gehasst wurde, wird diesen Hass später gegen sich und andere richten. Depressionen haben verstärkt mit eingefrorenen Aggressionen zu tun und mit wiederkehrender Antriebslosigkeit. Kurz gesagt: Die Energie geht raus, doch die Wut bleibt drin. Schuld bindet, Scham isoliert. Diese Phänomene sind das Ergebnis einer nicht gelungenen Beziehung.

Selbstliebe kann man nicht lernen, wie ein Musikinstrument erlernt wird. Doch Selbstliebestörungen können durch die Sinnestherapie gelindert werden. Die Grundlage hierfür ist eine liebevolle therapeutische Beziehung. Unterstützt werden kann der Prozess durch regelmäßige Konzentrations- und Meditationsübungen, die uns dabei helfen, unser Bewusstsein den schönen Seiten des eigenen Lebens zuzuwenden.

Die Psychoanalyse hat mir geholfen, mein Leben zu erforschen, Hintergründe zu beleuchten und mehr zu mir zu stehen, meinen eigenen Ton und meine eigene Sprache zu finden. So sind für mich Psychoanalyse und Poesie täglich gelebte Momente.

Für den Tagesbeginn möchte ich die Empfehlung geben, sich innerlich auf folgende Merksätze zu besinnen:

Ich freue mich, dass ich bin.
Jeder Augenblick zählt.
Ich lebe im Hier und Jetzt.

Von Walther von der Vogelweide ist aus dem Jahre 1198 ein wunderbares Gedicht für den Tag überliefert (zit. n. Spiewok, 1980):

Auf einem steine sitzend
und bein mit beine stützend
mit aufgelegtem ellenbogen
hab ich in meiner Hand gewogen
das kinn und eine wange
so grübelte ich lange:
wie soll man auf der erden leben?
doch wußt ich keinen Rat zu geben
wie man die drei erringe
dass keins verlorenginge
gemeint sind ehre und besitz
oft eins dem andern wenig nütz
das dritte gottes gnade
das höchste der triade
die hätt ich gern in einem schrein

doch muss es wohl unmöglich sein
dass der besitz, die ehre
und gottes gnadenlehre
in einem schrein zusammenkommen
ihnen sind weg und steg genommen:
verrat im übermaße
gewalt fährt auf der straße
friede und recht sind todeswund
die drei, sie finden kein geleit
sind nicht die beiden erst gesund

Weitere Sätze für den Tag sind etwa die folgenden:

Ich möchte meinem Ideal dienen.
Das ist ein gutes Leben.
Erkenne dich mit deinen Widersprüchen.
Ohne Leid gibt es keine Kreativität, ohne Freude kein Leben.
Lasse deine Zuschreibungen fallen und schreibe über dich.

Auch im Daodejing finden sich wertvolle Passagen wie beispielsweise die folgende (zit. n. Laudse, 1981, S. 126):

zart und schwach ist des menschen leib, wenn er eben geboren
starr und hart aber wird er im tode
zart und biegsam sind tiere und pflanzen, eben erstanden
steif und dürr aber sind sie im tode
so sind das starre und harte gefährten des todes
das zarte und schwache gefährten des lebens
so siegt nicht die starre und starke waffe
den starren und starken baum fällt die axt
so sinkt in die niederungen das starke und große
indes das zarte und schwache die Höhen erklimmt.

Am Abend empfiehlt sich eine Meditation über den Tag mit Hatha-Yoga, aus der Reihe von Rishikesh (vgl. hierzu van Lysebeth, 1973):

Dank an den Tag und gute Nacht.
Das Leben sei ein Fest.

Die Musik ist ein wichtiger Bestandteil der Sinnestherapie. Musiktherapie im engeren Sinne verwende ich gezielt im psychoanalytischen Prozess, um die Gefühls- und Konfliktwahrnehmung zu fördern. Das geschieht einzeln und in Gruppe als aktive und als rezeptive Form (vgl. hierzu Bomberg, 1989). Meinem Lehrer Christoph Schwabe (1986) verdanke ich mein diesbezügliches Handwerkszeug.

Im weiteren Sinne ist die Musik allerdings stets mein wichtigster Erlebnisraum. Hier kann ich Glück empfinden, sowohl alleine als auch im gemeinsamen Spiel. Jeden Tag singe ich ein Lied und suche meinen Eigenton. Mit dem Eigenton gehe ich in Resonanz zu mir und in meinen Beziehungen. Eine aktive Lebenshaltung kann eine Heilform sein. Die Lieder mit ihrer Mischung aus Schwerem und Humorvollem sind das Kernstück des Ganzen, meine singende Seele.

Die Auswahl der Musik, die ich bevorzuge, ist vielfältig und reicht von der Klassik, über Jazz, Rock, Lied, Chanson bis hin zu neuer Musik. Meine Lieblingskomponisten sind Johann Sebastian Bach, Ludwig van Beethoven, Wolfgang Amadeus Mozart, Frederik Chopin, Sergej Prokowjev, Pink Floyd, Louis Armstrong, Dizzy Gillespie, Bob Dylan, Vinko Globokar und Markus Stockhausen. Das ist – zugegeben – ein ziemliches Gemisch. Gerade dieser weite Bogen vom Tonalen, Polyphonen bis zum Atonalen reizt mich jedoch sehr.

»Mit der Kraft der Musik die Seele bewegen«, fordern Yasuko Yamaguchi und Sven-Ingo Koch in ihrer Komposition »Seele und Utopie 2017«. Das trifft aus der Sicht der Neuen Musik ebenso wie aus der Sicht anderer Epochen zu. Ein Patient sagte einmal zu mir: »Wenn ich Bach höre, bin ich Christ.« So lerne ich von ihm und er von mir – Ausdruck der Sinnestherapie. Zusammen entwickeln wir eine gegenseitige sensorische Wahrnehmungseinstellung. Unsere Eigentöne bilden im therapeutischen Prozess ein intersubjektives Feld.

Dies gilt auch außerhalb des therapeutischen Settings: Es bedarf immer der Mitmenschen, um Glück zu empfinden – in der therapeutischen Beziehung, in Eltern-Kind-Beziehungen, Freundschaften, Kollegenkontakten und in Liebesbeziehungen.

Schmerz ist bei alledem ein streitbarer und unvermeidbarer Bestandteil des Lebens. Doch es kommt darauf an, wie wir damit umgehen. Liebe und Zärtlichkeit befördern Sinnlichkeit und eine erfüllte Sinnlichkeit hilft, den Schmerz zu lindern. Es ist von entscheidender Bedeutung, dass wir lernen, uns Glücksmomente zu verschaffen – und erlauben. Genuss kommt auf Flügeln.

Für eine Aufgabe, für sich und für die Familie zu leben ist ein großes Glück. Warum sollten wir es nicht täglich neu wagen?

Der Sinn des Lebens ist das Leben selbst.

3.2 Psychoanalytische Traumatherapie

Wort, Kraut und Messer sind seit der Menschwerdung die grundlegenden Heilmittel. Im Laufe der Geschichte haben sich diese Bereiche immer mehr erweitert, vertieft und verfeinert. Medium der Psychoanalyse ist das Wort. Sie ist ein Prozess der Einsicht durch Verstehen, wie Freud besonders prägnant in »Erinnern, Wiederholen, Durcharbeiten« (1914g) ausführt. Verstehen bewirkt Veränderung. Das uns widerfahrene Leid, für das wir keine Worte haben, setzt sich in unseren Symptomen fort. Ziel der Psychoanalyse ist es, die eigene Sprache (wieder) zu finden und sich in seinem Umfeld zu gestalten. Da heißt es: Erkenne Dich mit deinen Widersprüchen. Teufel und Engel sind beide zu besichtigen.

In Diktaturen ist Psychoanalyse nicht möglich. Dennoch gab es in der DDR Psychotherapie. Aus meiner Sicht stellte sie eine gesunde Anpassung dar, um subversiv zu sein. Ein Ort des politischen Widerstandes war sie allerdings nicht.

Dem Rufmord der von der Staatssicherheit verordneten Zersetzung konnte man – wenn überhaupt – nur durch gesundes Selbstvertrauen und ein stabiles soziales Netz entgehen. Die Ausmaße der Zersetzungstaktik waren in der Tat drastisch: Die Persönlichkeitsstörung nach Extrembelastung kann man auch als permanente Anpassung an den Kriegszustand bewerten (vgl. hierzu Seidler, 2015). Was können wir dagegen überhaupt tun?

Der Ethnopsychoanalytiker Vamik Volkan (1999) sagt, dass die Bildung des Kernselbst nach 36 Monaten fertiggestellt ist. Danach gilt es, Widersprüche zu integrieren. Dafür reiche jedoch ein Leben nicht aus. Es liegen also, wie die neurobiologische Forschung weiß, nicht nur funktionelle, sondern auch strukturelle Veränderungen vor, mit denen umzugehen ist. Die so entstandenen frühen Strukturen sind zwar nur schwer veränderbar, doch um sie herum können durch liebevolle Beziehungen lindernde Gegengewichte geschaffen werden.

Ein psychisches Trauma zeichnet sich dadurch aus, dass es nicht verarbeitet werden kann, abgespalten werden muss und eine unsichtbare Wunde im Selbst bildet. Der psychische Schmerz ist nicht per se eine Pathologie. Er wird es erst dann, wenn der Schmerzträger keine Heimat findet und ihn als Abwehr der Verlorenheit braucht. Die Traumatisierung zerstört den Verlauf der Zeit durch ein wiederkehrendes Zurückgehen in die traumatisierende Situation. Das Trauma lebt in der Gegenwart. Die Integration des Traumas, die Heilung oder zumindest Linderung erfolgt durch ein Hin- und Hergehen zwischen dem traumatischen Selbst und dem gesunden Selbst. In der vorausgehenden Stabilisierungsphase mit dem Vertrauensaufbau werden wie bei einer Zwiebel immer mehr Schalen bzw. Schichten behutsam abgetragen, um zum Kern, zum Eingemachten vorzudringen.

Die Traumatisierung ist durch unerträgliche Affekte gekennzeichnet, meistens heftige Angst- und/oder Wutzustände. Der Traumatisierte sucht nach Kontinuität, die Zeit kollabiert. In der Behandlung sind die Sprünge und Brüche des verletzten Selbst zu containen. Das bedarf einer vertrauensvollen Nähe. Containing bezeichnet in der Psychologie die Fähigkeit von PsychotherapeutInnen, »Projektionen von Patienten vorerst aufzunehmen, ohne die eigenen Emotionen, die durch die Projektionen ausgelöst werden, zu agieren – also reagierend zu erledigen« (Wikipedia, Stichwort »Containing« [4.12.2017]). Geprägt wurde der Begriff 1962 von dem britischen Psychoanalytiker Wilfred Bion. Intersubjektiv bedeutet Disjunction zu fern, Conjunction zu nah. Flashbacks sind Ausdruck des Kollapses des realen Zeitsinns. Dabei sind neben Containing eine empathische Zeugenschaft und Benennung wichtig, um das Gefühl der Zerstörtheit emotional zu bestätigen. Wenn man selbst im tiefen Loch sitzt, hilft es nicht, gesagt zu bekommen, dass es anderen in der Welt noch viel schlechter geht.

Ist ein Gefängnisaufenthalt Teil der auslösenden Situation, wächst der Verlust der Werte mit der Länge der Haft, manche werden psychotisch. Danach wirkt das Böse von innen weiter. Die verfolgenden Objekte entfalten sich und trüben die äußerlich gewonnene Freiheit nach der Haftentlassung. Dauer und Schwere der Haft stehen dabei im direkten Zusammenhang zum Ausmaß der psychischen Erkrankung. Durch Traumaforschung und Traumatherapie haben sich die Behandlungsmöglichkeiten allerdings zum Glück verbessert. Die Fallbeispiele zeigen, dass bei kompetenter, tragfähiger therapeutischer Beziehung Linderung möglich ist.

Seit dem Medizinstudium, der Facharztausbildung als Anästhesist und der späteren Fortbildung in psychosomatischer Medizin und Psychotherapie habe ich über 5.000 Patienten gesehen und behandelt. Auf die Psychiatrie und Psychotherapie entfallen hiervon etwa 3.000 Patienten. In meiner psychotherapeutischen und psychoanalytischen Arztpraxis sind es mittlerweile über 2.000 Patienten, davon über 200 mit politischer Traumatisierung. Diese 200 Patienten leiden überwiegend an einer Traumatisierung durch politische Haft und Verfolgung aufgrund von DDR-Unrecht. Der Anteil der Patienten, die mich aufgrund einer politischen Traumatisierung aufsuchen, hat in den letzten fünf Jahren deutlich zugenommen und beträgt mittlerweile ein Viertel bis ein Drittel meiner Praxisbesucher. Dennoch ist die gesellschaftliche Anerkennungspraxis bis heute unbefriedigend (vgl. hierzu Frommer et al., 2017). Vor meiner Praxiszeit war ich von 1981 bis 1990 in meiner Aufgabe als Anästhesist und später von 1990 bis 1993 in der Psychiatrie nur in vereinzelten Fällen mit politischer Traumatisierung in Kontakt gekommen.

Bei den Betroffenen geht es um Versorgungs- und Therapieanliegen. Die Zahl der Anerkennungen hat über die Jahre in meiner Praxis deutlich zugenommen, von 25 auf über 60 Prozent der durch DDR-Diktatur politisch traumatisierten Patienten (vgl. Bomberg, 2012). An erster Stelle stehen hierbei die Haftopfer. Sehr viel schwieriger ist es bei Zersetzungsopfern, bei beruflichem Schadensausgleich, Psychiatrieopfern, Opfern von Zwangsaussiedlung, Zwangsadoption, NVA-Opfern und den erkrankten Kindern von Tätern (Staatssicherheit, NVA, SED-Funktionären).

In den Behandlungen findet sich nicht selten eine Verbindung zwischen häuslicher/familiärer und politischer Gewalt. Wichtig scheint mir, hierbei nicht das eine gegen das andere auszuspielen. Wer im Elternhaus schon Urvertrauen verliert, hat es oft in Haft schwerer, weil er nicht oder zu wenig auf hilfreiche innere Objekte zurückgreifen und sich weniger schützen kann. Solche Menschen müssten erst recht entschädigt werden. Das Gegenteil ist leider oft der Fall.

Die Ergebnisse sind nur durch Beharrlichkeit erreichbar. Es lohnt sich in jedem Fall zu kämpfen. Durch das Antragsverfahren auf Traumafolgeschäden besteht allerdings die Gefahr der Reaktivierung oder sogar Retraumatisierung, weil Inkompetenz und Ignoranz gegenüber den Betroffenen leider keine Seltenheit sind. Psychotherapie und gesellschaftliche Anerkennung gehören zusammen – finden sich jedoch immer noch zu selten zusammen ein. Dies soll an den Fallbeispielen unterstrichen werden. Mit den Details wird spürbar, wie wichtig beides ist. In den dargelegten Fallbeispielen kam es durch die Psychotherapie und die Anerkennung verfolgungsbedingter Schäden stets zu einer Besserung der Beschwerden.

Der ehemalige politische Häftling Siegmar Faust (2009, S. 158), der mehrere Jahre in Cottbus inhaftiert war, beschreibt folgende, bis heute bestehende Symptome:

➤ Beziehungsunfähigkeit zu Freunden und Partnern
➤ dauernde Erschöpfungszustände
➤ scheinbar unmotivierte Furcht vor dem Aufenthalt in geschlossenen Räumen
➤ permanente Schlafstörungen
➤ fortdauernde Angstträume
➤ Konzentrationsstörungen/Arbeitsunfähigkeit
➤ Depressionen
➤ Stimmungsschwankungen
➤ andauernde Persönlichkeitsveränderungen
➤ psychosomatischer Bluthochdruck
➤ zwanghafte Beschäftigung mit der unbewältigten Vergangenheit

➤ Teamunfähigkeit
➤ Unfähigkeit zu trauern

Neben psychischen und somatischen Beschwerden treten oft Zahnprobleme auf. Bei der Flucht und/oder in Haft wurden nicht selten Zähne ausgeschlagen. Dazu kommt die schlechte Zahngrundversorgung während der Gefängniszeit. Zähneknirschen in ausgeprägter Form liegt bei den Betroffenen häufig vor. Frau B., Herr M., Herr G. sind bis heute mit ihren Zahnsanierungen beschäftigt.

Suizidalität ist ebenfalls ein wichtiges Thema. Es gibt demgegenüber zwar einen starken Impuls, zu überleben und von dem erlebten Unrecht Zeugnis abzulegen. Ob die Suizidrate allerdings höher als der Durchschnitt liegt, könnte Ansatz weiterer Forschung sein.

Diese dargestellten Beschwerden sind insgesamt typisch für viele der politisch Traumatisierten. Hinzu kommt, dass sich nur ganz wenige Täter bei den Opfern entschuldigt haben und durch Zersetzung und Bespitzelung soviel Zwietracht gesät wurde, dass Misstrauen und vermindertes bis zerstörtes Selbstwerterleben die Folge sind.

Die Identifikation mit dem Aggressor und das Konzept der malignen Internalisierung spielen für das Verständnis bei der Verarbeitung von Extremsituationen wie Gewaltherrschaft und Krieg eine tragende Rolle. Der Einzelne ist existenziell bedroht und möchte überleben. Auf die dabei ablaufenden Mechanismen möchte ich nun im Folgenden näher eingehen.

Die Theorie der Identifikation mit dem Aggressor umfasst nach ihrem Entdecker Sándor Ferenczi (1972 [1933]) folgende vier Hauptpunkte:

1. narzisstische Identifizierung mit dem Täter
2. fehlende Unterscheidung/Trennung zwischen Opfer und Täter
3. fehlende Selbstbehauptung
4. Das Opfer wird zum Täter an sich selbst.

Amery (1977) legt aus gelebter Erfahrung, ausgestattet mit großer sprachlicher Begabung dar, wie aus dem Mitmenschen ein Gegenmensch wird und wie er Bewältigungsversuche eines Überwältigten entwickelt. In *Die Atemschaukel* beschreibt Herta Müller (2009) wie die kraftvoll-poetische Wortwahl des Lyrikers Oskar Pastiors Unmenschliches überleben und verarbeiten lässt.

De Pres (2008) hebt die Bedeutung der Zeugenschaft für das Überleben in den Todeslagern Hitlers und Stalins und die damit verbundene politische Dimension hervor. Petter Moens Tagebuch aus der Gestapohaft (Schaper, 1950) bestätigt dies in nachträglicher Weise.

In der transgenerativen Weitergabe spielen Trauerprozesse eine wichtige Rolle (vgl. hierzu Bomberg, 2012; Trobisch-Lütge & Bomberg, 2015). Jeder Mensch hat als soziales Wesen grundlegende Empathiebedürfnisse. Die Verinnerlichung des Täters dient dem Überleben. In diesem Sinn betont und würdigt Gruen (2000) den Stellenwert der Empathie als basales Prinzip im menschlichen Kontakt und beschreibt den Fremdenhass als abgespaltenen Selbsthass.

Im Falle politischer Traumatisierung, insbesondere wenn sie verbunden ist mit Hafterfahrungen, geht es um die Psychologie des Überlebens in Extremsituationen. Wer in eine solche Situation geraten ist, kann nachvollziehen, wie wichtig starke innere Objekte und damit im Zusammenhang stehende Symbolisierungsmöglichkeiten sind (siehe auch Fallbeispiel »OV Sänger« im vorliegenden Buch). Bricht die innere Struktur ein, kann es mitunter zu maligner Internalisierung kommen. Das Konzept der malignen Internalisierung nach Bohleber (2000, 2007) beinhaltet folgende drei Kernpunkte:

1. Der innere Verlust empathischer Objekte führt in der traumatischen Situation zur Projektion der Empathiebedürfnisse auf den Täter und zu dessen maligner Internalisierung. Das maligne verfolgende Objekt tritt an die Stelle der inneren Objekte und bestimmt den inneren Dialog. Ihm versucht der Traumatisierte später zu entkommen, um wieder frühere prätraumatische Objekte an diese Stelle zu setzen.

2. Die traumatische Situation und deren Wirkung zerstört die Fähigkeit, sie zu symbolisieren und ihre Bedeutung zu erfassen. Das Trauma wird zum schwarzen Loch in der psychischen Struktur.

3. Die sogenannten »man made disasters« wie Holocaust, Krieg, ethnische Verfolgung und Folter zielen auf die Vernichtung der geschichtlichen Existenz des Menschen. Die traumatische Erfahrung in ein übergeordnetes Narrativ einzubinden, kann dem Einzelnen deshalb nicht in einem rein individuellen Akt gelingen. Abgesehen von einem empathischen Zuhörer bedarf es vielmehr auch eines gesellschaftlichen Diskurses über die historische Wahrheit des traumatischen Geschehens und über dessen Verleugnung und Abwehr.

Auf ähnliche Weise drückt es Jimenez (2010, S. 350) aus, der sich mit politischer Traumatisierung durch die Diktatur in Chile auseinandersetzt:

»Das Ziel dieser Arbeit ist aufzuzeigen, dass das private Durcharbeiten politischer Traumata nur im Kontext eines stützenden psychosozialen Umfeldes möglich ist.

Die psychotherapeutische Erfahrung mit Opfern der Diktatur bestätigt die Relevanz der psychosozialen Wiedergutmachungsmaßnahmen, die, stellvertretend für die gesamte Gesellschaft, vom Staat ausgehen [...]. Schließlich bestätigt die chilenische Erfahrung, dass die kollektive Erinnerung sich jenseits der individuellen Erfahrung konstituiert, auch, wenn sie auf ihr beruht. Das bedeutet, dass die persönlichen Geschichten weder unterdrückt noch getilgt werden können und eines sozialen Neubeginns bedürfen, der den Betroffenen erlaubt, ihr Identitäts- und Zusammengehörigkeitsgefühl wiederzuerlangen, was nur in einer sozialpolitischen Kultur gelingt, die die Ethik der Menschenrechte und die Demokratie zu ihren Werten zählt.«

Wichtige weitere Begriffe für das Verständnis der inneren Prozesse in den geschilderten Extremsituationen ist die Unterscheidung von Khan (1963) zwischen einmaligen traumatischen Ereignissen und kumulativen Traumata, die narzisstische Entleerung des Ich von Eissler (1963), die zum Beispiel im Falle des Schocks durch eine Inhaftierung eintritt, und die Regression zur infantilen Omnipotenz und zu einem archaischen Über-Ich nach Bohleber (2007).

In der Therapie mit traumatisierten Menschen, insbesondere mit politisch Traumatisierten, kann es zu heftigen Übertragungs- und Gegenübertragungsgefühlen kommen. Die Reaktionen können sehr unterschiedlich sein: angefangen von Unterwerfung bis hin zu totaler Vereinnahmung. Täter-, Opfer- und Retteranteile können sich verzahnen und im ständigen Wechsel projiziert werden. Das stellt sowohl den Therapeuten als auch den Patienten vor große Herausforderungen, die mit der Gefahr von Abbruch und Retraumatisierung verbunden sind. Reddemann (2004) plädiert deshalb dafür, die negative Übertragung nicht so stark anwachsen zu lassen, damit es nicht zu Gefühlsüberflutungen kommt. Holderegger (2003) hingegen ist für das Anwachsen der Übertragung, allerdings bei größter Zurückhaltung des Therapeuten. Im Gegensatz zur Reddemann versetzt er den Analytiker in die Situation, das innere Kind des Patienten zu halten und versorgen zu müssen. Dies würde den Patienten aber in Abhängigkeit halten. Sie plädiert dafür, dass die erwachsenen Selbstanteile lernen, sich um die kindlichen zu kümmern, sodass Abhängigkeit abgebaut sowie Autonomie und Selbstbestimmung gestärkt werden.

Der Aufbau von Vertrauen sowie Abbau von Misstrauen und paranoiden Ängsten ist bei politisch Traumatisierten das zentrale Ziel (vgl. Amery, 1977). Nach einer langen Phase der Stabilisierung mit vorsichtigem Vertrauensaufbau ist die schrittweise Begegnung mit dem Trauma angebracht. Nur so kann es integriert und in ein übergeordnetes Narrativ eingebunden werden. Dabei sind

43

die Ressourcen des Patienten zu erkennen, freizulegen und für den therapeutischen Prozess nutzbar zu machen. Folgende Therapieziele sind dabei bedeutsam:

1. Die Anerkennung und Würdigung des erlittenen Unrechts.
2. Die maligne Internalisierung immer wieder aufdecken, analysieren und durcharbeiten; auf die Widerstände achten, wie die Verleugnung (»Haft in der DDR war nicht so schlimm«), die Identifikation mit dem Aggressor (Zweifel an der Integrität der eigenen Primärpersönlichkeit), die Regression zur infantilen Omnipotenz und auf ein archaisches Über-Ich (»in der Bestrafung muss Sinn stecken«) (vgl. dazu Links et al., 2004; Wohlrab, 2006).
3. Gute Erinnerungen wieder zulassen und Kontinuität in der individuellen Lebensgeschichte wieder herstellen zu können (vgl. Süß, 1999).
4. Aussöhnung mit der Vergangenheit, Besuch von Gedenkstätten (vgl. Trobisch-Lütge, 2004).
5. Das Gefühl von Unwirklichkeit überwinden; die Realität der traumatischen Erfahrung anerkennen, das prätraumatische gute Objekt wiederfinden; Hoffnung wecken, dass Wiederbelebung möglich ist (vgl. Hofmann, 2004; Nedelmann, 2007).
6. Die Therapie des frühen Beziehungstraumas, das heißt den abgespaltenen Teilen, dem Fremden im Selbst, dem Schmerz begegnen (vgl. Freyberger et al., 2003; Gruen, 2000).

Diese Ziele sind nur durch Kompetenz sowie durch zeitlichen und emotionalen Abstand zum eigenen Trauma zu erreichen.

Am Ende dieses Kapitels lässt sich als Fazit festhalten, dass es sich bei den Behandlungen oft um modifizierte analytische Traumatherapien handelt. Die Herstellung eines Vertrauensverhältnisses, die Hinzuziehung der Gesamtlebensgeschichte und die schrittweise Begegnung mit den traumatischen Erlebnissen stellen die Grundsäulen der Therapie dar. Kann der Therapeut als gutes Objekt verinnerlicht, das gute prätraumatische Objekt wiedergefunden werden und eine gesellschaftliche Anerkennung erfolgen, dann ist die Prognose günstig. Chronische psychische Traumatisierungen können nicht völlig geheilt, aber gelindert werden. Eine individuelle Psychotherapie reicht bei politischen Traumatisierungen ohnehin oft alleine nicht aus. Es bedarf einer gesellschaftlichen Atmosphäre und Auseinandersetzung, die die Würde der Opfer wiederherstellen. Genau deshalb gehören für mich Psychotherapie und gesellschaftliche Anerkennung zusammen.

Eine hilfreiche therapeutische Beziehung beinhaltet, etwas anders ausgedrückt, die Wiederherstellung der Symbolisierungsfähigkeit im Containing durch metaphorische Deutungen, den Einsatz psychodramatischer Komponenten und die Einbeziehung der körperlichen Seite in der Gegenübertragung: »Das Wiedererleben des Traumas in der Übertragung und die sorgfältige Schuldgefühl-Differenzierung fördern die Entwicklung von Ich-Grenzen und die Trennung vom traumatischen Introjekt« (Hirsch, Vortrag APB, Juni 2015).

In der Behandlung werden wie bei einer Zwiebel die Schichten behutsam abgetragen, von der Oberfläche in die Tiefe. Nach einer langen Phase der Stabilisierung kann so dem Trauma schrittweise begegnet werden. Danach ist es wichtig, dem Betroffenen eine Perspektive zu vermitteln und das gute prätraumatische Objekt wiederzufinden. Im Kindes-und Entwicklungsalter sind die Folgen der Traumatisierung aufgrund der erhöhten Vulnerabilität leider oft gravierender.

Hierbei kommen jedem Therapeuten aufgrund seiner eigenen Erfahrungen wichtige Kompetenzen in Bezug auf bestimmte Entwicklungsphasen und -aspekte besonders zugute. Um nur ein Beispiel anzuführen: Da ich mich selbst zeitig und nachhaltig von meinem Elternhaus abgenabelt habe, kann ich Menschen sehr gut bei Ablösungsproblemen von ihrem Elternhaus helfen, die das wollen und damit Konflikte haben.

Versöhnung ist freilich ein großes Thema. Michael Lapsley (2014) nennt aus christlicher Sicht folgende Punkte: das Bekennen der Sünde, die Veränderung der Lebenspraxis, die Reue und die Wiedergutmachung. Auch an diesen Ausführungen wird deutlich, wie schwierig das ist.

Neben der nationalen politischen Traumatisierung therapiere ich auch Betroffene von internationaler politischer Traumatisierung. Versöhnung stellt in jedem Land eine Herausforderung dar. In den 15 Fallbeispielen, die später geschildert werden, gab es bei allen versöhnende Momente, ohne jedoch gleich von Versöhnung sprechen zu können.

2013 fand eine Solidaritätsveranstaltung für Liu Xiaobo, der jetzt leider verstorben ist, vor der chinesischen Botschaft statt. Diese Aktion steht symbolisch für ähnliche Aktivitäten. Neben der gewichtigen Aufgabe der Vergangenheitsbewältigung sollte der Blick für aktuelle Menschenrechtsverletzungen stets offen sein. Grundsätzlich kann die psychohistorische Wahrnehmungseinstellung (vgl. Seidler, 2015) stets dabei helfen, die größeren zeitlichen Zusammenhänge in den persönlichen Aufarbeitungsprozess mit einzubeziehen.

Und man darf nicht vergessen: Neben der Behandlung von Betroffenen/Opfern ist es wichtig, auch Täter zu therapieren. Das setzt die differenzierte Kenntnis von Opfer- und Täterprofilen voraus. Warum wurde zum Beispiel jemand Inoffizieller Mitarbeiter (IM)? Warum hat er sich nicht entpflichtet? Die meisten Täter schweigen. Eine verhängnisvolle Verstrickung: Die Täter schweigen aus

Schuld, die Opfer aus Scham. Was wäre, wenn sich mehr Täter (SED, MfS, IM) bei den Betroffenen entschuldigen würden? Daraus könnte eine neue Dimension der Aufarbeitung erwachsen.

In diesem Zusammenhang sind zwei Filmbeiträge hervorzuheben (vgl. Haase, 2017; Wensierski, 2017). Haase zeigt im Film über Wolfgang Schnur und Wensierski über Monika Häger, wie das MfS Heimkinder missbrauchte, um sie für die eigenen Ziele nutzbar zu machen.

Doch so sehr die Behandlung der Täter auf der einen Seite ein lobenswerter Vorgang ist, darf auf der anderen Seite dadurch das Bewusstsein der Schuld der Täter nicht verschwinden bzw. verloren gehen. Bei manchen Betroffenen kommt die alte Wut wieder hoch, andere finden die Entschuldigung nicht glaubhaft. Die Schwere des Verrats (politische Haft, gesundheitliche Schäden) kann unheilbare Wunden erzeugen. Versöhnung ist da schwer möglich. Schlechte Beziehungserfahrungen können in jeder Phase des Lebens anhaltende Auswirkungen verursachen. Trotzdem bleibt es eine nicht zu vernachlässigende Grundregel: Miteinander reden kann helfen. Deshalb sollten Täter-Opfer-Gespräche wiederbelebt werden.

3.3 Religion und Spiritualität

Der Begriff der Religion – abgeleitet vom lateinischen »religio« (gewissenhafte Berücksichtigung, Sorgfalt) und »relegere« (bedenken, achtgeben), ursprünglich gemeint ist die gewissenhafte Sorgfalt in der Beachtung von Vorzeichen und Vorschriften – ist ein Sammelbegriff für eine Vielzahl unterschiedlicher Weltanschauungen, deren Grundlage der jeweilige Glaube an bestimmte transzendente (überirdische, übernatürliche, übersinnliche) Kräfte sowie häufig auch an heilige Objekte ist. Das Heilige und Transzendente ist nicht beweisbar im Sinne der Theorie moderner Naturwissenschaft, sondern beruht auf intuitiven und individuellen Erfahrungen bestimmter Vermittler (Religionsstifter, Propheten, Schamanen). Deren spirituelle Erfahrungen werden in vielen Religionen als Offenbarung bezeichnet. Spiritualität und Religiosität sind geistig-geistliche Anschauungen. Skeptiker und Religionskritiker suchen demgegenüber nach rationalen Erklärungen.

Spiritualität – vom lateinischen »spiritus« (Geist, Hauch) bzw. »spiro« (ich atme) – bedeutet im weitesten Sinne Geistigkeit und bezeichnet eine auf Geistiges im Allgemeinen oder im engeren Sinne eine auf Geistliches im spezifisch religiösen Sinn ausgerichtete Haltung. Spiritualität im spezifisch religiösen Sinn steht für die Vorstellung einer geistigen Verbindung zum Transzendenten, dem Jenseits oder der Unendlichkeit. Während Religiosität die Ehrfurcht vor der Ordnung und Vielfalt in der Welt und die Empfindung einer transzendenten Wirklichkeit meint, beinhaltet (religiöse) Spiritualität zudem die bewusste Hinwendung und aktive Praktizierung einer als richtig angesehenen Religion oder Philosophie (vgl. hierzu Wikipedia, Stichwort: »Religiosität« und »Spiritualität« [22.09.2017]).

Die Weltreligionen Buddhismus, Christentum, Hinduismus, Islam und Judentum sind keine homogenen Gruppen, sondern unterteilen sich wieder in viele Unterbereiche. Von den derzeit 6,9 Milliarden Erdenbewohnern sind etwa 32 Prozent Christen. Nach aktuellen Erhebungen sind es rund 2,26 Milliarden und damit die größte Gruppe, vor 1,57 Milliarden Muslime, 900 Millionen Hindus, 500 Millionen Buddhisten und 14,3 Millionen Juden.

Diese Zahlen stehen bekanntlich in einer Linie immenser Entwicklung: Im Jahre 0 lebten auf der Erde etwa 300 Millionen Menschen, 1250 etwa 400 Millionen, 1804 1 Milliarde, zu meiner Geburt 1955 2,7 Milliarden. Heute sind es knapp 7 Milliarden, 2050 sollen es 9,7 Milliarden sein (vgl. Wikipedia, Stichwort: »Weltbevölkerung« [22.09.2017]). Hier liegt eine unvorstellbare Rasanz vor. Ist es wie in Goethes Zauberlehrling (»die Geister, die ich rief, werd' ich mich mehr los«) oder in Freuds Aussage, dass wir nicht Herr im eigenen Haus sind? Wir brauchen die Religion, um Halt zu finden, Sinn zu entfalten, Trost zu bekommen. Der Kampf um Gut und Böse existierte schon, als nur 300 Millionen Menschen die Erde bevölkerten und davor. Er wird bei 9,7 Milliarden und darüber hinaus weiter virulent bleiben. Mit Tolstoi gesprochen: Krieg und Frieden ziehen sich durch die Menschheitsgeschichte.

Was bedeutete das nun für meine Patienten und mich?

Viele der Betroffenen beteten still in der Zelle. Einige waren vorher gläubig, andere nicht. Für Petter Moen war, wie er in seinem Tagebuch schildert, die Liebe zu seiner Frau Bella eine tragende Kraft, ebenso die Suche nach Gott. Diese gipfelt in der Frage: »Neun Monate braucht es, ein Menschenkind zu werden. Wie lange braucht es, ein Gotteskind zu werden?« (Schaper, 1950, S. 32).

Frau Büchel (6.01) hat in der Zelle meditiert, um in der Situation zu überleben. Sie war gerade 15 Jahre, als sie in den geschlossenen Jugendwerkhof Torgau kam. Im Laufe der Zeit ist die Kunst zu ihrer Religion geworden.

Herr Kuhn (6.02) hat still für sich in der Zelle gebetet. Er wuchs in einem Wallfahrtsort auf und verfügt über katholische Prägungen. Das Gebet im Gefängnis war für ihn eine innerliche Stütze und vermittelte Hoffnung. Bis heute sucht er die Stille der Kirche. Neben der Meditation schätzt er die sakrale Kunst.

Frau O. (6.03) ist atheistisch erzogen. Dennoch hat sie als Kind gebetet und ging heimlich in die Kirche. In Haft meditierte sie über Fantasiebilder. Dadurch konnte sie sich vom tristen Zellenalltag ausklinken und ihr Selbstvertrauen stärken. Sie durfte auch malen und in einem großen Raum hin und wieder Klavier spielen. Daneben gab es auch Phasen verschärfter Haft (Keller, Wasserzelle), wo die Meditation überlebenswichtig war. Nach dem Gefängnis vertraute sie lange Zeit keinem mehr. 1995 nahm sie in ihrer dritten Ehe die islamische Religion an. Ihr Mann ist Muslim. Frau O. konvertierte schon vorher, unabhängig von ihm, zum Islam. Diese Religionsform entspricht ihrer Lebensform. Eine wichtige Anregung erhielt sie bereits als Jugendliche von Johann Wolfgang von Goethe über seinen »West-östlichen Divan«.

Herr M. (6.04) hat sich am ersten Tag seiner Haft bei seinem Gott verabschiedet. Es war beim Laufschritt von der Schleuse bis hin zum Gebäude. Er wollte einem Mitgefangenen, der vor ihm hingefallen ist, aufhelfen. Da er weder rechts noch links vorbeikam und innehalten musste, verspürte er plötzlich einen heftigen Schmerz. Der Gummiknüppel des Wärters sauste auf seine Schulter. Die Frage tauchte auf: »Lieber Gott, warum hast du mich hierhergebracht?« Es kam keine Antwort, es folgten weitere Übergriffe. Vor seiner Haft hatte er kirchliche Kontakte. Kurz nach der Geburt wurde er getauft. Ab dem Kinderheim mit acht Jahren waren Kirchbesuche nicht mehr regelmäßig möglich. Nach der Haft war sein Gottvertrauen gebrochen. Während der Gefängniszeit halfen ihm Musik, Lesen und eine Kulturgruppe. Heute mag er Menschen, die Gott in sich tragen und anderen Menschen helfen.

Herr S. (6.05) wurde getauft und konfirmiert. Im Gefängnis besuchte er alle vier Wochen einen Gottesdienst in einem Gemeinschaftsraum. Den Gottesdienst leitete ein lokaler Pfarrer. Es war ein wichtiger Treffpunkt, weil noch aus anderen Kommandos evangelische oder katholische Christen zusammenkamen. In der Zelle wurde offiziell nicht gebetet, aber im Stillen schloss Herr S. seine Mutter und seinen Sohn in sein Gebet ein. Das gab Trost und Kraft.

Herr D. (6.07) genoss durch seine Großeltern mütterlicherseits eine christliche Erziehung. Dort wurden regelmäßig Tischgebete verrichtet, Tageslosungen gesprochen und Bibeltexte gelesen. Jesus Christus war eine feste Größe und als Erlöser allgegenwärtig. Herr D. wurde als Kleinkind getauft und später konfirmiert. Im Gefängnis spielte das tägliche stille Gebet eine große Rolle, erst in Untersuchungshaft und dann im Strafvollzug. Das Vaterunser vermittelte Hoffnung, Halt, seelische Stabilität. So konnten insbesondere psychische Schwankungen besser kanalisiert werden und mussten nicht ausufern. Hin und wieder, so weit die Möglichkeit bestand, besuchte er Gottesdienste, die im Gefängnis abgehalten wurden. Wer zum Gottesdienst durfte, legte die Gefängnisleitung fest. Nach der Haft war der evangelische Glaube erstarkt. Die Tochter wurde auch getauft. Bis heute nimmt er regelmäßig an Gottesdiensten teil und ist Mitglied der evangelischen Kirche.

Bei Frau J. (6.08) spielte Religion im Elternhaus keine Rolle. Sie wurde atheistisch erzogen. Glaube ist für sie bis heute etwas Mystisches. Doch sie liest gerne über Religionen, um Dinge zu verstehen. In ihrem Geburtsort gab es ein Pfarrhaus, wo sie immer willkommen war. Das hing auch damit zusammen, dass sie mit den etwas älteren Pfarrerskindern gut befreundet war und die Pfarrmutter gut Schlaghosen nähen konnte. Die konnte man in der DDR nicht kaufen. Zum Gottesdienst durften sie als Kinder nicht gehen. Dennoch ist ihr diese Welt nicht ganz verschlossen geblieben. Bis heute besucht sie gerne Kirchen als Ruheort zur Meditation. Die hat ihr auch geholfen, die schwierigen Zeiten der Zwangsadoption zu lindern. Dort konnte sie für sich sein, weinen und meditieren. Nicht zuletzt ist sie auch gerne auf Friedhöfen, in Ausstellungen und in Kirchen unterschiedlicher Konfession unterwegs. Hier besteht ihrerseits ein angeregtes architektonisch-ästhetisches Interesse.

Ein Klient sagte einmal zu mir: »Wenn ich Bach höre, werde ich Christ.« Nach meiner Gefängniszeit (6.09) habe ich mich 1988 taufen lassen. Mein Taufpfarrer Martin Michael Passauer (2010) ist ein väterlicher Freund, christliches Vorbild und ein wichtiger politischer Mitstreiter. Ähnlich wie Rainer Eppelmann. Hatha-Yoga und Gebete halfen mir zu überleben. Die Musik von Bach gab innerlich Trost. So hatte ich mehrere innere Quellen, um mich zu regulieren. Heute besuche ich gelegentlich Gottesdienste, mehrfach im Jahr. Die Musik von Bach spielt eine tragende Rolle.

Herr F. (6.10) ist evangelisch getauft. Sein Lieblingsort in Dresden war die Gemäldegalerie im Zwinger (Alte Meister), ohne jedwede Bibelkenntnisse allerdings schwer zu verstehen. In der U-Haft wünschte er sich eine Bibel, bekam sie aber nicht. Dies geschah erst durch einen Westberliner Mithäftling, der in harter Währung zahlen konnte. Beide lasen sich nun abwechselnd aus der Bibel vor. Durch die Geschichten wurde das eigene Leid relativiert. Dann beteten sie sich jeden Abend, nachdem sie die richtigen Stellen gefunden hatten, in den Schlaf. So gaben sie sich Trost. Die Christen unter den Mithäftlingen waren oft leidensfähiger. Heute ist Herr F. Mitglied in einem evangelischen Glaubensorden.

Frau B. (6.11) betete still für sich in der Zelle. Das war ihr Halt. Daraus zog sie Kraft. Sie wurde als Heidin erzogen. Nach dem geschlossenen Jugendwerkhof Torgau ließ Sie sich mit 19 Jahren taufen und trat in die evangelische Kirche ein. Bis heute besucht sie Gottesdienste und Wallfahrtsorte.

Herr G. (6.12) meditierte in Gefangenschaft, um sich zu beruhigen. Dabei verinnerlichte er die Haltung, in alltäglichen Situationen nicht emotional zu reagieren. So baute er einen Selbstschutz auf. Gefühle wurden innerlich, nur im stillen Dialog mit sich, reguliert.

Frau U. (6.13) ist katholisch. Für sie war das Gebet selbstverständlich. Es gab Trost, Halt und Zuversicht. Bis heute besucht sie gelegentlich Gottesdienste.

Herr K.-H. (6.14) hat inneren Halt durch Schiller und Schach gefunden. Kunst, Logik und Übersinnlichkeit lassen Wohlfühlmomente in einer trostlosen Situation zu.

Frau T. (6.15) hatte durch das Gefängnis gelernt, ein tiefgläubiges Vertrauen in sich zu finden, mit Gott Vater als Stütze. Ihr Sohn sagte mit zwei Jahren: »Wen Gott liebt, dem tut er nichts.« Frau T. wurde 1976 aus dem Gefängnis entlassen, 1980 kam ihr Sohn zur Welt. Zum Opa väterlicherseits sagte sie: »Gott hat dieses Kind gewollt.« Dieser Satz leitete die Versöhnung zwischen den Familien ein. Die Versöhnung wurde auch durch die Therapien befördert. Vor der Gefängniszeit war Frau T. nicht kirchlich eingebunden. Durch entsprechende Literatur, zum Beispiel Dostojewski (der an ein überweltliches Wesen glaube, das alle weltliche Macht brechen kann, und dafür einstehe, Mensch sein zu dürfen, mit allem, was dazu gehört) war ein Resonanzboden für extreme Situationen geschaffen – als Gegengewicht zur trostlosen schwarz-weißen und roten-braunen Erziehung und Sanktionierung. Im Gefängnis gab es unregelmäßig Gottesdienste, an denen nicht jeder teilnehmen durfte. In ihrem inneren Dialog hat sie Gott um Hilfe gebeten in dieser ausweglosen Lage. Der Pfarrer zeigte die Möglichkeit, im Gebet um Hilfe zu bitten. Alles andere war nicht verlässlich.

Man sieht: Der christliche Glaube überwiegt bei meinen Klienten. Zudem gibt es mehr evangelische als katholische Christen. Das alles hängt freilich mit den ostdeutschen Prägungen zusammen. Atheistische Ausrichtungen sind ebenfalls (Frau O.) zu verzeichnen. Insgesamt sind alle großen Religionen vertreten, so auch Islam, Hinduismus, Judentum und Buddhismus (vgl. Zwiebel, 2013).

Jesus Christus, der Erlöser, tritt als Heiler mehrfach in Erscheinung. Insofern ist die Identifikation mit ihm eine Stärkung und Befreiung. So habe ich es erlebt. Die christlichen Patienten im Buch bestätigen mir das. Das Lesen der Bibel in der Zelle und die täglichen Gebete sind überlebens- und lebenswichtig. Die Religion bietet so einen existenziellen Schutzraum.

3.4 Alternative Methoden

Unter den alternativen Methoden spielt das Hatha Yoga eine herausragende Rolle. In der Gefängniszelle führte ich täglich die Asanas der Rishikesh-Reihe durch, beginnend mit dem Gruß an die Sonne und endend mit einer Meditation im Lotossitz.

Zu den alternativen Methoden gehören die Entspannungsverfahren Autogenes Trainung, Progressive Muskelentspannung nach Jacobson (PMR), außerdem Shiatsu, Qigong, Tai Chi und ebenfalls die Inhärenz-Methode® nach Kunz (2015). Auch Tiertherapien – mit Pferden, Hunden usw. – gehören in diesen Bereich.

An dieser Stelle lassen sich selbstverständlich noch eine große Zahl weiterer traditioneller und neuer Zugänge einordnen, auf die ich aber verzichten möchte.

Als Therapeut sehe ich mir an, was jeder Patient und jede Patientin mitbringt, was ihnen geholfen hat und was ihnen weiterhelfen könnte.

4. Weitere Bewältigungsformen

4.1 Humor und Versöhnung

Humor- und Symbolisierungsfähigkeit gehen bei einer schweren psychischen Traumatisierung häufig verloren und sind im Verlaufe einer längeren Therapie wieder zu wecken. Wenn Humor entwickelt werden kann, ist auch die Versöhnung leichter. Auf diese Weise wird Abstand zum traumatischen Erleben hergestellt. In meinem Falle scheint mir das gelungen. Wie geht es den anderen Protagonisten und Protagonistinnen dieses Buches?

Humor spielt – so lässt sich vorab zusammenfassen – in allen Fallbeispielen eine wichtige Rolle, insbesondere bei Herr S. (6.05), Herr L. (6.06) und Herr D. (6.07). Frau Büchel (6.01) und Herr Kuhn (6.02) sind diesbezüglich ambivalent: Heitere Abschnitte werden bei ihnen immer wieder von tieferen Schwankungen überlagert. Anders ist dies für Frau O. (6.03): Für sie ist der Humor eine verlässliche Größe. Er hilft ihr insbesondere dann, wenn es brenzlig wird. Damit kann sie sich immer wieder aufbauen. Sie findet es in Ordnung, über sich selbst lachen zu können.

Herr M. (6.04) und Herr S. (6.05) finden meinen Humor wichtig, um Abstand zu schmerzvollen Erlebnissen zu bekommen. Hier ist Humor eine Ermutigung.

Noch stärker formuliert es Herr L. (6.06), der kurz und knapp zusammenfasst, dass er ohne Humor nicht sein kann. Humor, so hält er fest, schafft Linderung und verscheucht so manche Pein. Ähnlich ist es für Herrn D. (6.07), der jedoch die trockeneren Seiten des Humors bevorzugt. Er mag besonders den politischen Witz und das politische Kabarett. Für mich (6.09) ist, wie bereits vorweggenommen, ein Leben ohne Humor wie eine Kirche ohne Chor.

Manchmal bleibt das Lachen jedoch auch über längere Zeit regelrecht im Halse stecken. So ist Herr F. (6.10) heute wieder humorvoller. Im Gefängnis hatte er lange Zeit nichts zu lachen.

Frau B. (6.11) kann vor allem über Fabeln lachen. Tiergeschichten tun ihr gut.

Und auch für Herrn G. (6.12) spielt Humor eine große Rolle. Der politische Witz und alltägliche Situationskomik sind ihm zufolge besonders zu betonen. Selbstironie schafft Abstand zu schmerzhaften Erlebnissen.

Früher musste immer ein Genosse in Gruppen zugegen sein, heute ist es ein Computer-Techniker. In beiden Fällen geht es um Kontrolle.

Der politische Witz spielte in der DDR ein tragende Rolle. Ein Beispiel dafür: »In der Kneipe fragt ein Angetrunkener einen Fremden: Kennst du den Unterschied zwischen meinem Bier und Honecker? Nee. Mein Bier ist flüssig und Honecker ist überflüssig. Der Fremde setzt das Gespräch fort: Kennst du den Unterschied zwischen deinem Bier und deiner Person? Nee. Dein Bier bleibt hier und du kommst mit« (Müller, 2016, S. 70).

Nun folgen einige theoretische Ausführungen zum Humor auf der Grundlage von Lachen, Lächeln, Lächerlichkeit.

4.1.1 Über die Bedeutung von Humor in der Psychotherapie

Bevor ich mich als Therapeut oder Arzt mit dem Thema Humor auseinandersetzte, durchlebte ich in meiner künstlerischen Arbeit als Liedermacher und Autor Höhen und Tiefen diesbezüglich. So konnte ich meine Zuhörer zum Lachen bringen, wurde aber auch belächelt bei weniger gelungenen Äußerungen oder machte mich gar lächerlich.

Als ich über den Vorbereitungen dieses Kapitels saß, war mir erstmal das Lachen vergangen. Da tat sich viel Arbeit auf und ich bekam Angst, den Anforderungen dieses Themas nicht gerecht zu werden, umso näher der Termin rückte. Dann packte mich Wut und als etwas Land in Sicht kam, lösten sich die Verspannungen. Humor stets auch mit dem Überwinden von Widerständen zu tun.

Zunächst seien einleitend ausgewählte Definitionen zum Begriff des Lachens und dem des Humors vorgestellt.

An erster Stelle lässt sich Folgendes festhalten: Lachen ist die sichtbare Äußerung eines Humorerlebnisses, eine unwillkürliche Körperreaktion auf eine angenehme Emotion. Rubinstein (1985, S. 54) erläutert diesbezüglich:

»Diese Körperreaktion besteht aus einer Reihe von kleinen, aber heftigen Atembe-
wegungen, die von unwillkürlichen Kontraktionen der Gesichtsmuskeln abhängen.
Sie werden immer von einer Vokalisierung begleitet, die durch heftiges Ein- und
Ausatmen mithilfe des Zwerchfells gebildet wird. Gleichzeitig lockern sich die übrigen Muskeln mehr oder weniger stark.«

Im Sprichwörterlexikon (S. 339f.) ist zu lesen: »Lachen ist gesund ... Lächerlichkeit tötet.«

Das Wort Humor – abgeleitet vom lateinischen »umor« (Flüssigkeit, Feuch-
tigkeit) – bezeichnet eine heiter-gelassene Grundhaltung, die Äußerung von
Frohsinn und die Betrachtung der kleinen Widrigkeiten des Daseins mit Heiterkeit. Synonyma für Humor sind zum Beispiel Witz oder Heiterkeit. Der
Ursprung des Wortes bezieht sich auf die ehemals angenommenen vier Körpersäfte (humores) Schleim, Blut, schwarze Galle und gelbe Galle. Der römische
Arzt Galen überlieferte die antike Temperamentenlehre, in der die Dominanz
einer dieser Säfte Ursache für die typologischen Besonderheiten von Phlegmati-
kern, Sanguinikern, Melancholikern und Cholerikern bilden. Ein guter Humor
ist nach dieser Ansicht von einem ausgeglichenen Verhältnis der Körpersäfte abhängig.

Modernere Erklärungen weichen freilich stark von diesen etymologischen
Wurzeln ab. Eine besonders kurze und prägnante Definition stammt etwa von
dem Schriftsteller Otto Julius Bierbaum. Er schreibt: »Humor ist, wenn man
trotzdem lacht.« Titze und Eschenröder (1999) benutzen das Wort Humor als
Oberbegriff zur Bezeichnung des Gesamtgebietes des Komischen, Witzigen oder
Lustigen. Der Fachterminus für die Lehre und die Forschung vom Lachen lautet
Gelotologie (vom griechischen »gelos« = Lachen).

Soweit zur ersten Charakterisierung des Gegenstandes. Nach dieser Einleitung
möchte ich nun folgendermaßen vorgehen: Zunächst schließen sich einige physiologische Betrachtungen an, dann Ausführungen zur Entwicklungspsychologie
des Humors, zu Theorien des Humors, zu Humor in verschiedenen psychotherapeutischen Schulen, Medizin und anderen Bereichen sowie schließlich eigene
Erfahrungen in psychoanalytischen Therapien im Umgang mit Humor.

Humor stellt eine komplexe Verarbeitungsform verschiedener Erlebnisse dar
und kann einen gesunden Abstand zu dem Erlebten herstellen. Das hat dann oft
etwas Versöhnliches – mit sich, manchmal auch mit dem Gegenüber. Deshalb
halte ich Humor für eine zentrale Bewältigungsform politischer Traumatisierungen. Allerdings ist sie nach meiner Erfahrung ohne Trauerarbeit nicht ausreichend
umsetzbar.

Ein Beispiel aus eigener Feder:

Beide können gut hören.
Der Psychologe gut zuhören.
Der Sicherheitsbeamte gut abhören.

4.1.2 Physiologie des Lachens und des Lächelns

Der emotionale Prozess, der zum Lachen oder Lächeln führt, wird von Ruch (1995, S. 605) als »Erheiterung« bezeichnet. McGhee (1971) greift stattdessen auf den Begriff der »Humorreaktion« zurück und sieht diese als ein rein kognitives Erlebnis, nämlich die Wahrnehmung eines lustig wirkenden Reizes. Titze und Eschenröder (1999, S. 16) wiederum setzen sich, näher an Ruch anschließend, von einer solchen rein kognitiven Auffassung ab: »Erheiterung lässt sich somit als ein emotionales Konstrukt definieren, das sich aus einem zeitweiligen Anwachsen einer heiteren Grundstimmung ergibt und das zu nachweisbaren Auswirkungen in sämtlichen Bereichen des menschlichen Organismus führt.« Lachen ist eine unwillkürlich körperliche Reaktion, ist reflexartig und bezieht lustvolle emotionale Zustände/Stimmungen ein. Der Vorgang des Lachens ist gekennzeichnet durch charakteristische Veränderungen der Atmung, der Muskulatur und neurologischer Abläufe.

Muskuläre Veränderungen

Das Lachen wirkt sich wellenförmig auf die gesamte Muskulatur aus (vgl. Titze & Eschenröder, 1999, S. 18f.). Die flachen Muskeln im Gesichtsbereich (Stirn, Schläfen, Augenlider, kleines und großes Jochbein, Lippen) formen eine charakteristische Mimik. Die zygomatische Muskulatur des Jochbeins ist daran in besonderer Weise beteiligt (M. zygomaticus major, M. orbicularis oculi, dann weiter M. levator labii superioris, M. risorius, M. mentalilis, M. depressor labii inferioris, M. orbicularis oris, manche Lachforscher sagen sämtliche Bereiche der Gesichtsmuskulatur).

Beim Lachen werden ebenfalls die Brustmuskeln und das Zwerchfell (innerer Hauptmuskel der Atmung) aktiviert. Das führt zu einem erhöhten Gasaustausch in der Lunge und zu einer Erhöhung der Atemkapazität. Des Weiteren wird auch neben der willkürlichen Skelettmuskulatur die nichtwillkürliche Muskulatur angeregt. Nach einer anfänglichen Erhöhung fällt dann die Herzfrequenz, die glatte

Muskulatur der Arterien entspannt sich, wodurch das Gefäßvolumen erweitert und der Blutdruck gesenkt wird. Die Bronchien können sich durch das Spiel der glatten Muskulatur weiter öffnen, was wiederum die Durchlüftung der Lungen unterstützt.

Die Atmung

Die Einatmung wird verlängert und vertieft, die Ausatmung verkürzt. Die Luft wird stoßweise herausgepresst. So werden die Stimmbänder aktiviert und es entstehen die typischen stakkatoartigen Lachlaute. Die intensive Lachatmung bewirkt einen deutlich gesteigerten Gasaustausch (teilweise um das Drei- bis Vierfache). Die gesunde Atmung beim Lachen kann sich die heilgymnastische Atemtherapie zunutze machen, weil die respiratorische Alkalose bekämpft und Angst vermindert wird. Die oberen Atemwege werden von störenden Sekreten befreit, durch den erhöhten Gasaustausch wird unter anderem die Ausscheidung von Cholesterin gefördert. Durch die Aktivierung des Zwerchfells werden auch die Bauchorgane und die Muskulatur dieser Region stimuliert. Die positive Beeinflussung der Atmung ist somit weitestgehend gesundheitsfördernd.

Die neurohormonale Bedeutung des Lachens und die Gelotologie

Durch das Lachen werden komplizierte neurologische Strukturen angeregt, wie zum Beispiel das limbische System, einschließlich des 1953 von dem Neurophysiologen Olds entdeckten Lustzentrums. Im neurovegetativen System werden über Neurotransmitter entsprechende Gefühlsreaktionen übertragen. Die Aktivität der Neurotransmitter wird durch bestimmte Hormone, zu denen auch die Endorphine (inneres Morphin, körpereigene Schmerzsubstanzen) gehören, positiv oder negativ beeinflusst. Nach ausgiebigem Lachen soll die Produktion solcher Hormone gesteigert werden. Intensives Lachen bewirkt im neurovegetativen System eine Art Schockwirkung, die das Herz-Kreislauf-System deutlich aktiviert. Nach einer verstärkten Entfaltung des Sympathicus mit Beschleunigung des Herzrhythmus kommt es zum Erstarken des Parasympathicus mit Blutdrucksenkung und Verlangsamung des Herzschlages.

Der amerikanische Wissenschaftsjournalist Norman Cousins wurde aufgrund einer eigenen schweren Erkrankung Mitinitiator einer neuen Forschungsrichtung, der eingangs schon erwähnten Gelotologie. Cousins erkrankte an einer Spondylarthritis (progrediente degenerative Entartung der Grundsubstanz der Gelenke und der Wirbelsäule) und kannte Berichte aus wissenschaftlichen Veröffentlichungen, die den krankmachenden Einfluss von negativen Gefühlszuständen auf das innersekretorische System darlegten. Cousins dachte sich logisch, dass positive Gemütszustände einen heilvollen Einfluss auf das Hormonsystem entfalten müssten. So unterzog er sich einer regelrechten Lachkur, ließ sich witzige Bücher vorlesen, lustige Filme vorführen. Die Schmerzen ließen spürbar nach etwa zehn Minuten intensiven Lachens nach. Zudem war der Schlaf verbessert (er konnte nach dem Lachen zwei Stunden lang problemlos schlafen). In den laborchemischen Testen zeigte sich ein Rückgang des Entzündungsgrades. Bald wurde auch eine wissenschaftliche Erklärung für diese Phänomene gefunden. Beim Lachen gelangen Adrenalin und Noradrenalin (körpereigene Hormone-Katecholamine) in den Blutkreislauf, womit eine wirksame Entzündungshemmung in Gang gesetzt wird. Außerdem kommt es zum Anstieg der T-Lymphozyten, der Killer-Zellen, der Immunglobulin-A Antikörper, der Immunglobuline und des Zytokins Gamma-Interferon, die der Immunabwehr dienen.

Die Physiologie des Lächelns

Hodgkinson (1991) sagt, dass die Fähigkeit zu lächeln eines der wichtigsten Unterscheidungsmerkmale von Mensch und Tier ist. Friedrich Nietzsche formuliert es drastischer: »Nur der Mensch leidet so qualvoll in dieser Welt, dass er gezwungen war, das Lachen zu erfinden.« Es gibt verschiedene Arten des Lächelns, die Salisch (1988, S. 10f.) differenziert zwischen dem unwillkürlichen Lächeln, das spontan erfolgt, und dem willensgesteuerten Lächeln, das an bestimmte soziale Regeln gebunden ist. Da es andere Emotionen (zum Beispiel Ärger, Angst, Unsicherheiten) verdeckt oder mildert, ist dieses Lächeln nicht echt. Beispiele dafür sind das aggressive Grinsen von Vorgesetzten, das beschwichtigende Lächeln von Untergebenen oder das höfliche Lächeln von Angestellten im öffentlichen Dienst, Verkäufern, Beratern usw. Ekman (1988, S. 152f.) nennt dazu noch das elende Lächeln, wie zum Beispiel ein tapferes Grinsen eines Patienten, dem eine indizierte schmerzhafte und teure Behandlung offeriert wird. Hier werden Angst, Unbehagen und Elend überdeckt, abgewehrt. Der M. zygomaticus major (reicht vom Jochbein zu den Mundwinkeln) und der M. orbicularis oculi (schließt ringförmig die Augen), also lediglich zwei Muskeln, sind beim echten Lächeln beteiligt. Echtes Lächeln drückt einen Zustand heiteren Glücksgefühls aus, ist Auslöser für weitere positive Gefühle und beeinflusst in intensiver Form die Durchblutung des Gehirns. Emotionsforscher fanden heraus, dass Lächeln messbare körperliche Reaktionen hervorruft. Bei negativen Gefühlen, wie Traurigkeit, Ärger, Furcht, Ekel, wird der Körper schnell in einen Alarmzustand versetzt, der durch ein freudiges Gesicht wieder aufgehoben werden kann. Daraus entwickelte sich die Möglichkeit, willkürliche Muskelbewegungen des Gesichts therapeutisch zu nutzen, zum Beispiel durch regelmäßiges bewusstes Lächeln bei depressiven oder ängstlichen Menschen. So entstand die Therapie des bewussten Lächelns als eine natürliche Methode zur Überwindung von psychischem Stress. Mit »Face Building« bezeichnete der Schweizer Humorist Rene Schweizer einen ähnlichen Zugang (vgl. Titze & Eschenröder, 1999, S. 25).

4.1.3 Die Entwicklungspsychologie des Humors

In diesem Kapitel werden vier Unterpunkte abgehandelt: das Lächeln bei Kindern, das Lachen bei Kindern, Entwicklung tendenziöser Formen des Humors, Humor und soziale Kompetenz.

Das Lächeln bei Kindern

Zwei Wochen nach der Geburt beginnen Säuglinge in der Regel zu lächeln (vgl. hierzu Sroufe & Waters, 1976). Bowlby (1975, S. 259–266) bezeichnete dieses Lächeln, das gewöhnlich nach dem Stillen auftritt, als unselektiv. Ekman (1988, S. 124) führt aus, dass sich daraus etwa ab dem vierten Lebensmonat eine sozial selektive Reaktion entwickelt. Das Lächeln zeigt sich mehr und mehr im Kontakt und Umgang mit den engsten Bezugspersonen des Säuglings.

Zunächst wird das Lächeln durch akustische und taktile Reize ausgelost (vertraute Stimme, zärtliches Kitzeln der Mutter) und später durch das Lächeln der Bezugspersonen (vgl. McGhee, 1979, S. 49). Ekman (1988, S. 124) hebt hervor, dass bereits drei Monate alte Säuglinge regelmäßig ernst oder bekümmert wurden, wenn die Pflegepersonen ein unbewegtes Gesicht machten. Landau (1995, S. 188) spricht von einem reziproken Effekt, denn das Lächeln des Säuglings »ist so bezaubernd, dass die meisten Eltern zurücklächeln und somit einen Austausch in Gang setzen, der zur Grundlage des gesamten menschlichen Soziallebens wird.« Säuglinge beginnen umso früher zu lächeln, je inniger und liebevoller ihre Mütter auf sie eingehen (so René Spitz, zit. n. Grotjahn, 1974, S. 63). Piaget (1969) unterstreicht, dass das lächelnde Gesicht von einem entsprechenden Apperzeptionsschema assimiliert wird. Im Alter von fünf bis sechs Monaten kann der Säugling schon aus der Erinnerung heraus das Gesicht seiner Mutter erkennen. McGhee (1979, S. 49) verwendet den Begriff des »Erkennungsreflexes«, der sich in einem selektiven Lächeln äußert. Das lächelnde Gesicht des Säuglings ist ein universelles Signal für Freundlichkeit, Zustimmung und Freude (vgl. Landau, 1995, S. 181).

Eibl-Eibesfeldt (1972, S. 414–418; 1967, S. 139) spricht beim lächelnden Gesicht von einem »Spielgesicht« und weist dem Lächeln die wichtige Funktion eines Aggressionspuffers zu. Auch in der Folgezeit der Entwicklung spielt das Lächeln eine wichtige Rolle. Titze und Eschenröder (1999, S. 27) erläutern dies wie folgt:

> »Im weiteren Verlauf der Ontogenese erweist sich das Lächeln des Kleinstkindes als Ausdruck jenes Vergnügens, das durch die Wahrnehmung inkongruenter Reizkonfigurationen ausgelöst wird. Dies ist typischerweise der Fall, wenn die Differenz zu einem schon vorhandenen Apperzeptionsschema nicht besonders groß ist.«

Zusammenfassend kann gesagt werden, dass das Lächeln bei Kindern zum einen eine typische Reaktion auf eine ungewohnte Reizkonstellation darstellt (darf nicht bedrohlich wirken) und es sich zum anderen um das soziale Lächeln handelt, das bedeutsam ist, um zwischenmenschliche Bindungen zu festigen (vgl. Landau, 1995, S. 181). Ungewohnte Reizsituationen sind deshalb so anregend, weil alles Komische offenbar großen Spaß bereiten kann.

Das Lachen bei Kindern

Wie aus verschiedenen Beobachtungen deutlich wird, gehen Lächeln und Lachen bei Kindern ohne scharfe Grenze ineinander über. Säuglinge beginnen im Alter von vier Monaten im Durchschnitt auch richtig zu lachen (vgl. hierzu McGhee, 1979, S. 52).

Während das frühe Lachen durch akustische und taktile Reize ausgelöst wird, gewinnen mit zunehmendem Entwicklungsalter visuelle und soziale Formen der Stimulierung an Bedeutung. Bei Titze und Eschenröder (1999, S. 28) heißt es hierzu: »Im Alter von etwa einem Jahr regen dann viele Inkongruenzerlebnisse zum Lachen an (etwa wenn die Mutter an der Säuglingsflasche saugt, wenn sie ihre Zunge herausstreckt oder wenn sie komische Bewegungen vollführt).«

Regelverletzungen, sofern die Regel aber gekannt wird, lösen bei Kindern häufig Humorreaktionen aus: »Dieses Lachen bringt jenes Vergnügen zum Ausdruck, das entsteht, wenn im phantasievollen Spiel Bedingungen geschaffen werden, die im Widerspruch zur Realität stehen« (McGhee, 1979, S. 67). Etwa im Alter von drei Jahren verfügt ein Kind über die Fähigkeit zum begrifflichen Denken. Aus eigenen Beobachtungen macht es dieser Altersgruppe viel Spaß, geläufige Begriffe durcheinander zu bringen, bis hin zu unsinnigen Wortspielereien. Mir gelingt es relativ leicht, in diese Phase zu regredieren. Freud (1905c) hat in seinen Witzanalysen bestimmte Prinzipien, nach denen Witze verfahren, isoliert und beschrieben, wie zum Beispiel Verdichtung, Verschiebung und Kontradiktion.

Das folgende Beispiel ist in dem Alter angesiedelt, in dem die Mehrdeutigkeit des Wortes noch nicht erkannt wird. Der Witz lautet: »›Hast du ein Bad genommen?‹ (fragt der Erwachsene) Das Kind: ›Nein! Warum, fehlt eins?‹« Im Alter von sieben Jahren versteht ein Kind in der Regel dann diese linguistische Ambiguität. Schulkinder, so besagen entsprechende Forschungen, lachen am liebsten über Sprachschnitzer (vgl. Helmers, 1965). Mit der Fähigkeit zum abstrakten Denken ab ca. dem 13. Lebensjahr wird eine weitere Ebene des Sprachhumors möglich, die Symbolische. In der Pubertät, in der es zu einer Renaissance der frühkindlichen libidinösen und aggressiven Impulse kommt, kann insbesondere der anale Witz, der im nächsten Abschnitt näher beschrieben wird, mit seiner besonderen Deftigkeit hervorkommen. Jugendliche senden mithin in lautstarken Körpertönen Signale an ihre Umgebung aus, die oft provokativen Charakter haben.

Die Entwicklung tendenziöser Formen des Humors

Auf tabuisierte Handlungen oder Wortspielereien beziehen sich die frühesten Formen tendenziösen Humors. Dies betrifft insbesondere die Vorgänge des Urinierens und Defäzierens. Hierbei entstehen innere Spannungen zwischen auftretenden Lustgefühlen und den Normen der Eltern, die negativ, angewidert, abweisend reagieren können mit »Pfui«, »I«, »Igitt«:

> »Um diese Konflikte zu vermeiden, muss es sich (im Sinne einer Reaktionsbildung) mit der abweisenden Haltung der Eltern identifizieren und sekundäre Ekelgefühle entwickeln. So entsteht eine Ambivalenz, die den Wunsch nach elementarer Lustbefriedigung mit gleichzeitigem Ekel paart. Hier liegt eine ursprüngliche Wurzel der Scham« (Titze & Eschenröder, 1999, S. 31).

Der Humor bietet sich als eine Bewältigungsform an. Das trifft nicht nur für libidinöse, sondern auch für aggressive Regungen zu, die zu negativen Sanktionen Anlass geben können. Der Humor fungiert als eine Form der Abreaktion.

Selbstbeherrschung wird im kindlichen Humor relativiert. »Am lautesten und derbsten ist gewöhnlich das Lachen, dass erregt wird durch einen Hinweis auf die Verdauungsvorgänge, ihre Funktionen und Exkremente« (so Lutz Röhrich, 1980). Kinder neigen schon im Alter von drei Jahren dazu, Wörter der Fäkal- und Uriniersprache zu benutzen und befassen sich teilweise liebevoll, teilweise aggressiv mit Geräusch, Geruch und Getose des Darmwinds. Ein typisches Beispiel: »Es war einmal ein Mann. Der hieß Bimbam. Bimbam hieß er, in die Hose schiss er. Putzt sie wieder aus. Und du bist raus.« Socha und Kelly (1994) kommen in einer Untersuchung von Kindern im Alter zwischen 4 und 14 Jahren zu der Erkenntnis, dass die Thematik kindlichen Humors sich mit zunehmendem Alter von prosozialen zu antisozialen Inhalten hin verändert. Sexuelle Inhalte können so eine aggressive Gerichtetheit erlangen. Darüber hinaus finden sie zunehmend auch daran Spaß, sich über andere lustig zu machen. Manche Autoren sehen hier eine Bestätigung der Aggressions- bzw. Überlegenheitstheorie des Humors.

Humor und soziale Kompetenz

Die Fähigkeit von Kindern, humorvoll zu reagieren, wird häufig auch als Ausdruck sozialer Kompetenz interpretiert. Dies unterstreichen mehrere Studien. In der Tat haben es humorvolle und fröhliche Kinder leichter, sind sie doch zumeist sozial anerkannter und attraktiver als verschlossene oder aggressive Kinder. McGhee (1979, S. 123) hält diesbezüglich treffend fest: »Es ist schwierig, jemanden nicht zu mögen, der uns zum Lachen bringt.« Adler (1974c [1930]) unterstreicht, dass durch die erzeugte angenehme Atmosphäre die soziale Interaktion, das soziale Interesse und die soziale Akzeptanz des humorvollen Kindes zwanglos gefördert werden. Humorvolle Kinder sind weniger anfällig gegenüber Formen des aggressiven Humors (zum Beispiel Hänseln), sind oft nicht übermäßig angepasst und zeigen ausgeprägte Selbstbehauptungstendenzen. Für die Pubertät beschreibt Selye (1988, S. 57) das verhaltene Grinsen in Peergroups als Ausdruck spöttischer Missachtung. Erikson (1971, S. 106) hebt hervor, dass Humor ein bedeutender Bewältigungsmechanismus sein kann, wenn der Heranwachsende seine früher aufgebauten Rollen und Fertigkeiten mit den gerade modernen Idealen und Leitbildern verbindet.

Martin (1989, S. 152) geht noch weiter, indem für einen Erziehungsstil eingetreten werden sollte, der den kindlichen Humor bewusst anregt. Im Lachen könne ein Selbstwertgefühl wachsen, dass als eine wichtige Abfederung bei Entwicklungskrisen diene.

4.1.4 Theorien des Humors

Psychophysiologische (»kathartische«) Theorien

Die Verbindung von psychologischen und physiologischen Vorgängen bietet sich nach dem Geschilderten für meine hier verfolgten Interessen an. Moody (1979) sagt dazu, dass der Humor, dessen Wurzeln wir doch im Allgemeinen ganz klar im Psychologischen und Emotionalen suchen, eine enge Verbindung mit dem physiologischen Zustand des Körpers hat.

Bereits Darwin (1989 [1872]) weist auf die physiologisch positive Bedeutung des Lachens hin. Es basiere auf angeborenen Potenzialen und übe eine adaptive Funktion aus. Freud (1905c, S. 118) sah »das Lachen als ein Phänomen der Abfuhr seelischer Erregung«. Weitere analytische Autoren wie Reik (1959 [1925]) und Strotzka (1976, S. 309) betrachten das Lachen als einen gesunden und biologisch notwendigen Entlastungsprozess, der innerpsychisch bedingt ist.

Zusammenfassend kann bezüglich der psychophysiologischen Theorien gesagt werden, dass ihnen zufolge das Lachen eine kathartische Befreiung verdrängter Affekte (zum Beispiel feindselige, sexuelle Impulse, Triebunterdrückung, Anstau nervöser Energie) ermöglichen kann und sich dadurch positiv auf die Gesamtbefindlichkeit eines Menschen auswirkt.

Überlegenheits- und Aggressionstheorien

Der Humor ist jedoch auch, wie von anderen Stimmen hei vorgehoben wird, eine verbale Waffe aus dem Arsenal der sozialen Verkehrsformen, die die Funktion hat, Ungleichheiten in Bezug auf Kaste, Klasse, Rasse und Geschlecht aufrechtzuerhalten (vgl. Kramarae & Reichler, 1985).

Die antike Degradationstheorie, deren Wurzeln bis zu Aristoteles zurückverfolgt werden können, beinhaltet, dass die Wahrnehmung von Defekten, Deformierungen, Hässlichkeiten und Unzulänglichkeiten bei Mitmenschen zum Lachen anregt. Hobbes (1980 [1651]) spricht in diesem Zusammenhang von einem plötzlichen Triumph, der beim Lachen über einen minderwertig wahrgenommenen Menschen erlebt werde. Gregory (vgl. Koestler, 1966).) kommt zu dem Schluss, dass das ursprüngliche Lachen ausschließlich aggressiv gewesen sei. Ähnlich heben auch Reik (1959 [1925]) und Grotjahn (1974) die Bedeutung aggressiver Impulse bei der Entstehung der Humorreaktion hervor. Und auch Freud (1905c) sieht im Witz Tendenzen sexuellen und aggressiven Charakters, die an der kulturbedingten Zensur vorbeigemogelt würden. Eibl-Eibesfeldt (1967) arbeitet heraus, dass das Lachen ursprünglich eine Drohgebärde sei, die sich im Laufe der Menschheitsentwicklung allmählich zu einer Begrüßungszeremonie gewandelt habe. Grundlage für seine Annahme ist unter anderem, dass die rhythmischen Lautäußerungen im Lachen an ähnliche Lautäußerungen erinnern, mit denen Primaten in einer Gruppe gemeinsam einem Feind drohen.

Gesellschaften mit schamorientiertem Erziehungsstil verwenden das Aus- bzw. Verlachen als wichtige Erziehungsmaßnahme (zum Beispiel Pygmäen, Japaner). Eltern drohen dann ihren Kindern damit, dass andere Leute sie auslachen würden, wenn sie bestimmte unerwünschte Dinge tun.

Ironie, Sarkasmus und Zynismus, als bestimmte Formen des Humors, können grundsätzlich als Ausdruck aggressiven Auslachens betrachtet werden. In diesem Kontext bietet es sich entsprechend an, kurz etwas über das Lächerliche, das Komische und die Gelotophobie zu sagen.

Das Lächerliche

Lächerlich zu erscheinen ist so ziemlich das Schlimmste, was einem sogenannten ernsten Menschen passieren kann. Komisch nur, dass gerade er dieser Gefahr weit mehr ausgesetzt ist als der sich heiter Gebende (vgl. Finck, 1982). Nach Titze und Eschenröder (1999, S. 41) ist das Lächerliche der eigentliche Gegenstand aggressiver Formen des Humors. Platon soll diesen Begriff als erster in substantivierter Form verwendet haben (vgl. Hügli, 1980, S. 2). Aristoteles spricht davon, im Kampf der Geister die Würde des Gegners durch Gelächter zunichte zu machen. In seiner Poetik unterscheidet er zwei Arten des Lächerlichen: die gegen den Sprechenden selbst sich richtende Ironie sowie die Verhöhnung eines anderen (vgl. hierzu ebd., S. 78). Cicero knüpft an diese Unterscheidung an, indem er ausführt, dass man Lachen dadurch errege, indem man »die Charaktere anderer verspottet, seinen eigenen von einer lächerlichen Seite zeigt, und Hässliches mit noch Hässlicherem vergleicht« (zit. n. ebd., S. 2). Jean Paul (1980 [1819], S. 105) skizziert das Lachen als das unendlich Kleine, das als Erbfeind des Erhabenen auftrete, und fügt die feinsinnige Beobachtung hinzu: »Unter dem Lachen fühlt man weniger sich gehoben, als den anderen vertieft.«

Kraepelin (1885, S. 352) bezeichnet das Lächerliche als das Verlachenswerte, das als Ausgangspunkt ein Objekt von geringerem inneren Wert hat. Der Autor differenziert zudem das Lächerliche vom Komischen, das er als das Belachenswerte markiert. Bergson (1921, S. 131) definiert das Lachen als ein Erziehungsmittel, eine Strafe, deren Zweck Demütigung sei. Dadurch räche sich die Gesellschaft für die Freiheiten, die man sich gegen sie herausgenommen habe. Und schließlich Baudelaire (zit. n. Hügli, 1980, S. 257): »Das Lachen ist satanisch, also im tiefsten menschlich. Es ist im Menschen die Folge der Vorstellung seiner eigenen Überlegenheit.«

Das Komische
Die Komödie war im antiken Griechenland der Rahmen, in dem das Komische dargestellt wurde und sich ausbreiten konnte. Das Wort selbst wird abgeleitet vom griechischen »komos«, einer Prozession zu Ehren von Dionysos. In dieser Prozession trugen die Teilnehmer überdimensionale Phalli und sangen obszöne Lieder.

Groos (1892, S. 376) definierte das Komische folgendermaßen: »Es ist uns ein Objekt gegeben, welches wir erstens für etwas Verkehrtes (Widersprechendes, Widersinniges, Unlogisches) halten und darum zweitens mit einem Gefühl der Überlegenheit betrachten.« Dabei dürfe weder Furcht noch Mitleid in den Vordergrund treten, »weil sonst die erheiternde Wirkung notwendig ausbleiben muss«. Als das Urphänomen des Komischen bringt der Autor die Ungleichheit, den Kontrast zwischen dem Objekt des Komischen und dem Betrachter an. Das Lachen, so Groos (S. 402) weiter, sei beim Komischen zunächst ein Verlachen: »Der Sinn des Komischen liegt demnach in einer Erhöhung des Selbstgefühls.«

Bergson (1921, S. 7) hingegen charakterisiert als wesentliches Erkennungsmerkmal des Komischen die Gefühlslosigkeit bzw. Anaesthesierung des Herzens. Freud (1905c, S. 176) rückt das Komische stärker in den Kontext sozialer Beziehungen und normativer sozialer Erwartungen:

> »So sind ganz reine Fälle dieser Art von Komik die Bewegungen, die der Kegelschieber ausführt, nachdem er die Kugel entlassen hat, solange er ihren Lauf verfolgt, als könnte er diesen noch nachträglich regulieren; so sind alle Grimassen komisch, welche den normalen Ausdruck der Gemütsbewegungen übertreiben, auch dann, wenn sie unwillkürlich erfolgen wie bei an Veitstanz leidenden Personen; so werden die leidenschaftlichen Bewegungen eines modernen Dirigenten jedem Unmusikalischen komisch erscheinen, der ihre Notwendigkeit nicht zu verstehen weiß.«

Die Gelotophobie
Die Gelotophobie ist die Angst vor dem Ausgelachtwerden. Schon Lorenz (1963, S. 358) sagte: »Das Lachen ist eine grausame Waffe, die bösen Schaden stiften kann, wenn sie unverdientermaßen einen Wehrlosen trifft.« Die Folge ist oft Rückzug und Beschämung. Die Gefahr besteht insbesondere in allen Abhängigkeitsverhältnissen, zum Beispiel dann, wenn ein Lehrer mit sadistischen

Tendenzen einen Schüler zum Objekt seines sarkastischen Humors macht. Nicht zuletzt besteht sie daher auch in der therapeutischen Situation. Mit einem unsensiblen Lachen kann die innere Welt des Betroffenen zerstört werden.

Soziale Theorien des Humors

Wenn das Lachen als Spott oder Satire mobilisiert wird, stellt es immer eine starke soziale Kraft dar (vgl. Moody, 1979). Während die Überlegenheits- und Aggressionstheorien die feindseligen und entwertenden Bestandteile des Humors hervorheben, betonen die sozialen Theorien die verbindenden Aspekte des Humors. Das Lachen ist ein soziales Phänomen (vgl. hierzu auch Hertzler, 1970). Die soziale Funktion ist doppelwertig. Sie bezieht sich zum einen auf die Qualität der Interaktionen innerhalb einer Gruppe, zum anderen hat sie eine adaptive Aufgabe gegenüber Außenstehenden.

Das Lachen und das Lächeln stellen entscheidende Ausdrucksmittel in der Interaktion von gesunden Kindern dar (vgl. Foot & Chapman, 1976, S. 190). In Gruppen verstärkt Humor Gefühle von Solidarität und Kohäsion. Die früheste Form der kohäsiven Funktion besteht als wechselseitiges Lächeln in der Beziehung der Eltern zum Säugling. Die Botschaft dieser interpersonalen Brücke könnte lauten: »Wir fühlen uns gut, weil es dich gibt.« Dieses soziale Lächeln tritt in der Regel zwischen der zweiten und achten Lebenswoche auf.

Im gemeinsamen Lachen wird eine starke emotionale Nähe zwischen den Beteiligten hergestellt, sei es in der Zweierbeziehung oder in Gruppen. Dies stärkt die Verankerung im sozialen Netzwerk.

Inkongruenztheorien

Das normale Denken läuft in einem logisch konsistenten Rahmen ab. Dieser Rahmen wird vom Humor gesprengt. Beatty (1776, zit. n. Preisendanz, 1974, S. 889): »Lachen ergibt sich aus der Beobachtung von zwei oder mehreren inkongruenten Bestandteilen oder Sachverhalten, von denen man annimmt, dass sie innerhalb eines komplexen Ganzen vereinigt sind oder dass sie eine gegenseitige Beziehung aufrechterhalten.« Kant (1976 [1790], S. 276) bezeichnet das Lachen als einen Affekt, der aus der plötzlichen Verwandlung einer gespannten Erwartung in Nichts entspringt. Als Beispiel für die Inkongruenztheorie sei abschließend Oring (1995, S. 132) angeführt: »Es gibt eine Entsprechung zwischen einem Martini und den Brüsten einer Frau: Eine ist nicht genug und drei könnten zu viel sein.« Weitere Beispiele finden sich bei Hirsch (1987, S. 144; zit. n.

Titze & Eschenröder, 1999, S. 53). Hierbei handelt es sich um Witze sexuellen Inhalts mit den Komponenten Kontrast, Ambiguität, Diskrepanz und Dissonanz.

4.1.5 Humor in verschiedenen psychotherapeutischen Ansätzen oder Schulen

Neben der Bedeutung des Humors in der Psychotherapie gibt es vielfältige weitere Einsatzmöglichkeiten von therapeutischem Humor. Diese möchte ich an dieser Stelle zumindest erwähnen, um einen Eindruck des Umfangs des gesamten gelotologischen Feldes zu vermitteln. Da ist zunächst der große Bereich von Humor in der Medizin. Er beinhaltet unter anderem den Humor bei somatopsychischen Störungen, die gelotologische Begleittherapie in der Phoniatrie, die narko-hypno-gelatologische Methode nach Kittel und die Komplexbehandlung des Stotterns (lyrische Scherze als Medizin). Als zweiten Bereich möchte ich den Humor in der Krankenpflege nennen. Hier sind hervorzuheben die Humorberatung, der Humor in der Behandlung hospitalisierter Kinder sowie Humorkoordinatoren und Krankenhausclowns (Clowndoktoren). Das dritte Einsatzfeld bezieht sich auf Humor in der Behandlung von alten Menschen mit den Unterpunkten Humor in der Gerontologie und Gerontopsychiatrie, humorvolle Gesprächsführung mit alten Menschen und in Angehörigengruppen. Weitere Gebiete sind Humor in der Heilpädagogik und die Verwendung von Humor in der pädiatrischen Zahnbehandlung. Schließlich geben Titze und Eschenröder (1999) Anregungen zur Förderung humorvoller Einstellungen und Verhaltensweisen als mögliche Eckpunkte von Psychohygiene für eine gesunde Lebensführung.

Humor in psychotherapeutischen Schulen außerhalb der Psychoanalyse

Auch diese therapeutischen Möglichkeiten möchte ich lediglich erwähnen, weil die Ausführungen in der psychoanalytischen Arbeit schon einen breiten Raum füllen.

Folgende Richtungen verwenden Techniken des Humors: die Individualpsychologie, die Logotherapie, die Verhaltenstherapie, das Psychodrama, die Gestalttherapie, die provokative Therapie, die rational- emotive Therapie, systemische Therapien, die Transaktionsanalyse, die kreative Aggressionstherapie und die Positive Psychotherapie.

Humor in der Psychoanalyse

Bei der Darstellung des theoretischen und praktischen Stellenwertes von Humor in der Psychoanalyse ist, wie in den meisten anderen Fällen auch, zuerst Sigmund Freud mit seinen Schriften *Der Witz und seine Beziehung zum Unbewussten* (1905c) sowie »Der Humor« (1927d) zu nennen. Freud hatte schon frühzeitig erkannt, dass die Dynamik der Witzentstehung eine enge Affinität zum primärprozesshaften Traumdenken aufweist und sich ähnlicher Vorgänge und Techniken bedient (Verdichtung, Verschiebung, Doppelsinn). Wilhelm Fliess wies Freud darauf hin, dass Träume voller Witze seien. Strotzka (1976, S. 213) weist im Gegensatz dazu darauf hin, dass sich Freud deshalb die Bedeutung des Humors für die Psychoanalyse aufgedrängt habe, weil er die Beobachtung machte, dass seine Studenten über analytische Traumdeutungen zu lachen pflegten. Freud untersucht in seiner erstmals 1905 publizierten Arbeit *Der Witz und seine Beziehung zum Unbewussten* in einem ersten analytischen Teil Technik und Tendenzen des Witzes sowie in einem zweiten synthetischen Teil den, wie er sagt, Lustmechanismus, die Psychogenese sowie die Motive des Witzes. Dabei stellt er den Witz als einen wesentlich sozialen Vorgang dar. Im dritten und letzten Abschnitt, einem theoretischen Teil, wird die Beziehung des Witzes zu Traum und Unbewusstem einer Betrachtung unterzogen. Außerdem werden der Witz und die Arten des Komischen in Verbindung gesetzt.

Der psychologische Wert eines Witzes (»Witz« hier definiert als eine lustige kurze Geschichte, ein Spaß, ein Scherz) liegt in seiner Ausstrahlung, seinem Spaß, seinem Vergnügen, seiner Freude, die er bereitet. Wie bereits in vorherigen Abschnitten erwähnt, lassen sich jedoch auch andere Aspekte hervorheben. Otto Weininger (1907) zum Beispiel versucht sich diesbezüglich mit einem definitorischen Vierzeiler:

> »Der Sinn des Witzes ist, vor anderen Dingen
> Die Wirklichkeit um den Kredit zu bringen.
> Indem er lächeln zeigt, was alles möglich wäre,
> Bricht er das Pathos der realen Sphäre.«

Bohrer und Scheel (2002) ergänzen in ähnlicher Stoßrichtung: »Im Lachen steckt beides, die Distanzierung des Anderen und die Distanzierung des Eigenen, sogar des eigenen Selbst.«

Bei den verschiedenen Tendenzen des Witzes differenziert Freud obszöne, entblößende und sexuelle Inhalte sowie aggressive, zynische (kritische, blasphemische) und widersinnige (skeptische) Gesichtspunkte. Ihm zufolge ist kein Witz tendenzlos. Die meisten Witze leben von tendenziösen Anspielungen auf den Bereich von Affekten, die vonseiten des Über-Ichs verboten sind. Der Witz orientiert sich am Lustprinzip. Dabei gibt es freilich Unterschiede: Witz und Komik differenziert Freud, indem er darauf hinweist, dass der Witz »gemacht« und die Komik »gefunden« wird. Komisch ist ihm zufolge das, was sich für den Erwachsenen nicht schickt (vgl. Freud, 1905c, S. 169). Humor bezeichnet Freud (1927d, S. 278) entsprechend auch als einen »Triumph des Narzissmus«, als die »siegreich behauptete Unverletzlichkeit des Ich«. Der Humor sei nicht resigniert, sondern trotzig, er bedeute nicht nur den Triumph des Ich, sondern auch des Lustprinzips, das sich gegen die Unlust der realen Verhältnisse zu behaupten vermag. Im Kontext dieser Überlegungen führt Grotjahn (1974, S. 25) den Begriff der »triumphalen Freude« ein. Freud (1927d, S. 279) führt weiter aus, dass sich der humorvolle Mensch selbst wie ein Kind behandelt und gleichzeitig diesem Kind gegenüber die Rolle liebevoller Eltern spielt.

Seine Ausführungen zusammenfassend, führt Freud (1905c, S. 219) aus, dass Witz, Komik und Humor auf eine analoge Formel zurückzuführen sind. Die Lust des Witzes ergibt sich ihm zufolge aus der Ersparnis an Hemmungsaufwand (ersparter Hemmungsaufwand), die Lust der Komik aus der Ersparnis an Vorstellungsaufwand (ersparter Vorstellung- oder Besetzungsaufwand) und die Lust des Humors aus der Ersparnis an Gefühlsaufwand (ersparter Gefühlsaufwand):

> »In allen drei Arbeitsweisen unseres seelischen Apparats stammt die Lust von einer Ersparung; alle drei kommen darin überein, dass sie Methoden darstellen, um aus der seelischen Tätigkeit eine Lust wiederzugewinnen, welche eigentlich durch die Entwicklung dieser Tätigkeit verlorengegangen ist. Denn die Euphorie, welche wir auf diesen Wegen zu erreichen streben, ist nichts anderes als die Stimmung einer Lebenszeit, in welcher wir unsere psychische Arbeit überhaupt mit geringem Aufwand zu bestreiten pflegten, die Stimmung unserer Kindheit, in der wir das Komische nicht kannten, des Witzes nicht fähig waren und den Humor nicht brauchten, um uns im Leben glücklich zu fühlen« (ebd.).

Mit seinem Artikel »Der Humor« setzt sich Freud 1927 noch einmal mit dem Thema auseinander und befindet, dass er dieses zuvor nur vom ökonomischen Gesichtspunkt aus behandelt habe (vgl. Freud, 1927d, S. 277). Er arbeitet heraus, dass der Humor der Beitrag zur Komik durch die Vermittlung des Über-Ichs sei, das eine plötzliche Überbesetzung erfahre. So kann das Über-Ich, das sonst ein »gestrenger Herr« sei (ebd., S. 281f.), in diesem Fall durch den Humor das Ich trösten und vor Leiden bewahren. Für die Therapie zieht Freud (1905c, S. 145) unter anderem folgende Verbindung: »Endlich wirkt als kräftigste Anregung zur Witzarbeit das Vorhandensein starker, bis ins Unbewusste reichender Tendenzen, die eine besondere Eignung zur witzigen Produktion darstellen und uns erklären mögen, dass die subjektiven Bedingungen des Witzes so häufig bei neurotischen Personen erfüllt sind.«

Watzlawick präsentiert mit seinem Buch *Anleitung zum Unglücklichsein* (1996) in Form von Metaphern, Vignetten, Witzen und hintergründigen Geschichten eine Reihe von Paradoxien, die sich als bedeutend wirkungsvoller erweisen, als tierisch ernste Deutungen menschlichen Fehlverhaltens. Die Beispiele regen zum Schmunzeln und Lachen an, setzen allerdings die Fähigkeit zur Selbstironie voraus. Der Autor kommt im Epilog zu dem Schluss:

> »Wie man in den Wald ruft, so schallt es heraus. Das hat man uns schon gesagt, als wir noch Kinder waren. Und in unserem Kopf wissen wir es auch; aber glauben tun es nur einige wenige Glückliche. Glaubten wir es nämlich, dann wüssten wir, dass wir nicht nur die Schöpfer unseres eigenen Unglücklichseins sind, sondern genauso gut unsere Glücklichkeit selbst schaffen könnten ... So hoffnungslos einfach ist die Lösung« (Watzlawick, 1996, S. 128).

Mit seiner Monografie »Humor in der Gruppenpsychotherapie« behandelt König (1995) Ironie und Witz in Gruppen unter dem Beziehungsaspekt. Wo kann Humor Kommunikation fördern, wo steht das Lachen im Dienste des Widerstandes, wo werden Aspekte von Übertragung und Gegenübertragung angesprochen? Welche Rolle spielt die Persönlichkeit des Therapeuten? Auf diese Fragen geht der Autor ein und gibt zunächst einen kurzen historischen Überblick, der ein interessantes Panorama unterschiedlicher Haltungen darbietet. Er erwähnt hierbei Kretschmer (1963 [1954]), der Ironie als falsch ansieht; Freud (1905c), der Witze als verkleideten Ausdruck von Aggression bzw. Sexualität interpretiert; Kubie (1971), der Humor als unvereinbar mit dem Abstinenzgebot findet (das heißt Humor vonseiten des Analytikers als Ausdruck von Gegenübertragungsaggression oder als ein gegenübertragungsbedingtes verführendes Verhalten versteht); Bader (1993), der beschreibt, wie durch den Gebrauch von Ironie zwei Analysen wieder in Gang kamen; Chassuquet-Smirgel (1988) und Poland (1971), die den Einsatz von Humor befürworten, weil dieser dem Patienten erleichtern kann, Dinge zu akzeptieren, die der Therapeut mitteilen will; Kohut (1973), der die Fähigkeit zu Humor als einen Aspekt von Reife darstellt; Grothjahn (1974), der das Lachen des Therapeuten in einer Gruppe als positiv betrachtet, weil es zeigt, dass der Therapeut Gefühle hat und nicht befürchtet, die Kontrolle über sich zu verlieren; und schließlich Heigl (1963), der immer dann zur Zurückhaltung rät, wenn es sich um eine sogenannte Till-Eulenspiegel-Übertragung handelt und der Patient den Humor nicht versteht, weil er die Aussagen wörtlich nimmt. Letzteres komme nicht selten bei frühgestörten und zwanghaften Patienten vor. König plädiert insgesamt für einen vorsichtigen, situations- und beziehungsbezogenen Umgang mit Humor in der Psychotherapie. Die Anwendung von Witzen kann etwa – um nur ein Beispiel unter vielen anzuführen – in der Gruppe spielerisch wirken und die Fantasie anregen. Doch wenn der Umgangsstil zu humoristisch wird, besteht die Gefahr, dass über alles gelacht wird, weil man nichts ernstnehmen möchte. Hier gilt es, taktvoll und maßvoll vorzugehen.

Der Autor zählt den Humor zu den optionalen Interventionsmöglichkeiten. Haben Spaß/Scherz/Witz/Lachen die Funktion des Widerstandes, so sollte dies thematisiert werden. Humor kann den Boden dafür bereiten. Der Therapeut sollte den Patienten gut kennen, bevor Humor einfließt. Hier spielen auch kulturelle Besonderheiten eine Rolle. Doch wie gesagt: Es ist Taktmaß und Vorsicht geboten. Humor und Ironie können in der Therapie auch übertrieben werden. Diese Gefahr besteht insbesondere bei Therapeuten, die zu Humor neigen und einer narzisstischen Funktionslust aufsitzen. Ein anderer Grund könnten Näheängste sein, weil Humor auch Abstand herstellt. König (1995, S. 21) schreibt dazu: »Humor und Ironie stehen hier im Dienste eines habituellen Gegenübertragungswiderstandes, der sich dagegen richtet, eine unmittelbare Beziehung zum Patienten zu haben.«

Peseschkian (2009 [1999]) will durch den Einsatz von Geschichten und Märchen innerhalb seines Konzeptes der Positiven Psychotherapie Zugang zu den Problemen seiner Klienten bekommen:

> »Einen Weg, der Phantasie und Intuition in der Selbsterfahrung und Lösung von Konflikten mehr Raum zu geben, sehe ich in den Geschichten, Mythologien, Parabeln und Konzepten. Sich im andern schrittweise wiederzuerkennen, darüber dann schmunzeln zu können, erzeugt Auflockerung und Einsicht« (ebd., S. 9).

Auch Höfner und Schachtner beschäftigen sich in ihrem Buch *Das wäre doch gelacht* (1997) mit der Rolle von Humor und Provokation in der Therapie. Frei nach dem Sprichwort »Lachen ist die beste Medizin«, macht sich die provokative Therapie die befreiende Wirkung des Lachens zunutze, denn Lachen gestaltet den Umgang mit Menschen weniger mühevoll. Ein Mensch, der über sich lachen kann, sich selbst einen Spaß bereitet, hat schon einen gewissen Abstand zu sich. Die Fähigkeit zur Selbstironie muss nicht selten in einer Therapie erst entwickelt werden. Lachen kann das gesamte Gefühlsleben auflockern, was durch Sprichwörter unterstrichen wird: »Es ist so leicht gelacht wie geschrien. Es lacht mancher, der lieber weinen möchte« (Beyer & Beyer, 1985, S. 339). Oder: »Wer leicht lacht, weint auch leicht« (Mieder, 1991, S. 315).

Strotzka (1976, S. 307) unterstreicht kritisch, dass immer noch kein Durchbruch zur Erkenntnis der tatsächlichen Bedeutung des Humors für die Metapsychologie im Sinne psychoanalytischen Menschenverständnisses erreicht wurde. In ähnlicher Weise hebt Bader (1993, S. 23f.) das verbreitete Vorurteil von Analytikern hervor, Humor in der Hauptsache als einen Ausdruck von Abwehr und Widerstandimpulsen aufzufassen. Kubie (1971, S. 861) verweist auf die Gefahr, wenn der Analytiker auf das »zerstörerische« Potenzial des Humors reagiert, anstatt es zu analysieren. Auf das Abstinenzgebot wird aufmerksam gemacht, das schützen soll, dass der Analytiker seine persönlichkeitsspezifischen Konflikte nicht beim Patienten ablädt.

Gerade in den letzten fünf Jahren wurden vermehrt von analytischer Seite Argumente gegen eine unkritische Anwendung der Abstinenzregel vorgebracht. Laut Studien beurteilen manche Patienten eine allzu abstinente und neutrale Haltung des Analytikers als emotionale Abwesenheit und Zurückweisung. Daraus entwickelte sich der Gedanke, Humor in der Behandlungspraxis auch positiv zu würdigen. Strotzka (1976, S. 309) plädierte bereits in den 70er Jahren dafür, den Humor »in die Reihe der Ich-Abwehrmechanismen« aufzunehmen: »Die Vernachlässigung des Humors als Abwehrmechanismus kann eigentlich nur dadurch erklärt werden, dass seitens der Psychoanalytiker eine unbewusste Tendenz besteht, den Humor nicht ernst zu nehmen.« Neben Bader, der positive Behandlungsverläufe unter Zuhilfenahme einer neugewonnenen humorvollen Haltung beschreibt, sind es insbesondere Frings (1996) und Grotjahn (1974), die auf die positive Bedeutung des Humors in analytischen Behandlungen hinweisen. Auch Winnicott (1971) betont Eigenschaften des Humors, die Einsicht und Bewusstmachung erleichtern können.

Ein interessanter Ansatzpunkt zur positiven Einbindung von Humor in die Therapie stammt von Zwerling (1955), der den Lieblingswitz eines Patienten in Verbindung mit seiner zentralen Konfliktproblematik sieht. So könnte es hilfreich sein, die Frage nach dem Lieblingswitz in die Anamneseerhebung aufzunehmen (im Vergleich dazu die Lieblingsmusik in der Musiktherapie). Bestimmte Persönlichkeiten erzählen sich bestimmte Witze. Alkoholiker bevorzugen zum Beispiel Witze über das Trinken.

Mitunter wird die Bereitschaft, die Produktivität von Humor anzuerkennen, auch als ein Gütekriterium in der Therapie angeführt und als Zeichen des erfolgreichen Therapieverlaufs empfohlen. Greenson (1967, S. 386) etwa spricht sich dafür aus, dass ein guter Analytiker auch Sinn für Humor, Witz und lebendige Geschichten haben sollte. Und Kohut (1973) beschreibt die Fähigkeit, humorvoll mit den großen Herausforderungen des Lebens umgehen zu können, als ein wesentliches Kriterium für eine gelungene psychoanalytische Behandlung. Wörtlich nimmt er Bezug auf die Therapie narzisstischer Persönlichkeitsstörungen:

>>Bei der Bewertung des Fortschritts des Patienten ist es für den Analytiker von entscheidender Bedeutung, festzustellen, dass die Hingabe des Patienten an seine Wertvorstellungen und Ideale keine fanatischen Züge annimmt, sondern mit einem Gefühl für das richtige Maß einhergeht, das sich im Humor ausdrücken kann<< (Kohut, 1973, S. 347).

An dieser Stelle möchte ich zuletzt auch das Humortraining von McGee (2016, S. 214–219) erwähnen, der Humor als Copingstrategie einsetzt und ein sieben Punkte umfassendes Trainingsprogramm entwirft:
1. Kultivieren Sie eine spielerische Haltung.
2. Lachen Sie öfter und herzhafter.
3. Finden Sie Ihren eigenen Sprachwitz.
4. Suchen Sie den Humor im Alltag.
5. Nehmen Sie sich nicht so ernst: Lachen Sie über sich selbst.
6. Den Humor mitten im Stress finden.
7. Gewohnheiten in den Alltag integrieren.

Dieses Programm kann zur Steigerung der Resilienz beitragen und steht in Verbindung zu den Grundsätzen der positiven Psychologie (vgl. hierzu Seligmann & Csikszentmihalyi, 2000). Die Umsetzung desselben gelingt jedoch oft erst dann, wenn Humorfähigkeit wieder vorliegt. Bei einer schweren Depression oder Posttraumatischen Belastungsstörung muss diese zunächst wieder aufgebaut werden. Das höhnische Lachen der Wärter hat die Ohnmacht verstärkt. Oft kam es nach dem Satz: >>Wir finden dich überall.<< Das befreiende kollektive Lachen der Häftlinge konnte ein wichtiges Gegengewicht sein, war aber gefährlich, weil Strafen drohten.

4.1.6 Eigene Humorerfahrungen in psychoanalytischen Behandlungen

Wenn Humor und Witz in der Gegenübertragung immer häufiger auftreten, so kann das ein Zeichen dafür sein, dass die psychische Störung (zum Beispiel eine Depression) sich auf dem Wege der Heilung befindet. Wenn sich bereits eine tragfähige Beziehung herausgebildet hat, muss es nicht immer nur ernst zugehen, sondern Humor, Spaß und Witz können ebenfalls mit eingebaut werden. Voraussetzung hierfür ist allerdings, wie gesagt, dass ein Vertrauensverhältnis besteht oder anders gesagt, eine positive Übertragungsbeziehung mit einem stabilen Arbeitsbündnis. Sonst kann es passieren, dass sich der Patient nicht nur nicht verstanden, sondern ignoriert und abgewertet fühlt. Wann Humor zur Anwendung kommt, hängt also intuitiv vom Stand der jeweiligen Beziehung und den jeweiligen Persönlichkeiten ab. Bei einem Patienten, der 2½ Jahre bei mir in Therapie war und einen starken Sinn für Natur und Wanderungen hat, äußerte ich im Vorfrühling, als er die ersten Schneeglöckchen freudig überrascht entdeckte, mit einem schlichten zwei-hebigen Daktylus (Walzertakt): »Ich bin von den Socken/Jetzt komm' schon die Glocken.« Er musste lachen und zitierte mich später manchmal. Dem Patienten ging es besser und in meiner Gegenübertragung tauchten heitere Fantasien auf. Umgekehrt kann es passieren, dass ein Patient einen spaßigen Einfall hat. So sagte ein Patient in einer Gruppensituation, als diese beschlossen hatte zu malen, zu einem andern, der nicht mitmalen wollte, dass dieser ja dazu tanzen könne, worüber die Gruppe schallend lachte. Ich lachte an dieser Stelle nicht mit, weil ich sah, dass der ausgelachte Patient so weiter in die Außenseiterposition kam. Bald darauf sagte ich, dass die Gruppe ihm ihr Unbehagen vielleicht anders hätte mitteilen können. Leider konnte ich den Lauf der Dinge nicht aufhalten. Der Patient brach, wenngleich nicht nur aus diesem Grunde, später ab.

Mir fallen im Nachhinein auch Beispiele aus Erstinterviews ein, in denen ein zu lockeres Verhalten meinerseits dazu geführt haben könnte, dass es eine Fortsetzung nicht mehr gab. Ein Patient berichtete, sich selbst nicht ernstnehmend, und ich musste dabei etwas schmunzeln. Er hatte zum Beispiel nie längere Beziehungen und konstatierte, dass er sich im letzten Verhältnis wohl auseinandergelebt hätte. Er nahm die Aussage dann zurück, indem er sagte, ein Auseinandergehen sei wohl nicht möglich, wenn man gar nicht erst zusammengekommen sei. Er konnte ein gewisses Lachen, das sich auch auf mich übertrug, nicht zurückhalten. Eine andere Patientin lachte erst mit mir mit und stellte hinterher aber die Frage, warum ich gelacht hätte. Dann begann sie, mich auch zu hinterfragen, mit Ansätzen zur ernsten Kritik. Denn mein Lachen hatte sie an ihren Mann erinnert, der sich damit manchmal über sie lustig machte. Dieser Situation war eine lange therapeutische Beziehung vorausgegangen. Eine andere Patientin, die unter Kontrollzwängen litt, verwendete besondere Mühe darauf, den Abrechnungsschein exakt zu unterschreiben. Jedesmal lobte ich sie mit »wunderbar«, worauf sie gelöst lachen musste. Die Zwänge wurden so etwas aufgelockert. Beim letzten Mal erfolgte die Unterschrift ohne besondere Akribie. Ein anderer, depressiver Patient spürte meinen Humor und entschied sich vermutlich auch deshalb, trotz Wartezeit bei mir in Behandlung zu bleiben. Eine andere Patientin sagte mir am Ende der Therapie, dass ihr mein Lachen besonders wichtig war, weil sie dies auflockere. Ich denke an dieses, aber auch an andere Beispiele, in denen das Lachen eine anxiolytische Wirkung entfalten kann und mit Lustempfinden verbunden ist.

In der Abschlussarbeit im Rahmen meiner analytischen Ausbildung war der Ausgangspunkt der Psychoanalyse ein schweres Trauma als auslösende Situation für eine Depression. Hier hatten wir lange nichts zu lachen. Ernst und Spaß können eben zunächst auch deutlich voneinander getrennt sein (vgl. hierzu das Sprichwort: »Spaß ist nicht Ernst«; zit.n. Beyer & Beyer, 1985, S. 546). Am Ende lockerte sich die Atmosphäre auf, sodass ich sagen konnte: »Er kommt melancholisch und geht traurig« (Bomberg, 1999, S. 42). Dies wäre ohne einen Abschnitt gemeinsamer Auflockerung, Heiterkeit bis hin zu gemeinsamem Lachen als Zeichen von Verbundenheit nicht möglich gewesen.

Ein Angstpatient mit ausgeprägter psychosomatischer Komponente schilderte mir zum wiederholten Male seine Beschwerden bei der Bewältigung seiner Arbeit. Dann sagte er: »Wir müssen endlich mal herausfinden, woher das kommt und was man dagegen tun kann.« Darauf antwortete ich: »Das machen wir doch schon 3 bis 5 Jahre!« Nun musste er schlagartig schallend lachen. In diesem Augenblick waren ihm offensichtlich durch meine Intervention seine Wiederholungen bewusst geworden. In dieser Atmosphäre wuchsen weitere Erkenntnisse.

Bei einem am Behandlungsbeginn stehenden Borderline-Patienten, der ausgesprochen raumgreifend klagen und monologisieren kann, gelingt es mir, manchmal nur über Humor in emotionalen Kontakt zu kommen.

Aus meinen Gruppentherapien fallen mir insbesondere zwei charakteristische Beispiele ein. Im einen Fall sagte ein Gruppenmitglied, dass es nichts bringe, Jugendlichen das Rauchen zu verbieten. Das habe bei ihm auch nicht gewirkt. Ich erwiderte, dass hier offensichtlich das Prinzip »Umso mehr Druck, desto mehr Zug« wirke, worauf schallendes Gelächter einsetzte. Im anderen Fall erzählte eine Patientin, dass sie unter Durchfall leide und nicht so recht wisse, woher das kommt. Mithilfe der Gruppe konnten spezifische Stresssituationen gefunden werden. So konnte ich sagen: »Wenn es zu dicke kommt, kann der Stuhl dünn werden.« Dies prägte sich der Patientin lachenderweise ein.

Als es neulich darum ging, bei einer depressiven Patientin die Therapie zu verlängern, sagte sie, dass ihr mein Lachen besonders wichtig sei. In einer Folgestunde wurden wir durch ein merkwürdiges Geräusch unterbrochen. Sie: »Das hört sich an wie das Rollen einer Mülltonne.« Ich zitierte einen Liedermacher, der sich über verschlossene Haustüren lustig machte mit der Zeile: »Es könnte ja mal sein, dass jemand Mülltonnen stiehlt.« Wir lachten darüber, während die Müllmänner ihre Arbeit verrichteten.

Für das Komische im engeren Sinn fällt mir einer meiner Patienten mit einer Darmproblematik ein, der ausgeprägte analsadistische Tendenzen zeigte. Er war Jurastudent und hatte über 100 offene Strafanzeigen gegenüber Verkehrsteilnehmern am Laufen, mit denen er im Straßenverkehr Schwierigkeiten gehabt hatte. Später brach er die Behandlung ab. Eine gewisse Besserung war eingetreten. Über eine bestimmte Situation muss ich heute noch lachen. Ein sich angegriffen fühlender Verkehrsteilnehmer wollte den Patienten mit großer Kraftanstrengung aus dem Wagen ziehen, merkte jedoch nicht, dass dieser noch angeschnallt war. Als er sich völlig verausgabt hatte, stieß ihn der Patient weg, verschloss die Wagentür und fuhr ab.

Eine Patientin mit depressiv-ängstlicher Haltung, die in der analytischen Behandlung deutliche Fortschritte erzielte erzählte von ihrer Überwindungsschwäche, sich einen neuen Partner zu suchen. Da sagte ich: »Sie sind nicht die Typin beherzter Einzelvorstöße.« Daraufhin lachte sie zustimmend und fügte an: »Vielleicht sollte ich mich von der Meinung anderer unabhängiger machen und es mehr als bisher alleine probieren. Der Märchenprinz auf dem weißen Pferd wird nicht kommen.«

Als letztes Beispiel möchte ich einen Patienten mit funktionellen Beschwerden und einer Angstproblematik erwähnen, der große Ängste in großen und kleinen Gruppen hatte. Mittlerweile hat er das Abitur nachgemacht und ein Studium begonnen. Große Angst hatte er vor seinen Geburtstagsfeiern. Heute feiert er seinen 30. Geburtstag zusammen mit einem gleichaltrigen Freund, die auch beide die Musik einspielen. Am Schluss der Stunde sagte ich: »Mit der Musik können Sie testen, wer wirklich zu Ihnen steht.« Er musste lachen. Damit erfuhr er eine Auflockerung vor der Geburtstagspremiere.

4.1.7 Zusammenfassung

In der psychoanalytischen Literatur finden sich keine speziellen Techniken der Humoranwendung: »Doch die positive Bedeutung einer humorvollen Haltung für die psychoanalytische Therapie wird gerade in der neueren Literatur unverkennbar gewürdigt«, so Titze und Eschenröder (1999, S. 64). Humor könnte ein allgemeiner Wirkfaktor in der Psychotherapie sein, weil er im Rahmen ganz unterschiedlicher Psychotherapie eingesetzt werden kann. Patienten mit Humor sind in der Therapie oft erfolgreicher, dies zeigen klinische Beobachtungen. In der Behandlung von politisch Traumatisierten spielt der Einsatz von Humor mitunter sogar eine existenzielle Rolle. Das ist allerdings erst dann möglich, wenn genügend Vertrauen aufgebaut ist. Auch humorvolle Therapeuten kommen dort gut weg, wo der Humor mit dem Therapieerfolg korreliert. Titze und Eschenröder (1999, S. 136) betonen sehr deutlich: »Am deutlichsten hing die Variable Humor [gemeint ist der therapeutische, kein destruktiver] mit dem Erfolg der Therapie zusammen; das Ausmaß des Humors korrelierte positiv mit anderen beziehungsstiftenden Variablen wie Selbstöffnung und Wärme des Therapeuten.« Die Autoren formulieren schließlich folgende Thesen zum Humor in der Psychotherapie (ebd., S. 136f.):

1. Humorvolle Äußerungen von Patienten, die dabei helfen, ein Problem zu bewältigen, sollten vom Therapeuten beachtet werden. Vom Therapeuten ausgehender wohlwollender Humor kann die Atmosphäre auflockern und die therapeutische Beziehung verbessern.

2. Auf der kognitiven Ebene kann eine humoristische Sichtweise zur Veränderung der Bedeutung von Ereignissen und zu einer distanzierten Betrachtung von Problemen führen.

3. Die veränderte Sichtweise führt auf der emotionalen Ebene zu einer positiven Umstimmung. Durch die physiologische Wirkung des Lachens können zusätzlich vorhandene Spannungen abgebaut werden.

4. Die durch therapeutischen Humor veränderte Sichtweise und die Verminderung negativer Emotionen erleichtern es Patienten, mit neuen Verhaltensweisen zu experimentieren.

5. Humoristische Äußerungen des Therapeuten, die vom Patienten als sarkastisch, abwertend oder unpassend erlebt werden, stören die therapeutische Beziehung und führen im ungünstigsten Fall zu negativen Therapieergebnissen.

6. Der angemessene Einsatz von Humor in der Psychotherapie ist auch für die Psychohygiene des Therapeuten gut und kann als eine vorbeugende Maßnahme gegen ein »Burnout« betrachtet werden.

Ergänzungen

Humor ist ein sehr komplexes Geschehen. Neurobiologisch (vgl. hierzu Wild, 2016, S. 39) haben sich fünf Cluster von Aktivierungen herausgebildet:

1. Erstaunen über Inkongruenz; links im Grenzgebiet zwischen Scheitellappen, Schläfenlappen und Hinterhauptslappen (temporo-parieto-occipital)

2. Erkennen der Pointe; an der Außenseite des linken Stirnhirns

3. Emotionale Beurteilung; an der Vorder- und Mittelseite des linken Stirnhirns

4. Erheiterung; in verschiedenen Teilen des sogenannten limbischen Systems (unterhalb des Großhirns) mit Mandelkernen (Amygdala), Hypothalamus, Hippcampus, und N. accumbens

5. Aktivierung der Gesichtsmuskeln; Hirnstamm mit Kern des Gesichtsnervs

Das neue Buch von Titze (2017) unterstreicht die Bedeutung des Humors in der Selbstbehauptung. Ein weiterer wichtiger Bereich, der zur Selbststärkung beitragen kann.

In psychoanalytischen Therapien kann adäquater Humor insbesondere mehr Zugang zum emotionalen Erleben, Einsicht, Bewusstwerdung und für die therapeutische Beziehung Verbundenheit/Bindung befördern. Lachen ist ein wichtiger Erkennungsfaktor, denn am Lachen wird man erkannt. Für die Psychodiagnostik könnte, wie erwähnt, die Erhebung des Lieblingswitzes von Bedeutung sein.

Mit einer ungewöhnlichen Frage möchte ich enden. Gab es in der ehemaligen DDR einen spezifischen Humor? Ich vermute ja, möchte aber an dieser Stelle nicht den Beweis antreten. Auch unter Ostberliner Psychotherapeuten könnte es einen speziellen Humor gegeben haben. Dieser Punkt ist ein Beweggrund, dass ich mich dem oben genannten Thema zuwende.

Humor und soziale Kompetenz (Eugen Roth)

Der Humorist, meist selbst nicht heiter,
Gibt Frohsinn nur an andre weiter.
Die Wissenschaft, die kaum je irrt,
Nennt so was einen Zwischenwirt.

Es heißt, dass Humor die beste Therapie ist. Ein guter Witz entschädigt für vieles. Denn Humor lässt sich nicht auf Lachen reduzieren. Er steht für eine positive Lebenseinstellung. Der Humor ist in seiner Gesamtheit ein wirksames biopsychosoziales Gesundheitsmodell. Als solches kann er auch Versöhnung bewirken, indem er schmerzhafte Gefühle verarbeiten hilft. Wut, Trauer und Angst finden durch Humor mitunter leichter eine Symbolisierung.

4.2 Künstlerische Formen der Verarbeitung

Überblickt man die Möglichkeiten, die sich einer künstlerischen Verarbeitung traumatischer Erfahrungen bieten, findet man eine große Spannbreite von Literatur, Malerei, Grafik, Fotografie, Musik, Lied, Tanz, Film, Theater, Bildhauerei u. v. a. Diese Bereiche umfassen die bildende, die darstellende und die angewandte Kunst.

Als ein aktuelles Beispiel der Verarbeitung spezifisch politisch motivierter Traumatisierung in der DDR sei das Theaterstück *Der Weg ins Leben* (Lösch & Bochow, 2017) angeführt. Der Zeitzeuge Herr L., geb. 1967, aufgewachsen in Berlin, berichtet dazu:

> »Hauptinteresse von mir für die Mitarbeit an diesem Theaterprojekt ist die öffentliche Aufklärung in künstlerischer Form über diesen Teil der SED-Verbrechen in der ehemaligen DDR. Und dies an einem solch authentischen Ort wie Dresden umzusetzen, ist eine ganz besondere Herausforderung. Immerhin war ich nur wenige Kilometer von Dresden entfernt, in Freital und dann noch in Torgau in Jugendwerkhöfen interniert« (zit. n. ebd.).

Herr L. stellte als Jugendlicher zunehmend das System der DDR in Frage und wurde wegen unangebrachten Fragen, FDJ-Austritt und Mitgliedschaft in der evangelischen Jungen Gemeinde, in Heimen und im GJWH Torgau untergebracht. Nach der Heimzeit begann er ein Wirtschaftsstudium und arbeitete als Filialleiter im Einzelhandel. Heute lebt er in Berlin und engagiert sich für die Aufarbeitung der Geschichte der DDR-Heimerziehung und führt deutschlandweit Zeitzeugengespräche.

Ein anderes Beispiel ist das am Computer komponierte Musikstück »Adagio für Hamburg«[1] von Herr S2., einem von Zersetzung Betroffenen, das auf der UOKG-Tagung am 7. Oktober 2017 uraufgeführt wurde. Diese Musik geht wahrlich unter die Haut.

In Anbetracht dieser vielfältigen Wege, die Kreativität einschlagen kann, lautet die Direktive: Entdecke dein Talent. Dies ist das entscheidende. Im Buch werden die verschiedenen Kunstformen in einer möglichst großen Bandbreite zur Sprache kommen. Sie alle stellen fruchtbare Bewältigungsformen dar.

Kunst ist etwas, was aus einem selbst herauskommt. Der Künstler möchte sich verdoppeln, sich unsterblich machen. Der Selbstausdruck soll unverwechselbar sein. Die Kunst soll ihn und andere auffangen.

Meine Armeezeit hätte ich ohne Trompete nicht überlebt (vgl. hierzu auch Kapitel 3.1). Nie habe ich jemals wieder so viel gespielt wie damals. Der Jazz war meine Rettung. Die Synkope lockerte das unüberwindbare Uniformiertsein. Als

---

1 https://text030.wordpress.com/?s=adagio+f%C3%BCr+hamburg (29.09.2017).

kleiner Junge war ich ständig von Marschmusik umgeben. In der Pubertät verspürte ich den unbändigen Drang, diese Märsche zu verjazzen. Die Musik der Pubertät spielt zeitlebens eine besondere Rolle.

Ähnlich war es mit dem Schachspiel. Konzentration und logisches Denken lenken ab vom trübtristen Alltag. In der ersten Klasse habe ich dieses Spiel gelernt und mit dem Abitur aufgehört, aktiv zu spielen. Als Strategie und Taktik für das Leben ist es für mich bis heute als Form des feinen Positionsspiels von großer Bedeutung geblieben (dieser Begriff stammt von Michail Botwinnik, einem ehemaligen Schachweltmeister).

Lieder und Chansons stellen für viele Menschen eine wichtige Form der Verarbeitung dar. Die große Liebe auf kleiner Flamme zu entfalten, kann durch Text und Ton gefördert werden. Liebe und Hass sind überall. Eine positive Mischung zu finden ist die große Kunst und abhängig von positiven Beziehungserfahrungen.

Der Schriftsteller Reiner Kunze hat in seiner Lyrik Bilder kreiert, die mir etwa, wie ich ohne Übertreibung festhalten kann, geholfen haben zu leben und zu überleben.

Der Vogel Schmerz

Nun bin ich dreißig Jahre alt
und kenne Deutschland nicht:
Die grenzaxt fällt in deutschland wald
O land, das auseinanderbricht
im menschen
Und alle brücken treiben pfeilerlos
Gedicht, steig auf, flieg himmelwärts!
Steig auf, gedicht, und sei
der vogel schmerz
(Kunze, 1996 [1963], S. 13)

Der Hochwald

Der hochwald erzieht seine bäume
Sie des lichtes entwöhnend zwingt er sie,
all ihr grün in die Kronen zu schicken
Die fähigkeit,
mit alles zweigen zu atmen,

das talent,
äste zu haben nur so aus freude,
verkümmern
Den regen sieht er, vorbeugend
der leidenschaft des durstes
er lässt die bäume größer werden
wipfel an wipfel:
Keine sieht mehr als der andere,
dem wind sagen alle das gleiche.
(Kunze, 1973, S. 81)

Ähnlich ergeht es mir mit Gedichten von Wolf Biermann:

Und als wir an Ufer kamen
Und saßen noch lange im Kahn
Da war es, dass wir den Himmel
Am schönsten im Wasser sahn
Und durch den Birnbaum flogen
Paar Fischlein. Das Flugzeug schwamm
Quer durch den See und zerschellte
Sachte am Weidenstamm
    am Weidenstamm

Was wird bloss aus unsern Träumen
In diesem zerrissenen Land
Die Wunden wollen nicht zugehn
Unter dem Dreckverband
Und was wird mit unsern Freunden
Und was noch aus dir, aus mir –
Ich möchte am liebsten weg sein
Und bleibe am liebsten hier
    am liebsten hier
(Biermann, 1981, S. 71)

Oder Arbeiten von Jürgen Fuchs:

Auf dem Weg zum Briefkasten
Sah ich zwei große Hunde

Auf den Rücksitz eines Autos springen
Sie bellten nicht
Sie saßen sofort still
Ich ging weiter
Als sei nichts geschehen
(Fuchs, 1978, S. 34)

Ebenfalls an dieser Stelle zu nennen ist Stephan Krawczyk:

Merzig-Lied (1988)

Herr Doktor, es ist still in mir,
ich hör nicht mehr die Stimmen,
die sind mir wohl im Pillensud verstummt.
Ich brauch jetzt nur als letzte Hilf'
ein kühles weißes Linnen,
sonst reibt sich meine Seele an mir wund.

Die Flügel sind mir abgequetscht
von tausend Jahr'n fixieren.
Wann binden Sie mich endlich von mir los?
Wer weiß, ob ich noch fliegen kann,
ich werd's heut Nacht probieren,
vielleicht fall ich mich dieses Mal zu Tod.

Da ist ja keiner, der mich hält
beim Leben und beim Sterben.
Warum seh'n Sie denn jetzt auf ihre Uhr?
Ich ging in meinem letzten Traum
durch einen Haufen Scherben,
als über mich ein goldner Käfig fuhr.
(Krawczyk, 2017, S. 143)

Diese Gedichte habe ich in den 1970er und 1980er Jahren intensiv gelesen und studiert. Sie haben mich nachhaltig in den eigenen Texten beeinflusst.

Meine Frau Brunhild, die unter meiner Verhaftung litt und immer zu mir stand, ist Kinderdiaconin, Textilgestalterin und Kunsttherapeutin. In ihren Gobelins verarbeitet sie auch politische Themen. Dafür erhielt sie 1999 einen Preis.

Freilich gibt es, wie gesagt, noch eine große Vielzahl anderer kreativer Verarbeitungswege. Bei Frau Büchel (6.01), Herrn Kuhn (6.02) und Frau O. (6.03) sind es die Bilder, bei Herrn L. (6.06), Herrn F. (6.10) und Herrn K.-H. (6.14) die Literatur, bei »OV Sänger« (6.09) und Frau B. (6.11) eben Lieder und Texte und bei Frau T (6.15) Texte.

4.3 Psychoanalyse und künstlerische Kreativität

Die Psychoanalyse kann zwar nichts zur Aufklärung der künstlerischen Kreativität beitragen, so Freud, aber für ein Verständnis künstlerischer Kreativität spielen die Struktur des Ich sowie intersubjektiv-kulturelle Faktoren nichtsdestotrotz eine wichtige Rolle, so Winnicott (1971) und Gedo (1996). Clemenz (2005) spricht in diesem Zusammenhang über ein intersubjektives-systemisches Spannungsgeschehen von personaler Kreativität, Feld und Domäne.

Csikszentmihaly (1996, S. 451) definiert Kreativität folgendermaßen:

> »Um die Welt zu erschaffen, die wir als menschlich bezeichnen, mussten einige Individuen den Mut aufbringen, sich aus den Fesseln der Tradition zu befreien. Als nächstes mussten sie Methoden entwickeln, um neue Ideen oder Verfahren, die eine Verbesserung gegenüber dem Bestehenden darstellten, festzuhalten. Schließlich mussten sie Mittel finden, um das neue Wissen an die nächste Generation weiterzugeben. Personen, die an diesem Prozess beteiligt waren, bezeichnen wir als kreativ. Sie haben das geschaffen, was wir als Kultur bezeichnen [...] Es ist keine Frage, dass die menschliche Spezies weder heute noch in Zukunft überleben könnte, wenn die Kreativität versagen würde.«

Kreativität schafft und zerstört. Beide Seiten wohnen ihr gleichermaßen inne: Sowohl konstruktive als auch destruktive Wirkungen werden ihr stets zu eigen sein.

Clemenz (2005, S. 445f.) versteht unter personaler Kreativität die persönliche Haltung des Künstlers im Werk und seine Öffentlichkeit. Er differenziert die fokussierten Phänomenbestände dabei wie folgt: Als das »Feld« bezeichnet er jenen Bereich, in dem Experten über die Relevanz einer kreativen Leistung entscheiden. Die »Domäne« umfasst ihm zufolge wiederum die Traditionen, Wissensbestände, Regeln und Verfahrensweisen eines Feldes. Clemenz betont den systemischen Charakter der Kreativität mit den Hauptpunkten personale Kreativität, Feld und Domäne (vgl. ebd., S. 446). Jetzige Kreativität existiert für ihn nur in Verbindung mit früherer Kreativität. Dabei kommt der Künstler in Berührung mit dem Kunstideal. Dem Künstler gehe es, so Clemenz, nicht nur um narzisstische Triebbefriedigung, er möchte etwas authentisch Neues schaffen. So projiziere der Künstler Teile seines Selbst auf die Form und introjiziere sie wieder. Das bewirke Selbstintegration. Hier ist die Verbindung zu Selbstverewigung und Allmachtsfantasien nahe. Freud betont mehr die Form als den Inhalt der künstlerischen Arbeit. Bei der Sublimierung geht es allerdings um beides.

Was die Motive künstlerischer Produktion anbelangt, sind die Stimmen und Antworten, wenig überraschend, sehr verschieden: Die Kleinianische Schule etwa geht davon aus, dass mit der Kunst die paranoid-schizoide Position überwunden werden soll. Penderecki (2004) spricht von einem »inneren maschinenhaften Drang« zur künstlerischen Arbeit. Gedo (1996) hingegen hebt die Freude und Lust an der künstlerischen Arbeit (»joy of effectance«) hervor. Für Winnicott ist Kreativität entschieden mehr als eine Ich-Leistung. Sie sei vielmehr Ausdruck der Gesamtheit der Einstellungen und Haltungen eines Menschen. Damit ist ihm zufolge die Kreativität kein aus der Triebstruktur angeleitetes Phänomen, sondern ein eigenständiger psychischer Funktionszusammenhang. Das Neue, das der Künstler erschaffen möchte, sei das nicht Präsente, das Abwesende. Paul Klee sagte sinngemäß dazu, dass es dem Künstler darum gehe, dass Unsichtbare sichtbar zu machen. Clemenz (2005, S. 462f.) fasst es so zusammen:

> »Auch die Kategorie des Neuen [...] muss auf die Phänomene der ästhetischen Sublimierung, der ästhetischen Leidenschaft und des ästhetischen Lustgewinns bezogen werden. Der Künstler muss nicht nur Inhalt und Form synthetisieren, als kreativer Künstler muss er sich zugleich mit dem Problem auseinandersetzen, ob er im tradierten Formenkanon verharren oder nach neuen Ausdruckmöglichkeiten suchen will. [...] Formal und inhaltlich angemessene, neue ästhetische Ausdrucksmöglichkeiten zu finden, wäre damit das Summum Bonum der Befriedigung, die der Künstler aus seiner Arbeit beziehen kann.«

Es ist mir klar, dass dieser kurze Exkurs das Thema nur anreißt. Dennoch wage ich diesen Vorstoß. Dabei geht mir immer wieder darum, wie eine komprimierte Theorie Hilfe für die Praxis sein kann. Deshalb möchte ich an dieser Stelle auch ein paar persönliche Ergänzungen einbringen. Der Liedermacher, Chansonsänger in mir ist älter als der Arzt und Psychoanalytiker. Mit der Pubertät habe ich nach eigenen Ausdrucksmöglichkeiten gesucht. Da ich kein »weicher« Künstler und/oder Fachidiot werden wollte, das ist der Auftrag meines Vaters, studierte ich Medizin, um etwas »Handfestes« und »Tiefgehendes« umzusetzen und zu vollziehen. Außerdem wollte ich wirtschaftlich unabhängig sein. Zudem erkannte ich, dass mein Talent nicht ausreicht. Da bin ich einem Zehnkämpfer ähnlich, der durch die Steigerung der Einzelleitungen das Ganze stärkt. Dabei ist dieses Ganze mehr als die Summe seiner Teile. Auf diese Weise bin ich, hier über Aristoteles, auch meinem Vater näher.

Was bisher nicht gesagt wurde, ist, dass der Künstler mit Körper, Psyche und Stimme, der Resonanzboden für sein eigenes Werk ist. Wenn eine stimmige Nähe zwischen Künstler und Werk hergestellt ist, ist die kreative Person ihrem Eigenton nahe (vgl. hierzu Hamel, 1981). In der Musik nennt man das »Groove«. Seit über 40 Jahren schreibe ich Lieder und merke, dass die Entwicklung nicht abreißt. Dort, wo ich stimmig bin, wird das vom Publikum ähnlich erlebt. Hier tritt die Resonanz mit der Außenwelt hinzu. Das ist ein ständiger Prozess. Der Maler Adolph Menzel sagte, dass es sein größtes Verdienst sei, sich nicht gefunden zu haben.

Die im Buch aufgenommenen Betroffenen haben eine Stufe der Bewältigung und Symbolisierung erreicht, um mit einer potenziellen Leserschaft nun in Kontakt zu kommen – wenn sie es nicht bereits seit Langem sind.

4.4 Reisen

Reisen ist Freiheit. Dies hebt auch Winnemuth (2015) – mit einer leichten Nuancierung – hervor, wenn er schreibt, dass Reisen die Erlaubnis zur Freiheit ist. In der Fremde entdecken wir das Fremde in uns. Polityckl (2017) spricht sogar davon, dass Reisen das Relativitätserleben an sich ist.

Für viele ehemalige politische Häftlinge aus der DDR ist das Reisen ein wichtiges Erlebnisfeld. Beim Reisen fühle auch ich mich zeitlos. Reisen kann durch diese Relativitäts- und Zeitlosigkeitserfahrung – im guten wie im schlechten Sinn – eine Flucht aus Getriebenheit und innerer Unruhe sein. Reisen kann aber auch Herzenswünsche erfüllen und wesentlich zum inneren Gleichgewicht beitragen.

Mein täglicher Weg zur Schule war ein wichtiger Teil des Tages. Hier bekam ich den Kopf frei. Ebenso beim Schachspiel. Mein Sportlehrer war so fair, es die beste Sportart zu nennen, als wir uns nach 40 Jahren wiedersahen. Er war auch mein Geografielehrer und schätzte mein Interesse für sein Fachgebiet. All das sind Quellen für meinen ungebändigten Drang nach Bildungsreisen.

Als ich zum ersten Mal in den Westen fahren durfte, Juni 1989 als Liedermacher zum Kirchentag nach Westberlin, war mein erster Eindruck: Hier haben die

Menschen Besitz von der Stadt ergriffen, in Ostberlin die Stadt von den Menschen.

Mit Transitvisum durch die Sowjetunion

Es war das Jahr 1978. Ich studierte Medizin in Leipzig und stand kurz vor dem Physikum.

Neben dem Studium reiste ich viel durch die kleine DDR und in die Ostblockländer. Von irgendwoher hatte ich gehört, dass man von Polen nach Rumänien oder Bulgarien durch die UdSSR mit einem Transitvisum reisen konnte. Manche der Transitreisenden blieben dann länger dort und drangen sogar weit ins Landesinnere vor. Das weckte meine Abenteuerlust und stillte mein Fernweh.

Bei einem Mittagsausflug im Januar 2013 erinnerte ich mich, wie ich 35 Jahr zuvor an einer Bank in dem besuchten Kiez Geld für den Sommerurlaub 1978 tauschte. Da war ein Gefühl wieder da, das aus einer Mischung aus Reiselust und einer gewissen Unsicherheit, einer Anstrengung, bestand. Nach einem solchen Urlaub war ich urlaubsreif. Bei der ersten Tour weigerten wir uns von Warschau nach Kiew, Platzkarten im Zug zu nehmen, weil noch genug freie Plätze waren. Wir wurden von Abteil zu Abteil geschickt, bis wir vor die Alternative gestellt waren, Platzkarten zu nehmen oder auszusteigen. Angekommen in Kiew und Odessa, erfuhren wir von DDR-Leuten, dass auch auf der Rückreise die Nutzung des Transitvisums möglich sei. Nach den Aufenthalten in Rumänien und Ungarn zögerten wir nicht lange, kauften in Budapest eine Flugzeugfahrkarte und landeten bald in Leningrad. In Warschau mussten wir umsteigen. Dabei berührten sich zwei Reisegruppen. Plötzlich wurden wir gefragt, ob wir nach Leningrad oder Zürich fliegen. Das war hinter den Kontrollen. Der mitreisende Freund sah mich an und sagte: »Was wäre gekommen, wenn wir Zürich geantwortet hätten?«

Die zweite Transitreise führte mich 1979 zum ersten Mal in den Erdteil Asien. Das war aufregend. In Kiew verpasste ich zunächst das Fugzeug nach Taschkent. Wie ich am Folgetag erfuhr, erging es einem Bulgaren ähnlich. Die Reisegesellschaft INTOURIST, verantwortlich für ausländische Reisende, hatte auch ihn zu spät losgehen lassen. Im zweiten Anlauf waren wir erfolgreich und ich durfte am Fenster sitzen. In Taschkent verabschiedeten wir uns und wünschten uns alles Gute für die weitere Reise. Das brauchte ich, denn in der subtropischen Hitze ereilte mich bald der obligatorische Reisedurchfall. Vorzeitig reiste ich über Bulgarien zurück und traf auf dem Flughafen eine Gruppe DDR-Studenten, die ebenfalls vorzeitig abreisten, nachdem sie in der Hitze bei Dachdeckarbeiten dehydriert waren und einen Kreislaufzusammenbruch erlitten.

Die Rücktransitreise in diesem Jahr wurde mir zwei Mal verweigert: Zunächst scheiterte ich mit dem Zug an der ungarisch-ukrainischen Grenze, dann mit dem Flugzeug in Leningrad.

1980 war Sommerolympiade in Moskau. Das erleichterte möglicherweise meine Transitreise nach Sibirien. Auf der Reiseanlage für DDR-Bürger war die Mongolei durchgestrichen wie unterstrichen. Diese optische Unschärfe ließ mich bis Irkutsk am Baikalsee fliegen. Zuvor hatte mir eine freundliche Reisesekretärin in Kiew (die vielleicht etwas für Hippies übrighatte) ein Flugzeugticket von Kiew über Moskau und Nowosibirsk nach Irkutsk ausgestellt. Mit dem Schlafsack übernachtete ich auf dem Busbahnhof. Als ich mir am nächsten Tag eine Busfahrkarte nach Listwjanka zum Baikalsee kaufen wollte, schaute die Kartenverkäuferin weg. Auch der Kontrolleur im Bus, wo ich dann bezahlen wollte, übersah mich.

Als ich nach Irkutsk zurückgekehrt war, wurde ich auf der Straße von einer Kontrolle angehalten. Das Gespräch in der Dienststelle konzentrierte sich auf meine Reiseabsichten und schließlich auf die Reiseunterlagen. Wie lange, so die Frage des Offiziers, dürfe ich mich eigentlich in der UdSSR aufhalten? Als ich die Antwort hinauszögerte, sagte ein anderer, in Zivil gekleideter Herr, dass auf der Reiseanlage etwas von sechs Monaten stehe. Alle zeigten sich nun zufrieden. Plötzlich fragte einer der Anwesenden, was »b. w.« bedeute? Nun saß ich in der Falle. Wenn ich »bitte wenden« wörtlich übersetzt hätte, dann wäre alles herausgekommen. Was nun? Ich musste mir schnell etwas einfallen lassen und behauptete, »b. w.« bedeute »bei Visum«, also wieder sechs Monate. Die Offiziere waren erneut zufrieden – keiner hatte beanstandet, dass man Visum nicht mit »w« schreibt – und mit guten Wünschen für die weitere Reise durfte ich gehen. Auf der Rückreise wurden wir in der Heldenstadt Kertsch ohne negative Konsequenzen kontrolliert. Als wir in Jalta auf der Krim in einem wunderschönen Park unter freiem Himmel schliefen, war uns bewusst, dass das in Budapest nicht so einfach gewesen wäre.

In Sewastopol – einer für Ausländer gesperrten Stadt – stiegen zwei DDR-Tramper mit auf das Tragflächenboot nach Odessa. Zuvor hatten wir den großen Achachat gesehen, Tbilissi und Jerewan.

Nach einem kurzen Zwischenaufenthalt in Leipzig ging es im September 1980 gleich wieder in die UdSSR zu einem Studentenaustausch nach Moskau. Da diese Reise ganz offiziellen Charakter hatte, möchte ich lediglich erwähnen, dass ich in einem Park russische Hippies kennenlernte. Einer lud mich zu sich nach Hause ein. Seine Mutter war Dolmetscherin für Deutsch und, soweit ich es verstanden habe, Französisch. Hier entstand ein engerer Kontakt, der jedoch leider noch in den 1980er Jahren abbrach.

Die letzte UdSSR-Transitreise brachte meine Frau und mich 1982 über Moskau nach Mittelasien: Usbekistan, Kirgisien, Kasachstan, Tadschikistan, Turkmenien und weiter bis Aserbaidschan. Da wir in Moskau keine Zug-Platzkarte für Mittelasien bekamen, griffen wir zur Selbsthilfe. Als der Zug einfuhr, trugen wir Wagennummer und später den Platz selber ein. Natürlich waren die Plätze besetzt. Was tun? Ein freundlicher Waggonschaffner hatte irgendwie Verständnis. Ohne es direkt anzusprechen, handelte er. Die Oberkontrolleurin wurde von ihm überzeugt, dass alles seine Richtigkeit habe. Etwa 400km hinter Moskau stiegen viele Fahrgäste aus. Bis dahin konnte unsere Sitzplatzlosigkeit auf Notplätzen überbrückt werden. Mit einem deutlich leereren Zug erreichten wir dann Frunse.

Wenn ich heute an diese Zeit denke, sage ich mir, dass es gut war, die Reisen so unternommen zu haben. Die positiven Erlebnisse sind stärker als die durchlittenen Hindernisse.

In Kürze reisen wir mit ein paar Kollegen nach Sankt Petersburg. Das bürokratische Beantragen des Russland-Visums weckt Wutgefühle von früher. Vielleicht sollten wir doch wieder mit Transitvisum reisen?

Reiseerfahrungen als Ressource

Für Frau Büchel (6.01) ist Reisen ganz wichtig. Sie reist vor allem gerne nach Italien. Reisen heißt für sie, aufregende Abenteuer erleben. Für sie ist es absolut existenziell, die Welt zu entdecken. Entdecken – das bedeutet für sie fotografische Reisen in fremde Länder, um spannende Kulturen und interessante Menschen kennenzulernen. Als Kind der Sonne und des Lichts, das heißt nicht nur als Fotografin, sondern als absolut freiheits-, natur- und kunstliebender Mensch, tritt sie heraus.

Auch Herr Kuhn (6.02) empfindet die Möglichkeit, Reisen zu machen, als existenziell. Er betont, es gehe gar nicht ohne.

Frau O. (6.03) reist viel und gerne. Zudem ist ihr zweiter Wohnsitz in Algerien. Auch dort ist sie innerhalb des Landes gerne unterwegs. Frei nach dem Satz »Reisen bildet« stehen bei ihr private Bildungsreisen jedes Jahr auf dem Plan. Neugierde und Erlebnisfreude mobilisieren sie. Aber sie muss nicht »alles« sehen. Deutschland und Algerien bieten genug Kulturdenkmäler und kuriose Landschaften, um ihre Leidenschaft zu stillen. In diesen beiden Ländern hat sie den Vorteil, den Menschen und Bräuchen ganz nahe kommen zu können und beide immer besser zu verstehen.

Reisen ist für Herrn L. (6.06) von großer Bedeutung. Neben dem Erlebnis und dem Erkenntniszugewinn stellt Reisen für ihn einen Akt der Souveränität dar. Er kann sich als freier Mensch frei bewegen und ist mit dem nötigen Geld sowie physischen und psychischen Eigenschaften ausgestattet, um sich in der Fremde zu bewegen.

Für Herrn D. (6.07) ist das Reisen eine Form der Ablenkung. Es gab große Reisen nach Australien, Indonesien, Sowjetunion, Mexiko, USA, letztens Kuba. Zurzeit reist er weniger. Der Garten ist zu seiner kleinen Welt geworden.

Auch Herr F. (6.10) betont, dass er gerne verreist. Heute im Alter sei die Reiselust aber zurückgegangen. Er war gerne in Übersee, Thailand und zweimal in Israel.

Für Frau B. (6.11) bedeutet Reisen einfach Freiheit. Es beruhigt sie ungemein, dorthin gehen zu dürfen, wohin sie es möchte, ohne Vorschriften und Fremdbestimmung. Diese Gefühl stecke tief in ihr drinnen, auch 27 Jahre nach der friedlichen Revolution.

Es gab eine Zeit, in der Herr G. (6.12) sehr viel verreiste. Auch er genoss dabei das Gefühl von Freiheit. Heute ist die Reiselust noch da, aber aufgrund verschiedener Umstände im Ruhefach. Vielleicht sollte er wieder mal eine Reise planen.

4.5 Soziales Netz

Was ist ein soziales Netz? Ein soziales Netz ist die Gesamtheit der sozialen Beziehungen, die ein Mensch mit anderen Menschen eingeht. In der Familie, später im Kindergarten, in der Schule, dann in verschiedenen Lehrstellen sind wir immer wieder in soziale Systeme eingebunden. Der Ort, das Land, der Erdteil und schließlich die Erde selbst bilden den Rahmen für unsere Existenz.

Im Erwachsenenalter sind folgende Bereiche zu nennen: private Beziehungen (Familie, Freundschaften), berufliche (Kollegen) und nebenberufliche Kontakte (Hobbys, Freizeitaktivitäten, Zweitberuf). Mit den Jahren habe ich beispielsweise über 10.000 Adressen aus über 100 Ländern angesammelt.

Neben dieser Quantität ist natürlich die Qualität entscheidend. Ein gutes soziales Netz sichert Leben und Überleben. Obwohl es bei mir (6.09) immer wieder Außenseitertendenzen gibt, kann ich auch gut einem Gruppenkern zugehörig sein (zum Beispiel Selbsterfahrungsgruppe Psychotherapie, 13 Jahre Vorstand APB). Es gibt noch einen Kindergartenfreund, zudem ich lockeren Kontakt hege. Zu den Schulkameraden (Grundschule, Abitur) besteht teilweise noch mehr Kontakt, auch über Liedermacherauftritte. Der engste Kontakt entfaltet sich zu meinen Freunden aus der Zeit des Medizinstudiums. Aus der Anästhesiezeit existieren noch Kontakte. Enger wird es wieder über die Psychoanalytiker-Kollegen,

Arbeits- und Freundschaftkontakte und Künstlerkollegen (musikalische Zusammenarbeit) sowie verschiedenen Veranstaltern. Das engste Verhältnis pflege ich zur Familie, meiner Frau und zu meinen beiden Kindern, die auch Ärzte sind. Lockerer, aber guter Kontakt ist zu den Nachbarn zu verzeichnen. Meine Eltern sind schon früh gestorben. Zu meiner Schwester, meinem Halbbruder und zwei Cousinen gibt es gelegentlich Verbindung.

Am Beispiel von Herrn P. hört sich das so an: Er hatte seine Haftgeschichte lange für sich behalten. Durch einen Zufall kam alles heraus. Mit seiner Exfrau und der jetzigen Partnerin hat er nie über Heim und Haft gesprochen. In der aktuellen Beziehung fühlt er sich seit zehn Jahren wohl. Kinder und Enkelkinder bilden ein stabiles soziales Netz. Das ist nicht untypisch für politisch Verfolgte. Aus Schamgefühlen heraus wird geschwiegen. Das ist ein Selbstschutz. Erst in einer vertrauensvollen, liebevollen Beziehung ist eine Öffnung möglich. Immerhin ist auch ein Zufall der Schnittpunkt zweier Notwendigkeiten.

Für Petter Moen (Schaper, 1950) waren die Liebe zu seiner Frau, die Gespräche mit Gott, seine Familie, Eltern und Freunde als innere Objekte sowie empathische Mithäftlinge als äußere Objekte überlebenswichtig. Das lässt sich in typischer Weise auf viele Menschen in Extremsituationen beziehen. Ohne die Liebe zu meiner Frau, meinen Kindern, meinen Freunden hätte auch ich nicht überlebt. In solchen Situationen ist die Objektliebe besonders bedeutsam, ja existenziell wichtig, weil die Selbstliebe so bedroht ist.

Soziale Netzwerke sind für Frau Büchel (6.01) besonders wichtig. Da gibt es feste Bezugspunkte. Heute stellen sich bei der Art des Kontakthaltens die Fragen manuell oder virtuell, online oder offline, 2D oder 3D. Ansonsten ist das Schöne im Leben, das alles im Fluss ist. Ständig ändern sich die Dinge und es bleibt nichts, wie es war.

Frau O. (6.03) hat ein gutes soziales Netz. Seit 1995 ist sie in vierter Ehe verheiratet. Die stabilste Beziehung, die sie je hatte. Ihr Mann war in Algerien fünf Jahre in politischer Haft. Eine wichtige Gemeinsamkeit, die emotionale Schwankungen im Alltag besser verstehen lässt. Dazu kommt ein kleiner, aber verlässlicher Freundeskreis. Zu den Kindern und Enkeln besteht ein sehr guter Kontakt. Ihr Mann ist als sozialer Vater wertgeschätzt. Zu einer Schwester besteht ebenfalls guter Kontakt. Die andere Schwester war hauptamtliche Mitarbeiterin des MfS. Mit ihr und den Eltern (beide verstorben) ist Versöhnung nicht möglich. Ihre Mutter redete von ihr als Zuchthäuslerin.

Frau O. sagt weiterhin, dass die Familie die für sie hauptsächlichste soziale Verbindung ist. Dazu gehören auch Schwägerinnen und Schwager sowie wenige gute Bekannte, allen voran ihre beste Freundin. Mehr brauche sie nicht, denn im

Grunde sei sie eine Einzelgängerin. Insgesamt sei sie mit dieser Situation, die auch zur Heilung beiträgt, zufrieden.

Auch Herr L. (6.06) ist mit dem sozialen Netz aus Freunden und Verwandten inzwischen sehr zufrieden. Allerdings fehlt ihm auf der beruflichen Ebene eine Vernetzung, um einen intellektuellen Austausch voranzutreiben. Es ist für ihn schmerzlich, dass er diesen nicht hat.

Das soziale Netz von Herrn D. (6.07) ist klein. Er hat Beklemmungen und Schwierigkeiten, sich anzuvertrauen. Sein Garten ist Rückzugsort und sozialer Raum.

Herr F. (6.10) lebt in fünfter Ehe. Zwei Ehen machte die Stasi per Zersetzung kaputt. Er hat sechs Kinder und elf Enkel. So fühlt er sich gut eingebettet.

Frau B. (6.11) berichtet, dass man sich glücklich schätzen kann, wenn man nur einen wirklichen Freund hat. Sie betont, es sei wichtig, nicht allein zu sein und jemandem vertrauen zu können.

Das soziale Netz ist für Herrn G. (6.12) zufriedenstellend. Der Freundes-kreis ist klein, der Bekanntenkreis groß. Die Partnerin, die Söhne, die Mutter, die Schwiegereltern und drei ehemalige Mithäftlinge gehören zum engsten Kreis. Eine besondere Rolle spielt auch der Garten als Erholungsort und Reiseersatz. Es ist eine andere Welt.

Frau U. (6.13) hat ein großes soziales Netz mit Verwandten, Freunden und Bekannten. Es gibt Sandkastenfreundschaften und Freundschaften, die über 40 Jahre alt sind. Vier beste Freundinnen sind eine gute Abfederung neben der Partnerschaft, den Geschwistern, dem Sohn, dem Enkel und lockeren Kontakten. Mittlerweile sind einige Freunde schon gestorben. Insgesamt fühlt sie sich sozial gut eingebettet.

5. Transgenerationale Sicht

5.1 Luise Bomberg

Ich habe lange gezögert, für das vorliegende Buch einen Beitrag zu schreiben, da mich das Thema manchmal noch emotional aufwühlt. Auch habe ich mich gefragt, warum ich mich mit der emotionalen Aufarbeitung von den Traumata meines Vaters beschäftigen soll – das ist doch schließlich seine Aufgabe. Zudem ist es, finde ich, sehr schwierig, persönliche Dinge, die die Familie betreffen, von den damaligen politischen Einflussfaktoren abzugrenzen. Für mich bewegte sich die Atmosphäre in der Familie schon in den Extremen zwischen einerseits der Destruktivität der Haft und des politischen Engagements meines Vaters und andererseits den Konsequenzen sowie dem Risiko für die Familie, die vielleicht mein Vater in seinem jugendlichen Leichtsinn unterschätzte. Der Gefahr, nicht sich selbst, seine Kinder und seine Frau zu schützen, weil ihm die Auseinandersetzung mit Vater Staat wichtiger schien, stand der sicherlich auch wichtige und mutige Beitrag für die DDR-Gesellschaft gegenüber, den er im Rahmen und mithilfe seiner oppositionellen Texte leistete. Das bedeutete für mich, meinen Bruder und meine Mutter nicht zuletzt große Angst und konfrontierte uns mit einem Vater, der sehr häufig abwesend durch Liederkonzerte, Arbeit und anderweitigen Engagement war und ist – aktuell besonders im Rahmen der Aufarbeitung der Folgen des DDR-Regimes – und sich fluchtartig in den eigenen Machbarkeitswahn stürzte und uns dann jedoch als Vater emotional nicht zur Verfügung stand.

Das ist vielleicht die traurige Seite an dem, was passierte, denn es wäre ja auch möglich gewesen, der Familie dankbar zu sein, für die Unterstützung – besonders, da nach der Wende die Abwesenheit durch berufliche Neuorientierung noch weiter zunahm. Da nützte komischerweise auch eine psychoanalytische Weiterbildung wenig, die uns für noch mehr Zeit den Vater entzog als ohnehin schon: Was ich auch sehr kritisch finde, nach wie vor. Mein Vater setzt sich zwar über Medien und Musik mit dem Thema auseinander, aber persönliche Gespräche über das, was damals während der Inhaftierung und danach passierte, und was das für mögliche Konsequenzen für seine Kinder haben kann – gerade vor dem Hintergrund des Problems der transgenerationellen Weitergabe – fanden und finden kaum statt. Es bleibt daher ein gewisser selbst darstellerischer Beigeschmack.

Das andere Extrem ist sicherlich die Hoffnung, das Bekenntnis zur Demokratie, vielleicht auch etwas Stolz auf die Eltern, die mich und meinen Bruder auf der anderen Seite teilhaben ließen an dem damals so wichtigen gesellschaftspolitischen Prozess, einschließlich des Idealismus, für Veränderung zu kämpfen und dafür auch Nachteile in Kauf zu nehmen. Und klar: Welche Kinder können heute auf dem Spielplatz im Russenviertel spielen, kleben sich Uhren aus dem Katalog auf Karton und befestigen sie um das Handgelenk mit Klebeband ... hören Flugzeuge der russischen Besatzer die Schallmauer durchbrechen und die Erwachsenen darüber meckern, ohne zu verstehen, warum sie sich so aufregen ... erleben immer ein volles Haus mit interessanten Leuten aus vielen verschiedenen Ländern, können mit den Eltern weite Reisen unternehmen nach der Wende, weil diese ein unglaubliches Fernweh entwickelten ... Es sind viele kuriose, interessante Erinnerungen an eine Kindheit in der DDR, dem Übergang nach der Wende und dem Schwanken zwischen dem Wunsch, anzukommen, und der Sehnsucht nach dem Verschwundenem und dem, was verschwindet: Lenoleumboden in der Küche, Dreckecken mit viel Atmosphäre und einer kollektiv orientierten Gesellschaft ... Ich wünsche mir insofern, dass es möglich ist, doch einen positiven Abschluss zu finden mit dem Thema, was die Familie auch teilweise noch bis heute überschattet, und dass es möglich wird, die leider noch vorhandenen posttotalitären Strukturen zu überwinden.

5.2 Hagen Bomberg

Meine Erinnerungen an die Zeit vor 1989 sind vielfältig und bunt in einer grauen Welt: Einerseits ist da die Angst vor dem Verlust der Eltern, die immer zugegen war in unserer Familie, und andererseits ist da die Freude über die zahlreichen Besuche und Reisen von Menschen, die fast immer sehr bunt waren. Bevor ich zu konkreten Erinnerungen komme, noch ein wichtiger Punkt vorweg: Menschen, die andere Menschen bespitzeln, heute als I. M. bekannt, damals als Stasi beschrieben, sind leider nicht »schwarz« oder »weiß«. Es sind Beziehungen zwischen

Menschen, zwischen Spitzel und Bespitzelten. Als Beispiel sei Jan Koplowitz angeführt, ein deutscher Schriftsteller mit jüdischer Konfession, der seine Eltern in Auschwitz verloren hatte und I. M. war. Er wurde I. M., so sagte mein Vater mir, weil sein Sohn in der Todeszelle in der Türkei saß, wegen angeblichen Drogenhandels. Mit der I. M.-Verpflichtung überlebte sein Sohn. Jan Koplowitz hat über meinen Vater berichtet, aber womöglich über Dinge, die ihn nicht in Gefahr brachten. Er sagte meinem Vater, was er sagen kann und was er lieber nicht sagen sollte und wo er was wie sagen kann. Also ein I. M., der versuchte seinen Klienten zu schützen – so wirkte es bei einem Besuch mit meinem Vater im Haus von Jan Koplowitz. Dies steht im krassen Gegensatz zu dem Menschen, der als I. M. meinen Vater mit einer Falschaussage 1984 ins Gefängnis brachte.

Und damit kommen wir zur Angst in unserer Familie. Mein Vater wurde nicht zu Hause verhaftet, er kam einfach nicht nach Hause. Nicht am ersten Tag, nicht am zweiten, nicht am dritten ... Wir wussten nicht, wo er war. Meine Mutter machte deshalb eine Vermisstenanzeige bei der Polizei. Es war Verzweiflung, denn sie war allein mit meiner Schwester (damals knapp ein Jahr) und mir (mit 2½ Jahren). Der so gelobte »Sozialstaat« DDR war nicht sozial zu Kleinkindern oder Müttern, wenn der Ehemann aus politischen Gründen im Gefängnis saß. Meine Mutter ging arbeiten bei der Kirche und kümmerte sich um geistig Behinderte mit psychischen Erkrankungen. Aber ohne finanzielle Unterstützung von Menschen, von denen wir einige bis dato noch nie gesehen hatten, hätte es meine Mutter nicht geschafft, uns zu versorgen. Es lag eine existenzielle finanzielle Last auf unserer Familie. Aber dies war nicht die größte Last. Die größte Last war für mich die Angst, dass die Stasi auch meine Mutter abholen würde. Damit waren wir Kinder in die staatliche Umerziehung gebracht worden, getrennt von den eigenen Eltern. Dies war drei Monate vor der Verhaftung meines Vaters einer anderen Familie, die wir kannten, passiert. Deswegen hatte meine Mutter eine Vollmacht aufgesetzt, das im Falle ihrer Verhaftung, eine Freundin von ihr für uns sorgen sollte. Ob sich die Stasi daran gehalten hätte, musste Gott sei Dank nie getestet werden. Diese Angst wurde nach der Freilassung meines Vaters auf Bewährung immer wieder befeuert. Immer, wenn er später nach Hause kam, als gewöhnlich, kam die Frage auf, ob er wieder abgeholt wurde und ob die Mutti die Nächste ist. Ich erinnere mich sehr gut, dass mein Vater sehr häufig später kam, da die Stasi das Auto fahrunfähig gemacht hatte. Der Wechsel des durchgestochenen Reifens wurde Routine. Aber die größere Angst beim Auto waren die Bremsen. Als Kind hatte ich keine Angst vor Geistern oder Gespenstern: Ich hatte Angst vor dem Staat, eine ganz reale Angst. Diese Angst wurde erst nach der Wiedervereinigung besser, als der Staat uns nicht mehr als Feinde behandelte.

5.3 Stephan Flache

Ich bin Jahrgang 1982 und habe somit die letzten Jahre des DDR-Regimes nur als Kind erlebt. Meine Eltern haben nach negativen Erfahrungen – eine gescheiterte Flucht und Widerstand beim Karriereweg – eher versucht, die Familie durch ein unauffälliges Leben mit gewisser Anpassung nach außen zu schützen. Die Themen Unrechtstaat, Stasi oder Reisefreiheit sind mir zumindest als Kind nie begegnet. Einerseits sicherlich aus Schutz seitens unserer Eltern um eine »unbeschwerte Kindheit« – soweit es eben ging, diese zu ermöglichen –, andererseits wäre ich auch zu jung gewesen, um die politischen Dimensionen zu verstehen. Vielmehr erinnere ich mich an Situationen des Mangels. Aber auch dies nicht als wirklich existenziellen Mangel, sondern vielmehr als derjenige Mangel, der eintritt, wenn einem einige Kinderwünsche nicht erfüllt werden konnten, weil in der Schlange kurz vorher die Pfirsiche ausgingen oder die bunten Nudeln im Regal nach fünf Minuten leer waren. Bewusst nahm uns (mein Bruder und mich) unser Vater auf die Maidemonstration mit, weil es ein »Event« oder auch Abwechslung war. Meine Mutter schimpfte dann immer, warum er dies tat, aber wir als Kinder fanden die Farben (rückblickend sehr viel Rot und Blau) toll und haben die Papierblumen eher als Laternenumzug gesehen. Lesen konnten wir da glücklicherweise noch nicht.

Die erste und wahrscheinlich für mich einzige Situation mit potenzieller Tragweite auch für meinen weiteren Werdegang war die Weigerung, den Jungpionieren beizutreten. Ich erinnere mich noch genau, wie es mir meine Eltern wirklich ohne jeglichen Druck völlig freistellten, ob ich eintrete oder nicht. Das Argument meiner Eltern war damals, ich könne ja die Bastelabende und auch sonstige Veranstaltungen mitmachen, auch ohne einer politischen Vereinigung beizutreten. Auch hier habe ich niemals eine politische Entscheidung getroffen, aber wahrscheinlich spürte ich erstmals, dass es meine Eltern eher nicht wollten und habe völlig naiv diese Entscheidung getroffen. Ich war mit einem weiteren Klassenkameraden der Einzige in meiner Klasse und habe nicht mitbekommen, wie viel Druck möglicherweise seitens der Lehrer auf meine Eltern diesbezüglich ausgeübt wurde. Vielleicht machten sich aber zu diesem Zeitpunkt erste politische Auflösungserscheinungen bemerkbar, weshalb die Konsequenzen nicht mehr so drastisch waren. Dennoch bemerkte ich als Kind hier erste Ausgrenzung, etwa dann, wenn man aufgefordert wurde, in der ersten Klasse aufzustehen und die Lehrerin einem vor der Klasse bloßstellt, man kein Willkommensgeschenk erhält und auch sonst bei den Appellen und Veranstaltungen anwesend sein musste, aber immer am Rand stand. Das kann einem Kind auf Dauer sehr wehtun, doch auch hier war mir das weitere Schicksal wohlgesonnen und ich musste Entsprechendes nur ein halbes Jahr erdulden.

Wenn wir die Familie Bomberg besuchten, war das für uns als Kinder immer sehr schön und oft auch ein Abenteuer. Ich kann nicht sagen warum, aber hier war für uns eher eine Welt vergleichbar wie sie Astrid Lindgren in ihren Büchern beschrieb. Die Plattenbauwohnung mit goldener Hausnummer und Regeln wurde verlassen und die Altbauwohnung in Weissensee mit dem herrlich chaotischen Treppenhaus und Hinterhof wollte erkundet werden. Man spürte hier unkomplizierte Freiheit und etwas Unkonventionelles, was in mir vielleicht Neugier und Spannung hervorrief. Die Tatsache, dass zum Beispiel bei Geburtstagen von Karl-Heinz Bomberg, bei denen viele bunte Leute zugegen waren, an denen auch die Stasi Interesse hatte und ebenfalls vor dem Haus anwesend war ohne mitzufeiern (eventuell aber eben doch auch verdeckt mitfeierte), blieb mir als Kind verborgen. Die mit Sicherheit auch vielen politischen Gespräche verstand ich nicht, weil die vielen Spielgelegenheiten verlockender waren. Auch dass Karl-Heinz Bomberg einige Monate in politischer Haft saß ist mir rückblickend nicht erinnerlich. Sicherlich haben unsere Eltern auch hier bewusst gehandelt und uns geschützt, um eben diese Kinderwelt nicht zu gefährden. Dies war der Familie Bomberg, welche direkt betroffen war, natürlich nicht möglich.

Meine ersten politischen Erfahrungen machte ich in den ersten Jahren der Nachwendezeit. Auch hier profitierten wir Kinder eher vom Schicksal, der neuen Freiheit und des Konsums, nahmen aber nun erstmals auch bewusst die neue Situation mit Unsicherheit, Arbeitsplatzverlust der Eltern und gewisser Existenzangst wahr. Ich begann mich nun auch für Politik und das Weltgeschehen zu interessieren. Golfkrieg, später Jugoslavienkonflikt und die Aufarbeitung des DDR-Regimes und Veränderungen in den ehemaligen GU-Staaten spielten hier eine Rolle. Dies wurde sehr von meinen Eltern gefördert. Auch begannen wir in der Familie – und nicht zuletzt auch bei den häufiger stattfindenden Gesprächen in der Familie Bomberg – über Erlittenes und über Themen der Gegenwart zu sprechen. Es entwickelte sich eine sehr enge Freundschaft zum Sohn der Familie, der meines Alters war. Es resultierten häufige Besuche. Hier verspürte ich dieselbe Neugier für diese Themen als Jugendlicher, welche ich als Kind für das Spielerische hatte. Ich saugte die Erzählungen und Berichte auf und nahm an Debatten und Diskussionen teil. Ich konnte so die Dimensionen begreifen, welche die Zeit der Unterdrückung, Bespitzelung und Unfreiheit für die Generation meiner Eltern hatte. Meine Generation war definitiv eher ein Gewinner der neuen Freiheit, der Möglichkeiten, des Konsums und des Aufbruchsgeistes (von der Unsicherheit und den teilweise vorhandenen Existenzängsten der Eltern einmal abgesehen). Wir konnten uns voll entfalten und für uns war diese Situation zum genau richtigen Zeitpunkt des Lebens eingetroffen. Vor uns lag noch das ganze Leben, die Karriere, und wir lernten, spielten und entwickelten uns ja noch unvoreingenommen. Vielen Jahrgängen vor uns war dies nicht so vollumfänglich möglich.

Dass ich negativ transgenerationell betroffen bin möchte ich eher verneinen. Natürlich wird man biopsychosozial durch die Elterngeneration mitgeprägt, aber eine direkte Betroffenheit zum DDR-Regime mit entsprechenden Ereignissen und auch Verhaltensweisen bis hin zu Extremformen der Depression oder der PTBS bei direkt Betroffenen kann ich subjektiv bei mir eher nicht feststellen. Vielleicht habe ich mir ein gewisses Hinterfragen, manchmal auch eine regelrechte Vorsicht beim heutigen Datenkonsum behalten. Aber das unsere heutige Generation politisch sehr passiv sei, muss auch ich mir bei heute aktuellen Themen wie Umweltschutz, Konsum, Wohlstandsverteilung und Weiterentwicklung der parlamentarischen Demokratie in unserem Land definitiv vorwerfen lassen. Insofern werden auch wir unsere Kinder ihre Kindheit so wie wir sie für ideal halten leben zu lassen versuchen – und werden uns dann auch deren Fragen gefallen lassen müssen, wenn diese soweit sind, sie uns zu stellen.

5.4 Nachwort

Ich bin meinen Kindern und Stephan Flache dankbar, dass sie diese Beiträge geschrieben haben. Sie sind kurz, aber von hoher Brisanz. Aus heutiger Sicht würde ich wahrscheinlich ein solches Risiko nicht mehr eingehen. Meine Schuldgefühle muss ich selbst tragen und verarbeite sie in meiner Kunst.

6. Fallbeispiele

Im vorliegenden, sechsten Kapitel werden Betroffene selbst zu Wort kommen. Einige davon waren schon 2015 in *Verborgene Wunden* dabei, andere sind neu hinzugekommen. Ihre Lebensläufe und Berichte sollen und können aufzeigen, wie vielfältig der Bereich politischer Traumatisierung und die Wege ihrer Überwindung sind.

Einleitend möchte ich ein paar kurze Fakten zu den 15 Fallbeispielen einleitend voranstellen. Frau Büchel (6.01) wurde schon als Jugendliche psychiaterisiert (Unterbringung in einer psychotherapeutischen Einrichtung), bevor sie über Durchgangsheime im berüchtigten geschlossenen Jugendwerkhof Torgau landete. Herr Kuhn war als 20-jähriger Westdeutscher 2½ Jahre in politischer Haft. Es war für ihn ein mehrfacher Kulturschock im jungen Alter. Beide, Frau Büchel und Herr Kuhn, haben ihren Leidensweg in eindrücklichen Bildern verarbeitet.

Frau O. (6.03) wurde von ihren Eltern (beide staatstreu) als renitente Jugendliche in die Psychiatrie gebracht. Von dort konnte sie flüchten. Als sie dann die Grenzen der DDR überqueren wollte, wurde sie jedoch gefasst und hart bestraft. Als 17-Jährige musste sie drei Jahre im berüchtigten Frauengefängnis Hoheneck aushalten.

Herrn M. (6.04) wurde ebenfalls schon als Jugendlicher traumatisiert. Er beschreibt in seinen drei Jahren Gefängnis die Brutalität der Selbsterziehung.

Das Kapitel über Herr S. (6.05) stellt, anders als im Falle der anderen Kapitel, keine Selbstauskunft vor, sondern einen Behandlungsverlauf, der von mir dokumentiert wurde. Als er zu zehn Jahren Gefängnis verurteilt wurde, wollte er im Treppenhaus in die Tiefe springen. Doch die Wachmänner hatten ihn fest im Griff. Heute sind seine Enkel froh, dass sie einen Opa haben.

Herr L. (6.06) ist kein ehemaliger politischer Häftling, aber ein von Zersetzung Betroffener. Ähnlich Frau J. (6.08), die ebenfalls keine Gefängniserfahrung machen musste, doch bis heute an den Folgen ihrer Zwangsadoption leidet.

Herr D. (6.07) hat sein Ausreiseschicksal, das ihn über 2½ Jahre einsitzen ließ, bereits im letzten Buch geschildert. Ihm geht es heute insbesondere durch seinen Garten besser.

Schließlich ist auch der Autor (6.09) wieder als Betroffener dabei, braucht aber durch Ausbildung und Kunst die entsprechende Kompetenz und den nötigen Abstand zum eigenen Trauma.

Herr F. (6.10), Schriftsteller, legt Zeugnis darüber ab, wie ihm die Kunst dabei geholfen hat, zu überleben und zu leben. Da kommt ihm sein Sprachtalent zugute. 4½ Jahre politische Haft haben lebenslange Narben hinterlassen.

Frau B. (6.11) war als Jugendliche im geschlossenen Jugendwerkhof Torgau. Ihre ungeschliffenen Lieder zeigen ihr Talent und noch heute ihre Aufmüpfigkeit. Beruflich ist sie in der Pflege tätig.

Herr G. (6.12) hat einen langen Weg der Besserung hinter sich. Wie Herr F., war auch er über 4½ Jahre politisch eingesperrt. Herr G. war schon im vorigen Buch zugegen und hat sich weiter stabilisiert. Der Behandlungsverlauf belegt das.

Auch Frau U. (6.13) hat nach dem letzten Stand im Buch von 2015 weitere Schritte nach vorne gemacht. Ihre Selbstauskunft lässt das nachvollziehen. Die Gefängniszeit, die ihr vorangegangene Verfolgung und die schwierige Zeit danach bilden typische Verläufe ab.

Herr K.-H. (6.14), ebenfalls sprachbegabt und Schriftsteller, arbeitet sich aus trostlosen Zeiten heraus und hat mittlerweile auch als Illustrator Anerkennung erlangt. Für seine Arbeit erhielt er bereits mehrere Preise für Prosa und Aphorismus.

Frau T. (6.15), 2½ Jahre aus politischen Gründen im Frauengefängnis Hoheneck, kommt mit ihren Texten zur Sprache. Humor und Ironie schaffen Abstand zu schmerzvollen Erlebnissen. Sie, Herr F., Herr K.-H., Frau Büchel, Herr M., Herr Kuhn und Frau B. waren im ersten Buch *(Verborgene Wunden)* nicht dabei.

Die Geschichten aus der DDR sind freilich vielfältig. Eine Patientin sagte mir neulich, dass ihr Sohn mit 12 Jahren eine Aldi-Tüte als Behältnis für seine Sportsachen mit in die Schule nahm. Ein Lehrer sah das und meldete es dem Schuldirektor. Daraufhin lud der Direktor die Patientin zur Schule. Sie musste Rede und Antwort stehen, warum sie für den Klassenfeind Reklame laufe. Eine andere Patientin erzählte, dass sie ein Kreuz trug. Ein linientreuer Lehrer, der sich später als Stasimitarbeiter herausstellte, sah dies und stufte sie als kirchlich ein. Sie musste die Ausbildung abbrechen und fasste nur langsam beruflich wieder Fuß.

Bezüglich Alltag und Diktatur in der DDR sei an dieser Stelle auch auf die

Arbeit von Timm (2017) hingewiesen. Hier wird am Beispiel des Berliner Stadt-bezirks Lichtenberg gezeigt, wie komplex die Verbindungen und Verschaltungen funktionierten. Die alltäglichen Repressionen sind ein Teil des Ganzen.

Ebenso sei – um die nachfolgenden Berichte in den aktuellen Diskussions-kontext zu stellen – vorab auf eine geplante Tagung der Landesbeauftragten der Stasiunterlagen in Sachsen-Anhalt im November nächsten Jahres hingewiesen mit dem Titel: »Traumatisierung durch Erfahrung staatlicher Ungerechtigkeit im DDR-Kontext – Entschädigung, Langzeitfolgen und therapeutische Beson-derheiten«. Aus dem Faltblatt möchte ich zitieren:

> »Politische Verfolgung in der DDR hinterlässt bei Betroffenen nicht nur lang an-dauernde psychische Spuren, sondern auch eine nachhaltige Verstörung in ihrem Verhältnis zu Gesellschaft, Institutionen und sozialen Beziehungen. Misstrauen, Verbitterung, und soziale Isolation gehören zu den häufigen Langzeitproblemen dieser Menschen. Ihre Beratung und Therapie hat dabei automatisch immer auch einen gesellschaftlichen Bezug. Das Ziel der Fachtagung ist es, Berater und Thera-peuten für die Besonderheiten dieses gesellschaftlichen Bezuges im Rahmen von Beratung und Therapie zu sensibilisieren.
>
> Lange Zeit galt politische Traumatisierung im Wesentlichen als Schicksal we-niger politisch Inhaftierter durch das Ministerium für Staatssicherheit (Stasi). In neuerer Zeit hat sich das Verständnis von politischen Verfolgung vom engen Fokus auf Verfolgte durch die Staatssicherheit (Stasi) erweitert und deutlich breitere Be-troffenengruppen erkannt, die ebenfalls Traumatisierungen durch Maßnahmen der SED-Politik erlitten haben.
>
> Diesem geänderten Verständnis wird aktuell mit laufenden Entschädigungs-fonds für Betroffene von DDR-Heimerziehung, von sexuellem Missbrauch in der DDR sowie von DDR-Staatsdoping auch politisch Rechnung getragen. Das Schicksal dieser Betroffenengruppen soll in Vorträgen vorgestellt werden. In den anschließenden Workshops sollen die Besonderheiten der Beratungspraxis hierbei bearbeitet werden und die Teilnehmer die Gelegenheit bekommen eine sensibili-sierte Haltung zu entwickeln und praktische Ansätze mitzunehmen.«

In absehbarer Zeit sollte es vielleicht ebenfalls einen Kongress über die positi-ven Seiten der DDR in diesem Zusammenhang geben und welche psychischen Ressourcen sich daraus ableiten lassen. Schließlich bin ich auch ein Kind dieses untergegangenen Landes, bin durch Schule, Universität und Untersuchungshaft gegangen und trage, neben den Schmerzmalen, auch die Male der dort gewonne-nen Bildung und Auseinandersetzungen – im positiven Sinn.

Peter Steudtner, der 113 Tage in Silivri bei Istanbul in politischer Haft saß, betont in einem Artikel der Berliner Zeitung vom 6. Dezember 2017 (»Immer noch im Knast-Rhythmus«), dass es im Gefängnis darum gegangen sei, sich so wohl wie möglich zu fühlen. Er nennt das eine Art Widerstand. Denn das Regime wollte ja erreichen, dass man sich im Gefängnis maximal unwohl fühle. Aus Solidarität mit seinen Schicksalsgenossen lebt er weiter im Knast-Rhythmus von der morgendlichen Zellenkontrolle bis zur ganzen Routine. So möchte er ihnen nahe sein. Die Freilassung sei so überwältigend gewesen, dass er erst sehr viel später realisiert habe, dass er wirklich frei war.

Der Artikel hat mich sehr berührt. Es gibt Parallelen zu meiner eigenen Geschichte. Ein wichtiger Unterschied jedoch ist, dass ich nach meiner Entlassung nicht gefeiert oder gewürdigt wurde, ebenso wie alle anderen, die in der gleichen Lage waren wie ich. Das soziale Netz, meine Frau, meine Freunde, manche Kollegen und meine Lieder haben mir geholfen zu widerstehen. Erst die friedliche Revolution 1989 brachte die erste Anerkennung und Entlastung.

Der Schriftsteller Erich Loest (1990), der selbst sieben Jahre in politischer Haft in der DDR saß, solidarisierte sich mit mir. Er sagte einmal sinngemäß, dass man gegenüber den Wärtern nie Hass entwickeln sollte, sondern nur Bedauern. Diese Art von Reaktionsbildung, so würde ich heute sagen, hat ihn und andere überleben lassen.

Diese Bezüge zur Gegenwart als Übergang zu den Erlebnissen der Vergangenheit, die nachhaltige gesundheitliche Schäden bewirkten.

6.1 Frau Büchel

Mit 14 Jahren wurde ich erstmals in einen Jugendwerkhof und anschließend zwangsweise in den geschlossenen GJWH Torgau eingesperrt. Veranlasst wurde dies durch die Jugendfürsorge/Rat des Kreises und meinen Eltern.

Ich habe mich den Erziehungsmethoden im Elternhaus und in der Schule nicht untergeordnet, da es meinen freien jugendlichen Willen unterdrückte. Von 1981 bis 1984 war ich durchgehend in vier Jugendwerkhöfen und zwölf verschiedenen Durchgangsheimen.

In den vier Jahren bin ich ca. zwölfmal geflohen und durch die Polizei und zivile Stasi zwangsweise wieder eingesperrt worden. Die Verhältnisse in Torgau (5½ Monate) waren erniedrigend, menschenverachtend, unwürdig, ohne Rechte und von demütigender Gewalt geprägt. In dieser Zeit war ich dort mehrmals für 3 bis 21 Tage im Einzelarrest und in der Dunkelzelle.

Isolationsfolter – Angst – Selbstmordversuche – Treppensport bis zur völligen Erschöpfung – Körperverletzungen waren Alltag. In Torgau herrschte paramilitärischer Drill. Ich bin nicht straffällig eingesperrt worden!

Auch eine mehrmalige Verweigerung der ungenießbaren »Verpflegung« und »Zwangsarbeit« waren Gründe, weshalb man mich in den »Arrest« sperrte.

Gegen all diese Willkür und Freiheitsberaubung sowie psychische und physische Gewalt kämpfte ich täglich an. Man versuchte meinen jugendlichen Willen nach Freiheit und Selbstbestimmung zu brechen und unter Druck umzuerziehen, deshalb nutzte ich jede Gelegenheit zu fliehen. In den vier Jahren musste ich »Zwangsarbeit« leisten. Kurz vor meinem 18. Lebensjahr wurde ich in die »DDR-Freiheit« entlassen – mit den Worten: »Erziehungsziel nicht erreicht«.

2013 wurde ich durch das Landgericht Berlin für die 6 Monate Torgau rehabilitiert. In Torgau fasste ich den Entschluss, das erlebte unschuldige Martyrium in einer künstlerischen Form festzuhalten.

Unterstützen möchte ich Heimkinder, die heute noch darunter leiden und auf Rehabilitierung warten.

Interview mit Barbara Breuer (Rathaus Nachrichten Lichtenberg)[1]

Barbara Breuer: »Frau Büchel, die Jugendfürsorge hat zusammen mit ihren Eltern über die ›feste Ein- und Unterordnung ins Kollektiv‹ in einem Jugendwerkhof entschieden. Daraufhin sind Sie mit 14 zum ersten Mal eingesperrt worden und haben dann noch drei andere dieser Anstalten und Durchgangsheime durchlaufen. Warum?«

Katrin Büchel: »Ich habe mich den Erziehungsmethoden meiner Eltern und der Schule verweigert. Ich durfte meine persönliche Individualität nicht selbst bestimmen und ausleben. Damals haben einfach oft Kleinigkeiten ausgereicht, um von einem Durchgangsheim in einen Jugendwerkhof zu kommen. In der Regel war niemand straffällig und aufgrund eines Gerichtsurteiles eingesperrt. Manche haben die Schule geschwänzt, waren Punks oder wurden von der SED-Partei und dem Ministerium des Inneren (Mdi) als Asozial abgestempelt. Ich trug zerrissene Jeans, hatte bunte Haare und hatte angeblich den falschen Umgang und westliche Musik gehört wie Udo Lindenberg. Wir alle galten als politisch unbelehrbar.«

---

1   Zit. n. http://rathausnachrichten.de/dunkelkammer-torgau/ (03.11.2017). Ihre Ausstellung »Dunkelkammer Torgau« wurde in Berlin und bundesweit präsentiert (Kontakt: info@katrin-buechel.de).

Barbara Breuer: »Gerade das sollte sich in den Jugendwerkhöfen ja ändern …«

Katrin Büchel: »Und dazu haben sie uns unserer Freiheit beraubt! Ich war insgesamt vier Jahre in Durchgangsheimen und Jugendwerkhöfen eingesperrt und musste dort Zwangsarbeit leisten. Auch dort habe ich versucht, mich den Regeln der sozialistischen Erziehung zu entziehen. Und bin immer wieder abgehauen und wurde immer wieder von Polizei und Stasi oder ein Abschnittsbevollmächtigter hat mich gemeldet und wieder zurück gebracht. Ich glaube, ich war eines der meist gesuchtesten Kinder in der DDR zu dieser Zeit. Dann wurde ich nach Torgau eingewiesen.«

Barbara Breuer: »Was war in Torgau anders?«

Katrin Büchel: »Dort gab es drei Meter hohe Mauern mit einbetonierten Scherben und Stacheldraht. Das war ein Hochsicherheitstrakt. Es gab keinen Weg raus. Da war ich fast sechs Monate. Die erste Körperverletzung gab es gleich zu Beginn: Bei Ankunft wurden uns die Haare auf zwei Zentimeter gestutzt. Alle kamen dann manchmal mehr als drei Tage in Einzelarrest, um die Hausordnung auswendig zu lernen. Und wir hatten alle Anstaltskleidung. Wir durften nichts Persönliches behalten. Auch die Post wurde nur teilweise ausgehändigt. Ich habe jetzt in meiner Akte Briefe gefunden, die mir Freunde vor 35 Jahren geschrieben haben.«

Barbara Breuer: »Wie sah ein gewöhnlicher Tag in Torgau aus?«

Katrin Büchel: »Wir waren fast zwanzig Mädchen in einem Schlafraum mit Doppelstockbetten. Nachts mussten wir uns einen Eimer für die Notdurft teilen. Morgens hörten wir schon den Schlüsselbund klappern. Und dann mussten wir aufstehen, antreten und laut durchzählen. Das war total unsinnig, weil wir ja aus dem Raum sowieso nicht herausgekommen wären.«

Barbara Breuer: »Und die Umerziehung?«

Katrin Büchel: »Vor dem Frühstück mussten wir aktuelle Nachrichten hören. Anschließend sollten wir sie wiedergeben oder etwas zu einzelnen Themen sagen. So wurde unsere politische Gesinnung überprüft. Wer nichts sagen konnte oder wollte, bekam Strafpunkte – und das bedeutete nach 3,5 Strafpunkten Einzelarrest und automatisch 14 Tage Verlängerung. Wir wussten nie genau, wie lange wir noch dort bleiben müssen oder ob wie jemals wieder raus kommen. Das Gefühl war unerträglich.«

Barbara Breuer: »Und danach mussten Sie noch arbeiten?«

Katrin Büchel: »Ja, einen vollen Arbeitstag lang Schrauben und Muttern für Waschmaschinen zusammenschrauben. Raus durften wir nur beim täglichen Zwangssport. In einer Kampfuniform mussten wir über eine Sturmbahn rennen und klettern. Ich war damals etwas kräftiger und habe das kaum durchgehalten. Aber aufgeben ging nicht. Sonst wurde die ganze Gruppe bestraft. Sehr oft rannten wir stundenlang mit Fünf-Kilo-Hanteln in der Hand. Ich war am Ende meiner Kräfte. Dann musste ich noch den >Torgauer Dreier< machen: Liegestütz, Hocke und Hockstrecksprung und Treppensport. Immer wieder. Und als ich nicht mehr konnte, habe ich von einer Erzieherin noch einen brutalen Tritt in die Lende bekommen, sodass ich dadurch die Treppen herunter gestoßen wurde.«

Barbara Breuer: »Waren solche Misshandlungen Alltag?«

Katrin Büchel: »Ja. Ein Erzieher hat gerne mit einem schweren Schlüsselbund geworfen. Und es war ihm egal, ob wir den an den Kopf oder woanders hinbekommen. Die meisten Aufseher in Torgau waren Männer. Und wir Mädchen mussten uns vor ihnen ausziehen und nackig machen. Das war gerade in der Pubertät sehr, sehr unangenehm. Ich fühlte mich einsam, verlassen und hatte Angst. Mehrfach habe ich in Torgau versucht, mir die Pulsadern aufzuschneiden. Nicht einmal ärztlich versorgt wurde ich danach. Und ein Junge, der unter Klaustrophobie litt, wurde in der Zelle unter mir eingesperrt. Er hatte mir noch am Abend zuvor durch die Tür erzählt, dass er Streichhölzer eingeschleust hatte. Nachdem er in seine Zelle gesperrt wurde, hat er sich angezündet und ist bei lebendigem Leib verbrannt. Das musste ich grausamerweise mit anhören.«

Barbara Breuer: »Waren Sie oft im Einzelarrest oder in einer Dunkelzelle eingesperrt?«

Katrin Büchel: »Mehrfach für drei Tage und nach einem geplanten Ausbruchsversuch drei Wochen Einzelarrest und Dunkelzelle. Dort gab es eine Holzpritsche, die tagsüber hochgeklappt wurde. Ich durfte mich weder darauf legen noch setzen, die Dunkelzelle war dagegen leer. Und sobald jemand kam, musste ich Meldung machen, wie ich heiße und warum ich eingesperrt bin. Das war ständige Wiederholung. Gegen all diese Willkür und Freiheitsberaubung sowie psychische und physische Gewalt kämpfte ich täglich an. Man versuchte meinen jugendlichen Willen nach Freiheit und Selbstbestimmung zu brechen und unter Druck umzuerziehen.

2013 wurde ich durch das Landgericht Berlin für die sechs Monate Torgau rehabilitiert.

In Torgau fasste ich den Entschluss, das erlebte unschuldige Martyrium in einer künstlerischen Form festzuhalten.«

Barbara Breuer: »Lange haben Sie nach einer möglichen Ausdrucksform für das Unaussprechliche gesucht. Und 2014 zum ersten Mal Bilder von sich über dieses Trauma ausgestellt. Was ist ihr Sprachrohr?«

Katrin Büchel: »Meine Bilder geben das erlebte authentisch und künstlerisch wieder, sie kommen aus der Seele heraus und geben ein sensibles Stück Autobiografie preis.

Um das materielle und körperliche hinter mir zu lassen, experimentiere ich mit verschiedenen Medien und habe mich der digitalen Bilderschaffung zugewandt. In einem komplizierten, dreidimensionalen Prozess forme und bearbeite ich das Ausgangsmaterial bis hin zu einer geistigen und künstlerischen Konzeption, mit Verfremdungseffekten, teils nackten, uniformierten, anonymisierten und isolierten Menschen.

So entsteht eine neue Interpretation der Wirklichkeit, indem auch die klaustrophobischen Zustände des »ausgeliefert seins« dargestellt werden. Existenzielle Fragen zu Leben und Tod, Krankheit und Körper, Beschränkung und Befreiung, werden aufgeworfen.

Für mich ist es eine persönliche Aufarbeitung, die mir hilft, einen ertragbaren Zustand der tief eingebrannten Erinnerungen im täglichen Leben zu erreichen. Es fällt mir immer noch sehr schwer, Menschen zu vertrauen.

Entlassen wurde ich kurz vor meinem 18. Geburtstag mit dem Satz ›Erziehungsziel nicht erreicht!‹«

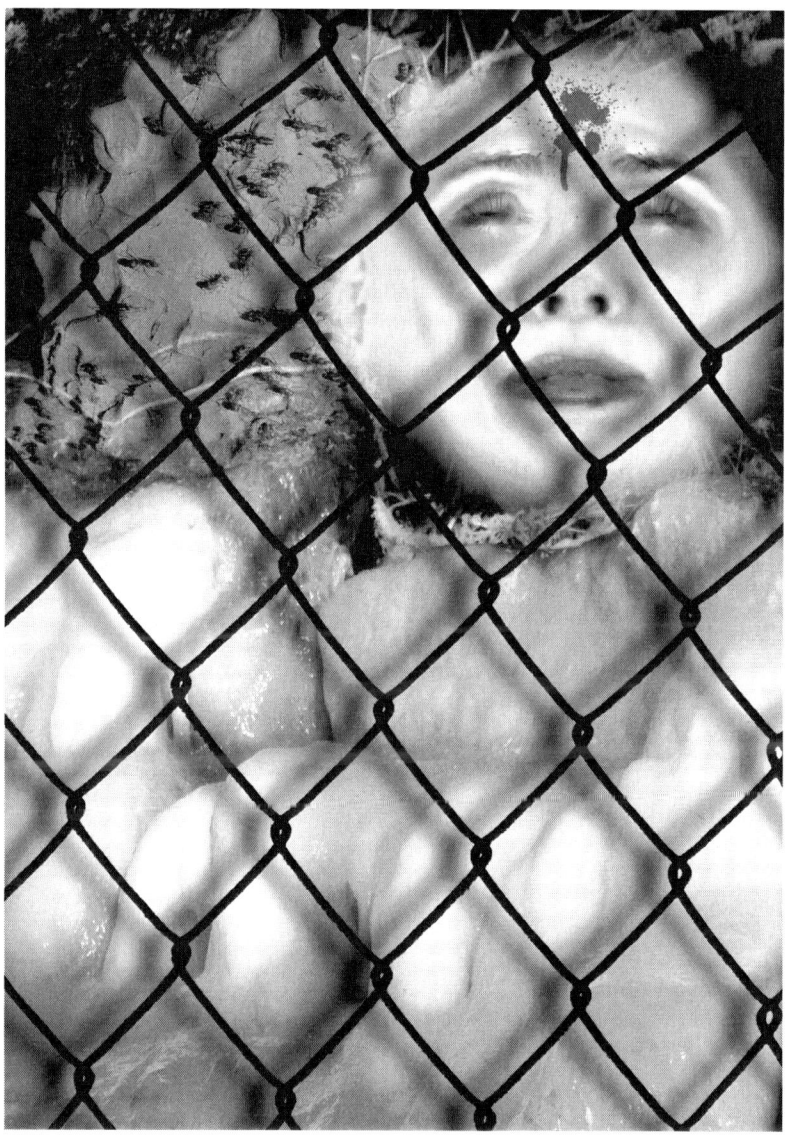

Ohne Titel (Katrin Büchel)

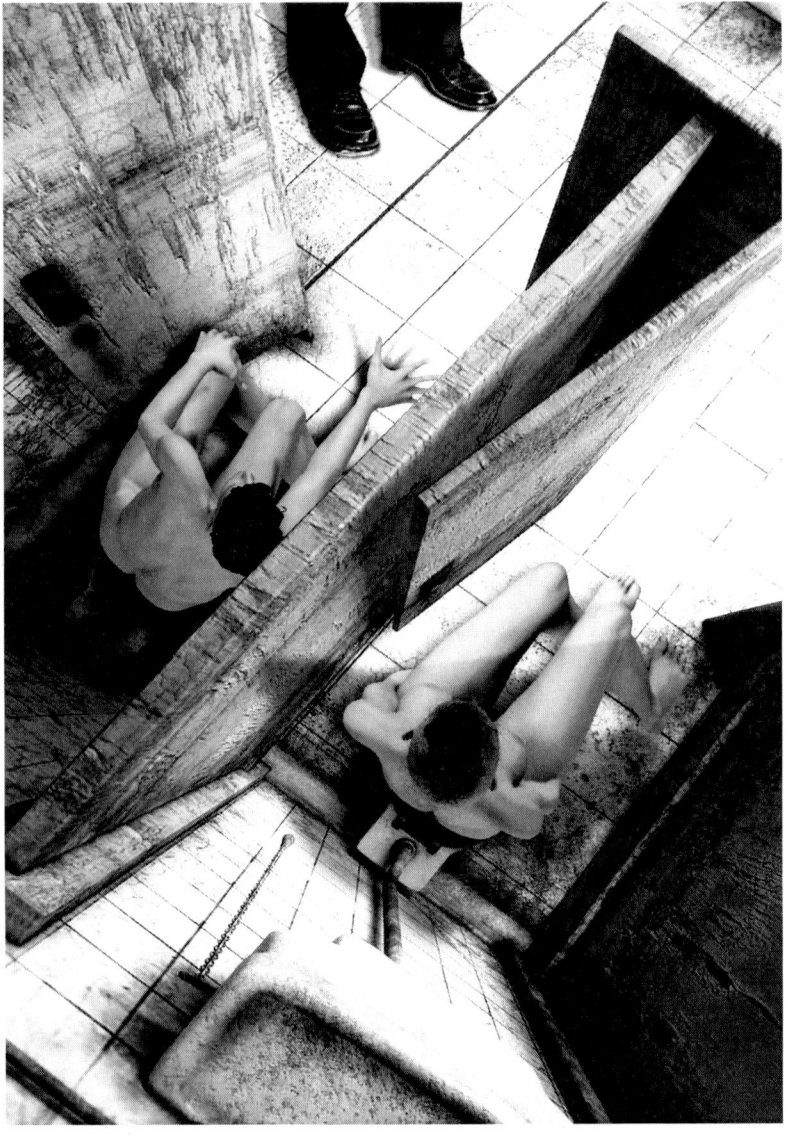

GJWh 12 (Katrin Büchel)

6.2 Herr Kuhn

Einführung – Kindheit – Geburtsort

Geboren bin ich 1955 in Walldürn (Neckar-Odenwald-Kreis, Baden-Württemberg), einer Klein-Stadt im ländlichen Raum zwischen den Flüssen Main und Neckar und dem Städtedreieck Heidelberg-Würzburg und Frankfurt am Main, das 150 n. Chr. von römischen Truppen erobert wurde. Direkt vor den Toren der Stadt und dem Umland verlief die äußerste Grenze des römischen Reiches mit Kastellen, Wällen, Gräben und Palisaden zur Sicherung der Reichsgrenzen durch die Bedrohung der germanischen Stämme. Heute ist der Limes-Wall UNESCO-Weltkulturerbe. Schon als Kind waren dies für mich Orte von zahllosen Erkundungen und hervorragend zum Spielen geeignet. Ich war also schon früh mit imaginären Grenzen konfrontiert. Auch ist Walldürn im Madonnenländchen ein bedeutender katholischer Wallfahrtsort mit dem »Blutwunder« von 1330 und einer imposanten Wallfahrtsbasilika-minor. Die jährliche vierwöchige Wallfahrt mit Tausenden von Besuchern, umgeben von zahlreichen Ständen mit Süßigkeiten etc., hat uns als Kinder natürlich beeindruckt.

Dies ließ aber nach dem 14 Lebensjahr abrupt nach. 1955 wurde auch die Bundeswehr mit der Nibelungenkaserne stationiert, sodass wir nun eine Wallfahrt- und Garnisonsstadt waren, mit Truppenübungsplatz für Panzer und Schießstände. Zudem war Walldürn ein bedeutender Wirtschaftsstandort in der Region, unter anderem für die Herstellung von Kunstblumen und für Kerzenfabriken, in denen auch ich später kurzzeitig ein zusätzliches Taschengeld verdiente.

In der Nähe des Truppenübungsplatzes lag der erste Segelflugplatz. Mein Vater war ein beherzter Segelflieger mit besonderen Auszeichnungen, sodass mein Bruder und ich alljährlich in den Sommerferien dort gezeltet haben und als Kinder oft im Segelflugzeug mitfliegen durften. Der Segelflugplatz wurde dann später verlegt. Ich erinnere mich noch genau an den Lärm der Panzer, wenn diese mit ihren schweren Ketten die Panzerstraße entlang und auf dem Truppenübungsplatz über Hügel fuhren und manövrierten. Natürlich haben wir uns auch dort ab und zu herumgetrieben, obwohl es unsere Eltern untersagt haben.

Kindheit und Jugend

Von meinen Eltern wurde ich nach dem ethischen Grundsatz: »Behandle andere so, wie du von ihnen behandelt werden willst« erzogen.

Durch das ländliche Umfeld war ich zu allen Jahreszeiten viel draußen in der freien Natur. Meine Eltern nahmen sich neben ihrem Berufsleben viel Zeit, mit uns etwas zu unternehmen. Wir machten viele Spaziergänge im Wald und entdeckten die Natur, lernten dabei Tiere und Pflanzen kennen. Die Bedeutung und die Achtung gegenüber der Natur begleitet mich von Kindesbeinen an. Auch unternahmen wir einige Reisen mit dem VW-Käfer. Zudem bestand ein sehr herzlicher und enger Kontakt zu Oma und Opa, den Verwandten und deren Kindern. Es war eine schöne erfahrungsvolle Kindheit.

Im künstlerischen Sinne hat meine Mutter Klavier gespielt, mein Vater Trompete und beide haben im Chor gesungen. Mein Vater war Handwerker/Techniker und in mehreren Sportvereinen aktiv. Ich durfte nach Plan beim Basteln der Eisenbahn-, Schiffs- und Flugzeugmodelle mithelfen und zeichnen. Meine Mutter war im öffentlichen Dienst beim Staatlichen Hochbauamt in Heidelberg beschäftigt. Diese Vielfältigkeit meiner Eltern hat mir sehr für mein weiteres Leben geholfen.

1961, als man gerade die »Berliner Mauer« errichtete, wurde ich eingeschult – einer Zeit, wo wir noch mit Griffel, Feder und Tintenfass schrieben. Der Sport (Geräteturnen, Fußball, Handball, Leichtathletik) bis hin zur Realschule stand nun im Mittelpunkt. Werken und Zeichnen machte mir in der Schule am meisten Freude.

Ich hatte das Glück, 1955 nicht in einen akuten Krieg hineingeboren zu sein, sondern in eine Generation, der es allmählich besser ging. Das Wirtschaftswunder war da. Die Bundesrepublik Deutschland und die DDR waren 1949 gegründet worden und die Berlin-Blockade 1948/49 und die blutige Niederschlagung des Volksaufstandes in der DDR am 17. Juni 1953 lagen noch nicht lange zurück.

Hineingeboren wurde ich, politisch betrachtet, durch den Beitritt der Bundesrepublik in die NATO und den Deutschlandvertrag, der das Ziel der »Wiedervereinigung Deutschlands in Freiheit« hatte. Der Kriegszustand mit Deutschland wurde auch von der Sowjetunion für beendet erklärt. Die DDR schloss sich dem Warschauer Vertrag an, und wurde von der Sowjetunion zum souveränen Staat erklärt. 150.000 Flüchtlinge aus der DDR und Berlin/Ost wurde im Notaufnahmelager Marienfelde-Berlin/West registriert. Der Ost-West-Konflikt war voll entbrannt: Kapitalismus gegen Kommunismus. So wurde auch ich in den »Kalten Krieg« hinein geboren. Das Auf- und Wettrüsten und die Konkurrenz von Raumfahrtprogrammen prägte die täglichen Nachrichten. Auch der Vietnamkrieg war voll entflammt.

Ich konnte natürlich damals (1955) noch nicht ahnen, wie sehr all diese widrigen Umstände mein Erwachsenenleben fortan prägen sollten.

1969, nach dem Herauswachsen aus meiner Kindheit, änderte sich mein Leben als Jugendlicher. Besonders der Einfluss der Rock- und Bluesmusik aus

England, Amerika und Deutschland prägte meine Jugendjahre. Mein Bruder war Leadsänger, spielte Gitarre und Keyboard schon in mehreren Bands, unter anderem mit dem legendären Namen »Melting Pot«. Mit 14 Jahren gründete ich mit Freunden die erste Band: »The Flowers«. Ich spielte Gitarre, Bass und Schlagzeug. Unser zweites Zuhause wurde der Proberaum mit regelmäßigen Live-Konzerten in der Umgebung. Dies ging so einige Jahre. Zu dieser Zeit wurde in Heidelberg das US-Hauptquartier errichtet. In unserer näheren Umgebung wurden mehrere US-Kasernen stationiert und Bundeswehrkasernen schossen wie Pilze aus dem Boden, sodass wir auch Kontakt mit den GIs hatten und so einiges über die USA erfuhren.

Nach der Realschule absolvierte ich eine einjährige Metallfachschule und begann mit dem Umzug nach Heidelberg/Mannheim 1972 eine Berufsausbildung bei der Deutschen Bundespost als Fernmeldehandwerker. Diese beendete ich 1974. Es war in meinem Leben der Schritt von der Kleinstadt in die Großstadt. Für mich war dies eine große Veränderung. Neben der Lehre war natürlich in Heidelberg/Mannheim einiges geboten. Durch meine Liebe zur Musik waren viele große Live-Konzerte internationaler Bands im Focus. Museen und Performance von Künstlern auf den Straßen waren eine kulturelle Bereicherung. Auch friedlichen Demonstrationen gegen den Vietnamkrieg und Rechtsextremismus sowie für die Wahrung der Menschenrechte schloss ich mich an. Gegenüber den 68ern gab es in den 70ern Alternativbewegungen zur gesellschaftlichen Befreiung.

Dann kam 1974 bei der Bundeswehr die Musterung zum Wehrdienst. Kurz nach Erhalt meines Wehrpasses zog ich mit meiner Freundin nach West-Berlin, um keinen Dienst an der Waffe machen zu müssen. »Nie wieder Krieg«, hatte auch ich geschworen. Viele meiner Freunde und Bekannten taten das Gleiche und leben heute noch in Berlin.

1975: Fluchthilfe nach West-Berlin

Als meine Freundin und ich 1974 in West-Berlin ankamen, wohnten wir kurz bei Freunden aus meiner Heimat, bevor wir nach Kreuzberg 36 in eine Wohnung einzogen. Schlesisches Tor und Görlitzer Bahnhof waren unsere U-Bahn-Stationen. Wir hatten fast Blickkontakt mit der Berliner Mauer, der Spreeufer und der Oberbaumbrücke, wo sich heute die East-Side-Gallery befindet. Nun war ich im Melting Pot der Kulturen und im Zentrum des Kalten Krieges gelandet, mit West-Berliner Pass: vom Limes-Wall zur Berlin-Wall. Im friedlichen Odenwald war davon nichts zu spüren. Erst da wurde mir vor Augen geführt und bewusster, welchen dramatischen Folgen die Menschen in Ost und West durch die deutsche

111

Teilung und die damit verbundene Trennung von Familien ausgesetzt waren. Ein Todes-Bollwerk, wie man es sich nicht schlimmer ausdenken und umsetzen kann. Im eingekesselten West-Berlin arbeitete ich als Auslieferungsfahrer und überlegte mit 19 Jahren, wie ich meine weitere berufliche Zukunft gestalten möchte. Auf jeden Fall wollte ich eine freiberufliche Tätigkeit ausüben. Die Musik stand hier für mich im Vordergrund. Kunst sollte es sein. Doch es kam anders. Im Sommer 1975 wurde ich von einem Bekannten angesprochen, ob ich in einer Fluchthelfergruppe mitmachen wollte. Da mich das sehr interessierte, kam es im Laufe der Zeit zu mehreren Gesprächen, wo ich Details über meine Tätigkeit als Kurier erfuhr und in dem der weitere Ablauf einer Flucht aus der DDR organisiert wurde. Die Berliner Mauer immer vor Augen, informierte ich mich nun mehr über die deutsche Teilung und die Fluchtbewegung aus der DDR. Bald wurde ich wieder angesprochen und es kam zu vertrauenswürdigen weiteren Gesprächen. Bei einer Verhaftung in der DDR würde mir ein guter Anwalt gestellt, der mich spätestens nach sechs Monaten herausholt. Bei meinen Aussagen sollte ich unbedingt keine politischen Motive angeben, da sonst das Strafmaß höher ausfallen kann. Politik würde mich nicht interessieren. Meine Gründe sollten nur rein finanzieller Art sein und ich angeben, dass ich nur gelegentlich und in Schwarzarbeit über die Grenzen hinweg arbeiten würde. Dies erschien mir damals logisch. So tat ich es auch dann bei der Stasi. Über die Haftbedingungen wurde nur am Rande geredet.

Alle meine Gedanken der nächsten Tage und Nächte, das Für und Wider, einschließlich dem Risiko, meine Freiheit aufs Spiel zu setzen und meinen Eltern, meinem Bruder und meiner Freundin nicht mein Vorhaben zu erzählen, überwiegte doch die Tatsache, dass hinter der Mauer Menschen in Unfreiheit und ohne Selbstbestimmung eingesperrt sind. All dies bewegte mich sehr und ich beschloss, nicht weiter passiv hinzusehen, sondern auch aktiv mitzuwirken und Menschen zur Flucht zu verhelfen und dadurch ein wenig an der Berliner Mauer zu kratzen und dem Wahnsinn ein Ende zu setzen. Meine naive Blauäugigkeit wurde schnell von der Realität eingeholt. Es sollten noch 14 Jahre vergehen bis endlich am 9. November 1989 die Mauer fiel und am 3. Oktober 1990 Deutschland wiedervereinigt wurde.

Im Herbst 1975 begann ich zwölfmal als Kurier von West-Berlin aus über den Grenzübergang Heinrich-Heine-Straße nach Ost-Berlin, als Tourist getarnt, einzureisen. Es stieg mir als erstes der stinkende Geruch von Trabi-Abgasen und verbrannter Kohle aus den Kaminen in die Nase. Ich stand auf einmal in einer anderen Welt. Unglaublich. Ich war in einem anderen Film. Es war alles so grau und duster. Kaum Farben wie im Westen. Ich hatte ja das große Glück im Westen aufzuwachsen, wo Milch und Honig flossen und ich relativ frei machen konnte, was ich wollte. Die Menschen, einschließlich zahlreicher komischer Gestalten, bewegten sich wie versteckt im Schatten des Nebels. Hatte ich Halluzinationen? So hatte ich mir die DDR nicht vorgestellt. Als Kurier hatte ich die Aufgabe, ausreisewillige DDR-Bürgerinnen und -Bürger konspirativ zu treffen und mit ihnen ihre konkrete Flucht zu organisieren sowie mit Zubringern zu reden. Mir war es wichtig zu erfahren, aus welchen Gründen sie aus der Zone fliehen wollten. Dies erfuhr ich nun aus erster Hand. Auch die Familienzusammenführung war dabei ein wichtiger Grund. Auf Anfrage der Fluchthelfergruppe habe ich mich später auch entschieden, selbst mit einem PKW Menschen über die Grenze in die Freiheit zu bringen. Durch meine Kurierdienste gelangten einige mit einem anderen Fahrer die Flucht in den Westen. Mittlerweile hatte ich einigermaßen Kenntnis über die Lebensbedingungen und die SED-Diktatur sowie dem menschenverachtenden Überwachungsstaat des Ministeriums für Staatssicherheit (MfS).

Nach meiner Kuriertätigkeit wagte ich, wie gesagt, selbst mit einem PKW den ersten Fluchtversuch. Da ich an der Transitstrecke zu dem verabredeten Zeitpunkt die Flüchtlinge nicht antraf, kam es nicht zur geplanten Flucht über die Grenze. Warum dies scheiterte, konnte sich die Gruppe auf mein Nachfragen auch nicht erklären.

Oktober 1975: Festnahme

Am 23. Oktober startete ich einen weiteren Versuch. Ich fuhr über den Grenzübergang Drewitz in die DDR. Diesmal kam das Treffen an der Transitstrecke zustande und drei DDR-Bürgerinnen und -Bürger stiegen zu mir in den PKW und wechselten rechtzeig vor der Grenze in den belüfteten Kofferraum um. Das Fluchtauto testete ich zuvor in West-Berlin und der Mercedes S war entsprechend präpariert, sodass es nicht auffallen sollte, dass der Kofferraum beladen ist. Nach ruhiger Fahrt kamen wir gegen 22 Uhr in der Nacht am Grenzübergang Wartha-Herleshausen an. Alles schien ruhig. Langsam fuhr ich an die Grenze. Zöllner verlangten meine Papiere und winkten mich auf eine andere Spur. Das irritierte mich sofort und ich spürte, dass etwas nicht stimmte. Nur einen kurzen Augenblick überlegte ich Gas zu geben und die Grenze zu durchbrechen. Dies wäre sicherlich böse ausgegangen. Plötzlich war ich von mehreren bewaffneten Grenzsoldaten und Hunden umstellt und man dirigierte mich in eine Garage. Es war wie in einem Film. In der Garage wurde ich aufgefordert auszusteigen und den Kofferraum zu öffnen, da der dringende Verdacht eines Missbrauchs des Transitabkommens unter Benutzung von geheimdienstlichen Methoden bestehe. Ich weigerte mich zuerst, musste aber schnell auf Druck der Grenzsoldaten einsehen, dass dies sinnlos war.

So öffnete ich den Kofferraum und als die Grenzsoldaten die drei DDR-Bürgerinnen und -Bürger sahen, wurde dieser sofort wieder zugeknallt. Mich drängte man brutal mit dem Gesicht an die Wand, durchsuchte mich, zwang mir Handschellen an und erklärte mir, dass ich vorläufig festgenommen sei. Dann zerrte man mich in einen kleinen, fensterlosen Raum in einer Baracke. Meine Gedanken waren auch bei den Menschen im Kofferraum und ich begann zu weinen, da die Flucht in die Freiheit gescheitert war. Dann wurden Fotos von mir in Handschellen und dem Fluchtauto gemacht – alles in meinen Stasiunterlagen abgeheftet. In dieser Nacht begann für mich die 2½-jährige Odyssee in den DDR-Zuchthäusern.

Schon in der U-Haft des MfS prahlte der Vernehmer damit, dass sie sowieso alles gewusst hätten. Jahre später erfuhr ich auch aus meinen Stasi-Unterlagen, dass ich schon während meiner Kuriertätigkeit vom MfS unter Beobachtung stand. Wie so viele wurden auch wir verraten. In der Baracke musste ich mich ausziehen und wurde untersucht. Zwei Offiziere waren zu meiner Bewachung mit in dem Raum. Auf die ersten Befragungen meiner Tat gab ich keine Antworten. Lediglich zu meiner Person. Man brüllte mich an: »Imperialistischer Handlanger, unsere Untersuchungsorgane wissen ja sowieso alles. Du wirst schon reden!« So ging das bis zum Morgen, ohne Schlaf und Essen. Dann kam das Transportkommando in schwarzen Lederjacken. Mit Handschellen wurde ich in ein seltsames Kastenauto (Barkas 1000) gestoßen und in einen winzigen Verschlag mit ca. 50 x 60 cm eingesperrt. Es waren noch mehrere solcher Verschläge im Auto. Es herrschte Dunkelheit, kein Fenster, die kleine Leuchte gab kaum Helligkeit ab. Luft bekam ich durch wenige runde Löcher, die oben in einer Reihe an der Mini-Tür durchbohrt waren. Ich saß gekrümmt, die Beine angewinkelt mit Handschellen, auf einem festgemachten Sitz. Wie ein Tier fühlte ich mich eingesperrt. Das kann doch nicht wahr sein! Wer macht denn so was? Ich war verzweifelt. Wo bringt man mich hin? Über holprige Straßen mit einem Motorgeräusch wie ein Rasenmäher in meinen Ohren und einem seltsamen Geruch in meiner Nase wurde ich in die UHA-Erfurt eingesperrt. Dies war wohl mein erster Kontakt mit dem Ministerium für Staatssicherheit (MfS) der DDR. Damals ahnte ich noch nicht, dass ich noch mehrmals mit dem Barkas durch die DDR gekarrt werde. Nun war ich endgültig der Stasi ausgeliefert. Doch es sollte noch schlimmer kommen.

1975/76: Untersuchungshaft (UHA) beim Ministerium für Staatssicherheit (MfS) in Erfurt – Cottbus – Berlin Hohenschönhausen

In der UHA-Erfurt war ich ca. eine Woche und wurde unregelmäßig Tag und Nacht von einem MfS-Offizier vernommen. Ich musste mich nackt ausziehen, wurde untersucht und kam in eine Einzelzelle. Nun war ich im Gefängnis, müde und hungrig. Von Erfurt wurde ich wieder mit dem Barkas (Sarg) in die UHA-Cottbus des Zentralgefängnisses Bautzenerstrasse für wieder ca. eine Woche gekarrt. Dort erfuhr ich die gleichen Erniedrigungen. Wieder im Barkas landete ich in einer anderen UHA des MfS, im Keller des Bezirksgerichtes in Cottbus. Dort war ich für Monate in Einzelhaft und absoluter Isolation weggesperrt.

Die Zelle war ca. 2,5 x 3,5m. Muffige Luft kam mir entgegen. Düster war es und kaum Licht vorhanden, weil das kleine Fenster mit Glasbausteinen vermauert war. Eine Lampe war über der Zellentür in die Wand eingemauert und nochmals mit einem vergilbten Glas verdeckt, sodass kaum Helligkeit den Raum beleuchtete. Es gab kein Wasser und kein Waschbecken. In der Ecke stand ein runder Blechkübel mit Deckel, worin ich meine Notdurft verrichten musste. Der Gestank von Ammoniak lag in der Luft. Diesen Kübel musste ich jeden Tag in einer besonders dafür eingerichteten Kübelspülzelle selbst unter einem Wasserstrahl reinigen. Auf einer primitiven Holzpritsche mit muffigen Matratzen und einer MDI-Decke musste ich schlafen, immer die Hände auf der Brust. Ein kleiner Tisch von ca. 20 x 30cm war in die Wand eingebaut, davor ein Holzhocker. Sitzen und liegen war nur mit Erlaubnis des Vernehmers erlaubt. Der Steinboden war dunkelrot und diesen musste ich jeden Tag mit einem Scheuertuch unter den Füßen reinigen. Die Wände waren rissig und mit einem dreckigen dunkelgrün gestrichen. Psychische Folter war an der Tagesordnung und man schreckte auch nicht vor Gewalt zurück. Keine Zeitung und Bücher. 20 bis 30 Minuten Freigang im sogenannten »Tigerkäfig«, der nochmals mit einem Gitter auf den Wänden darüber gesichert war und in dem bewaffnete Männer mich im Visier hatten. Was für ein Wahnsinn!

Das Essen war miserabel, mangelhaft und unzureichend, kein Obst, nur verdünnte Kohlsuppe. Um es gleich vorwegzunehmen: Ich hatte damals im Oktober 1975 ein Gewicht von 65kg. In den 2½ Jahren Zuchthaus, durch die mangelnde Ernährung fielen mir in der Haftzeit teilweise die Haare aus, die Zähne begannen zu wackeln und zu schmerzen und ich wurde abgemagert am 10. Februar 1978 entlassen bzw. von der BRD freigekauft.

Bis dahin gingen die Vernehmungen durch das MfS immer weiter und weiter. In den Monaten der U-Haft bekam ich lediglich den Schließer sowie meinen Vernehmer zu sehen und stand in ständiger Beobachtung rund um die Uhr. Mit der Zeit habe ich verstanden, was es bedeutet, wenn es an den Wänden klopfte. Ein Zuruf über die Mauern der Tigerkäfige rief: »Das ist das Alphabet.« Zweimal abklopfen und das Wort ist zu Ende. Es dauerte eine Weile bis ich ab und zu mit Gefangenen nebenan Klopfen konnte. Ich begann in der Zelle wie ein Tiger umherzulaufen, machte täglich Handstände und Meditation, um in Bewegung zu bleiben und nicht durchzudrehen. In dieser Notsituation begann ich zu beten, und meine Gedanken waren bei meiner Familie draußen. Ja, draußen! Glaubt mir jemand, wenn ich das Erlebte erzähle, diese Ausweglosigkeit, diese Unmenschlichkeit? Habe noch Hoffnung! Diese Zelle hat sich tief in mein Gedächtnis eingebrannt und wurde später neben anderen eines meiner künstlerischen Hauptwerke. Zu der Zeit überlegte ich mir schon, wie ich das in Freiheit festhalten könnte, wenn ich das überlebe.

Danach wurde ich mit dem Barkas in die zentrale UHA-Berlin Hohenschönhausen verlegt die in einem großen militärischen Sperrbezirk von Ost-Berlin lag. Die war so geheim, dass in den Landkarten der Bezirk mit einer weisen Fläche markiert war. Wieder der ähnlich gleiche Vorgang bei der Ankunft und der Einweisung. Meine neue Isolationszelle war etwas anders ausgestattet, mit Waschbecken-Toilette und etwas mehr diffusem Licht, aber wieder mit Glasbausteinen als Fenster – eines der Markenzeichen der Stasi. Es gab einen in die Wand zementierten Spiegel. Als ich mich darin sah, bin ich sehr erschrocken. War ich das? Die Vernehmungen gingen weiter und mir wurde nochmals gesagt, dass sie sowieso schon alles wissen, dass ich schon lange unter Beobachtung stand und das Fluchtauto bekannt gewesen war. Einen Brief bekam ich vorgelegt zu lesen und ahnte, dass ich aus der eigenen Fluchthelfergruppe verraten worden sein könnte. Mein Vernehmer grinste nur hämisch. Die von mir unter Druck und Drohungen gemachten Aussagen wurden zum Teil gefälscht und Protokolle entstellt wiedergegeben. Ich hielt mich von Anfang an bei all meinen Aussagen daran, dass ich nicht sehr politisch motiviert war und nur aus kommerziellen Gründen gehandelt habe, arbeitsscheu bin und ich sofort bereit war, mitzuwirken, wie man es mir von der Fluchthelfergruppe geraten hatte usw. Was natürlich nicht stimmte. Dies zog sich dann wie ein roter Faden durch die Protokolle und das Urteil. Im Strafvollzug erfuhr ich von Haftkameraden, dass dies durchaus das Strafmaß gelindert haben könnte.

Der Freigang-Tigerkäfig, die Verpflegung, alles war ähnlich wie bisher und war weiterhin unter absoluter Beobachtung und Isolation. Dann wurde ich unverhofterweise in eine andere Zelle mit noch zwei anderen politischen Gefangenen verlegt. Endlich! Nach fünf Monaten mit anderen Menschen reden können! Es waren West-Deutsche, die ihre Vernehmung und U-Haftzeit wohl auch gerade hinter sich hatten und auf ihren Prozess warteten. Einige Zeit danach, Anfang April wurde die Zellentür aufgerissen und der Schließer rief: »Zwei – Sachen packen!« Ich war die Nr. 2, da wir ja keine Namen mehr hatten, quasi namenlos inhaftiert waren. Ich verabschiedete mich von meinen Mitgefangenen und trat in den Gang mit dem Gesicht zur Wand. Ich wusste wieder nicht, wo man mich hinbringen würde. Mit Handschellen wurde ich wieder in den Barkas gepfercht und stand einige Stunden später wieder in einer Einzelzelle in der UHA-Cottbus im Keller des Bezirksgerichtes. Der Vernehmer setzte mich davon in Kenntnis, dass mein Prozess am 5. und 8. April 1976 beim 1. Strafsenat des Bezirksgerichtes Cottbus stattfinden wird. Mir wurde die Anklageschrift vorgelegt und mit Nachdruck zu verstehen gegeben, diese durchzulesen und schriftlich zu bestätigen. Ich hatte zweimal einen Rechtsanwalt schriftlich abgelehnt, da ich jeden Rechtsglauben an die Justiz verloren hatte und erst, als ich einen Brief von meinen Eltern bekam, worin sie von einem Rechtsanwalt schrieben, habe ich die Vollmacht des Rechtsanwaltes unterschrieben. Von der Fluchthelfergruppe hörte ich in der ganzen Zeit nichts. Wen auch immer ich als Verteidiger ausgewählt hätte, das Strafmaß lag schon längst von höchster Stelle fest. Auch stand schon kurz nach dem Urteil die Entscheidung fest, dass meine Verwirklichung meiner Entlassung am 10. Februar 1978 erfolgen sollte. Ich wurde darüber natürlich nicht informiert und so fieberte ich jeden Tag in Hoffnung auf eine frühzeitige Entlassung. Es sollten insgesamt 20.000 Stunden werden.

Der Prozess

Am 18. März 1976 hatte ich das einzige halbstündige Gespräch vor dem Prozess mit meinem Verteidiger. Er erklärte mir, dass meine Straftat wohl eindeutig sei und ich mit einer Verurteilung von ca. sechs Jahren rechnen muss. Es wäre also wohl definitiv nicht der Fall, dass ich nach sechs Monaten wieder raus komme, wie es mir von der Fluchthelfergruppe gesagt wurde, fragte ich? Daraufhin schüttelte er nur den Kopf. Ich sollte mich ruhig verhalten vor Gericht und es wird schon werden. Das war's. Am 4. April 1976 wurde ich mit Knebelketten und drei Gefreiten in den Gerichtssaal wie ein Schwerverbrecher geführt. Bei einem Fluchtversuch würde sofort mit der Schusswaffe Gebrauch gemacht. Der Saal war bis auf zwei Männer in Zivil (MfS), beide in der letzten Reihe sitzend, leer. Publikum war unerwünscht. Was war denn das für eine Gerichtsverhandlung! Gleich darauf kam mein Verteidiger, ein kleiner Mann und Schatten seiner selbst und setzte sich mit einigem Abstand neben mich. Der Oberrichter, die blonde Staatsanwältin, die beiden Schöffinnen sowie die Justizangestellte als Protokollführerin betraten den Gerichtssaal. Man begann, die Anklageschrift zu verlesen und die Ermittlungsergebnisse der Stasi vorzutragen. Dann folgten die Beweisaufnahme und die Plädoyers. Die Staatsanwältin nannte mich einen »imperialistischen Handlanger«, »kommerziellen Fluchthelfer« und »Staatsfeind

Nr. 1« usw. Das Plädoyer meines Verteidigers war kurz. Das hohe Gericht sollte doch meine Jugend (20 Jahre) sowie meine Unkenntnisse in Bezug auf meine
Tat berücksichtigen. Ich erklärte in meinem Schlusswort, dass ich den Menschen
auch deswegen geholfen habe aus der DDR zu fliehen, um in Freiheit leben zu
können. Fertig. Mein Verteidiger machte sich wieder aus dem Staub. Dann wurde
das Verfahren auf den 8. April 1976 vertagt und ich wurde wieder in meinen Kerker gesperrt, wo ich wieder alleine war und anfing zu beten, es möge doch nicht
so schlimm ausgehen.

Am 8. April 1976 wurde beim Bezirksgericht Cottbus 1. Strafsenat, im Namen
des Volkes das Urteil verkündet: Der Angeklagte wird wegen staatsfeindlichen
Menschenhandels, Verbrechen nach §105 Ziffer 2 StGB und §56 Abs. 3 StGB zu
sechs Jahren Freiheitsstrafe verurteilt. Die Straftat stellt ein Staatsverbrechen dar.
Ich nahm das Urteil wie in Trance an. Ein Widerspruch wäre sinnlos gewesen, wie
mir mein Schattenanwalt erklärte. Danach wurde ich wieder in meine Einzelzelle
gesperrt und wenige Tage später mit dem Barkas (Minna) in Handschellen in die
Strafvollzugsanstalt Berlin-Ost Rummelsburg überführt. Das Urteil reflektierte
ich später im Bild »Urteil«.

1976–78: StVE Rummelsburg, Ost/Berlin

Es war ein grauer Tag als ich mit dem Barkas in der Strafvollzuganstalt Rummels-
burg ankam. Ich fühlte mich zeitlich mehr zurückversetzt als ohnehin schon:
Wohin ich blickte waren unüberschaubare Backsteinbauten. Auf dem riesigen
Arsenal befanden sich die UH-Anstalt und die Strafvollzugseinrichtungen des
MDI (Ministerium des Innern), Produktionsstätten, ein Haftkrankenhaus und
vieles mehr. Drumherum waren hohe Mauerbegrenzungen mit Hundelaufanlage.
Ich sah Männer in blau-weiß-gestreiften Hemden und langen Hosen mit langen
gelben Streifen, bewacht von uniformiertem Wachpersonal. Ein MfS-Offizier
übergab mich dem Vollzug und man brachte mich in die Effektenkammer. Dort
wurde ich erst mal angebrüllt: »Name!« Ich sagte: »Gino Kuhn.« Mein Gegenüber brüllte zurück: »Strafgefangener Kuhn meldet sich an, Herr Obermeister!
So heißt das hier, verstanden?« Ich musste meine Privatsachen ausziehen und
abgeben, bekam dafür die Gefängnisklamotten und -wäsche mit gelben Streifen,
ein Sträflings-Käppi, halbhohe Schuhe, Waschutensilien und eine Decke. Mit
diesem Bündel und seltsam angezogen, wurde ich von einem Offizier über das
Gelände geführt und in ein rotes Backsteingebäude in einen dreckigen Warteraum gebracht. Ich sah sofort, dass an den Fenstern der Zellen von außen noch
zusätzlich rostige Eisenblenden angebracht waren, sodass nur wenig Licht nach

innen drang und man nicht viel von innen nach draußen sehen konnte. Was ich damals noch nicht wusste, war, dass sich unmittelbar in der Nähe des Zuchthauses an der Rummelsburger Bucht die Berliner Mauer befand.

Als erstes wurden mir meine längeren Haare auf Kurzschnitt geschoren. Dies war für mich ein massiver Eingriff in meine Persönlichkeit. Nach mehreren Stunden des Wartens kam der Schließer und führte mich in einen Gang mit mehreren Zellen links und rechts. »Neuzugang«, brüllte der Schließer. Es wurde ein Zellen-Verwahrraum aufgeschlossen und ich trat mit meinem Bündel hinein. Man schaute mich nur verwundert an und war nicht begeistert, dass noch ein sechster Mann dazukam. Ich stand da wie gemeißelt und brachte nur ein kurzes Hallo heraus, bis ein Gefangener mich begrüßte: »Willkommen im Haus am See!«

Die Mitgefangenen teilten mir die Fächer für meine Utensilien und mein Bettlager zu. Dann brüllte eine laute Stimme auf dem Flur: »Station! Fertig machen zur Zählung!« Wir standen nebeneinander und die Tür ging auf. Einer von uns rief plötzlich: »Verwahrraum belegt mit sechs Mann, guten Abend, Herr Meister!« Rasend schnell wurde die Zellentür wieder abgeschlossen und die Riegel knallten. Dies war meine erste erlebte Zählung. Ich erzählte kurz meine Geschichte und die anderen taten das gleiche. Dann kam die Nachtruhe. Im Dämmerlicht, das vom Fenster eindrang wurde mir erst richtig bewusst, wo ich war. In dieser Zelle waren sechs Menschen zusammengepfercht, ohne Privatsphäre. Der Raum war ca. 3 x 4 m klein. Darin befand sich ein Tisch mit sechs Hockern in der einen und einer Toilette mit Waschbecken, die nicht abgetrennt war, in der gegenüberliegenden Ecke. Links und rechts waren die zwei Dreistockbetten aus Eisen. Von innen blickte man auf das trübe Fenster mit Gitterstäben und der rostigen Stahlblende, die fast das ganze Fenster verdeckte. Der Mief, gemischt mit Zigarettenrauch, lag fast greifbar in der Luft. Die Belüftung war miserabel.

Diese Nacht und weitere Nächte schlief ich kaum und hatte Albträume. Am frühen Morgen brüllte es wieder: »Zählung!« Ich hatte großen Hunger und fragte, ob es bald Frühstück gebe. Mit ernster Miene sagte ein Mitgefangener zu mir, dass wir auf der Zugangs- und Nichtarbeiterstation seien. Wer nicht arbeite, bekomme nur mittags und abends etwas zu essen. Dann flog die Tür auf und es wurde eine Kanne mit lauwarmem Kaffeeersatz für alle hereingereicht. Das war's! »Muss man hier arbeiten?«, fragte ich. »Wenn du hier einigermaßen überleben willst, wirst auch du arbeiten«, antwortete man mir. Dann wurde ich über den monotonen Alltag und der Arbeit im Zuchthaus aufgeklärt. Dann brüllte es wieder im Flur: »Station! Fertig machen zur Freistunde.« Nun mussten wir alle ca. 75 Mann im Flur antreten. Es war ein gespenstiger Anblick, so viele Männer in Häftlingsklamotten und zum Teil in alten Wehrmachtsmänteln zu sehen. Im Freihof mussten wir dann auf Kommando in Zweierreihen im Hof unsere Runden drehen. Nach ca. einer halben Stunde wurden wir wieder in unsere Verwahrräume gesperrt.

Gegen Mittag wurde der Fraß ausgegeben. Es gab wässrige Pellis (Kartoffeln) in einer größeren Schüssel für alle. Je nach Station gab es Verpflegung A/B/C. Da ich auf Station A lag, gab es Pellis, verkochten Brei oder wässrige Kohlsuppe, stets ohne Frühstück. Die Verpflegung B und C war mit Frühstück (Kommissbrot und Marmelade) und etwas mehr am Abend. Zum Abendessen gab es für alle ein ganzes schmieriges Kommissbrot, etwas Schmalz oder Margarine, etwas Wurst (auch »tote Oma« genannt) und im Wechsel Käse. Allgemein war das Essen ohne notwendige Mineralstoffe und Vitamine mehr als mangelhaft. Obst und Gemüse gab es selten. Daraus entstanden Mangelerscheinungen wie Magen-Verdauungsstörungen, Skorbut und Haarausfall. Ab 1977 wurde die Verpflegung etwas besser. Am Sonntag gab es auch mal Gulasch, grüne Eier, gebackene Wurst als Schnitzelersatz und freitags stinkende Fischsuppe. Wir stellten selbst Brotwein her. Dies war strengstens verboten. Ergänzend zum Tagesablauf gab es noch einmal in der Woche Einkauf. Dort konnte man, wenn man Papiergeld hatte, Tabak, etwas Körperpflegemittel, Quark und Zwieback kaufen.

Duschen und Tausch der Wäsche erfolgte einmal wöchentlich, der Tausch der Bettwäsche alle zwei Wochen. Für sechs Mann hatten wir drei Duschen für 15 Minuten zur Verfügung. Der Raum war schmierig und versifft. Es gab die Stationen Anton, Berta, Cäsar und Dora. Im Keller war die Station A mit Arrest und Isolationszellen untergebracht, auch »Mumpe« oder »Tigerkäfig« genannt. Nun begann ich auf Toilettenpapier-Kartons und alles, was ich so finden konnte, Zeichnungen vom Zuchthaus anzufertigen. Es waren meistens interessante Gespräche untereinander und ich erfuhr sehr viel über die DDR-Diktatur und dem Überwachungsstaat sowie Allgemeines über die deutsche Teilung und die Gründe, warum Fluchthelfer, politische Gegner, Bürgerrechtler, Widerständler, Künstler und die Vielen, die wegen anderer Delikte wie »Staatsfeindliche Hetze«, »versuchter Republikflucht«, »ungesetzlicher Verbindungsaufnahme« usw. festgenommen wurden, zu hohen Freiheitsstrafen verurteilt wurden und Berufsverbot bekamen.

Streitigkeiten oder gar Gewalt gab es nur selten zwischen den politischen Häftlingen. Als Aufmunterung habe ich öfters getrommelt und Lieder gesungen. Zappa, ein Mithäftling, hat mich unterstützt. Dafür bekam ich Abmahnungen und Androhungen zum Arrest.

Nach geraumer Zeit auf der Zugangsstation gab es wieder freie Plätze in den Arbeitskommandos, denen ich entsprechend – da wir zur Arbeit verpflichtet waren – zugewiesen wurde. In den Ausländerstationen waren überwiegend Westler und West-Berliner, doch auch manche DDR-Bürger. Die Arbeit war stumpfsinnig und es wurde ein Lohn von 25 Ostmark im Monat ausbezahlt. Ab 1977 gab es 48 Ostmark. Den Rest kassierten der Strafvollzug und die DDR-Wirtschaft. Die Arbeit wurde in Doppelschichten ausgeführt und wir mussten Relais für die Elektro-Apparate-Werke EAW herstellen sowie später Kühlschrankrelais-RS8 in einem anderen Anbau. Viele westliche Firmen haben an dieser Haftzwangsarbeit und Ausbeutung profitiert. Arbeitsschutzrichtlinien standen nur auf dem Papier. Die ärztliche Versorgung wies im Allgemeinen eklatante Mängel auf. Bei Nichterfüllung der Norm oder Arbeitsverweigerung gab es Sanktionen oder Arrest. Bis heute wurden die politischen Häftlinge dafür noch nicht entschädigt. Über die gesamte Zeit hinweg, bis zu meiner Entlassungb musste ich Haft-Zwangsarbeit leisten.

Da ich zwei Jahre eine Ausbildung als Fernmeldehandwerker absolviert hatte, habe ich schnell mithilfe anderer gelernt, wie man ein Radio ohne Strom baut, die Materialien gab es ja in den Elektrogeräten, die wir täglich fertigstellen sollten (Magnet, Kupferdraht, Diode usw.). Dies war natürlich strengstens verboten und mit Arreststrafe belegt! Mich reizte dies so sehr, dass ich damit anfing, Radios zu bauen, um Musik und Nachrichten zu hören. Je nach Einstellung konnte ich auch »Rias Berlin« empfangen. Da es auch in Rummelsburg Gefangene gab, die wegen Vorteilsnahme auch Verrat ausübten, dauerte es nicht lange, bis unsere Zelle gefilzt und das Radio gefunden wurde. Auch meine Mini-Zeichnungen, die ich bisher gemacht hatte, wurden mir weggenommen. Dies machte mich wütend und ich musste mich sehr zusammenreisen. Ich gestand den Bau des Radios und kündigte auch meine Arbeitsverweigerung an. Daraufhin wurde ich in die Arrestzelle (Mumpe) im Keller für 14 Tage eingesperrt. Diese Zelle war der absolute Horror. Sie hatte mit ca. 3 x 1,80m eine Grundfläche von ca. 5m² und war zusätzlich noch mit zwei speziellen Trenngittern unterteilt. Die Schlafpritsche war tagsüber hochgeklappt. Ein kleiner Tisch und Sitz waren im Gitter angebracht und drehbar. Tageslicht gab so gut wie gar nicht. Glasbausteine. Ratten kamen durch die Toiletten. Ab 1977 gab es immerhin karge Nichtarbeiterverpflegung auch im Arrest. Der Wille und Widerstand und Ungehorsam sollte gebrochen werden. Es ist ihnen aber nicht gelungen. In diesen Tagen im Kerker waren meine Gedanken noch mehr bei meinen Eltern, meiner Freundin und meinen Freunden. Was werde ich tun und arbeiten, wenn ich wieder zu Hause bin! In diesem Kerker beschloss ich, das erlebte Trauma in Bildern und Zeichnungen in Freiheit sofort festzuhalten, egal ob man mir es glauben wird oder nicht. Selbst das Anketten am Gitter oder auf der Pritsche wurde noch 1977 teilweise praktiziert. Diese

Misshandlung musste ich nicht erleben. Gott sei Dank. Diese Erniedrigung in der Mumpe habe ich auch gleich 1978/79 in Öl-Bildern und Zeichnungen festgehalten.

Vorher musste ich aber noch im Büro des Anstaltsleiters und eines Majors antreten. Ich wurde in rauem Ton in Kenntnis gesetzt, dass ich sofort wieder in den Arrest komme, wenn ich weiterhin die Arbeit verweigere und wieder gegen die Hausordnung verstoße! Ich war im Alter von jetzt 22 Jahren ausgemergelt, müde und gesundheitlich angeschlagen, meine Zähne wackelten und meine Haare fielen aus. Wenn ich mein Vorhaben umsetzen will, das Erlebte für die Nachwelt in Zeichnungen und Bildern festzuhalten, muss ich die Haft hier einigermaßen überleben, dachte ich. So entschied ich mich für die Arbeiterstation, wurde aber in eine andere Zelle gelegt. Die Misshandlungen blieben freilich niemals aus. So wurde ich etwa eines Tages von zwei Wärtern aus der Marschgruppe gezerrt, weil ich nicht ordnungsgemäß in der Reihe lief und mit Knebelketten links und rechts an meinen Handgelenken an die Außenwand gedrückt und eine zeitlang mit einem zähnefletschenden Wachhund drangsaliert.

Weihnachts- oder Neujahrsstimmung kam nie auf. Im Gegenteil. Besucherlaubnis (Sprecher) bekam ich einmal von meinem Vater hinter einer Glasscheibe, bewacht. Meine Mutter durfte mich nicht besuchen und musste draußen warten. Briefe konnte ich schreiben und empfangen, diese wurden aber gelesen. Pakete wurden teilweise zurückgeschickt. Dies waren die einzigen Kontakte nach draußen. Die ständige Vertretung der BRD besuchte mich zweimal unter Aufsicht in der Zeit um Weihnachten herum und ich bekam eine Plastiktüte mit West-Artikeln. Man versicherte mir, dass man alles daransetzt, dass ich bald nach Hause komme.

Mitte 1977 trat ein neues Strafvollzugsgesetz in Kraft und wir wurden von Haus 3 in Haus 6 verlegt. Die Hausaufteilung war ähnlich, doch waren die Zellen größer und miteinander verbunden, sodass diese nun insgesamt mit bis zu 18 bis 28 Mann belegt waren. Dies war im Nachhinein kein Vorteil wie sich herausstellte, denn Spitzel und unruhige Stimmung machte sich breit. Auch gab es nun mit den neuen Regelungen separate Duschen, die man öfters benutzen durfte. Das hob die Stimmung natürlich die ersten Tage. Später wurden wir allerdings, wie zuvor auch, in andere Stationen im Haus auseinanderverlegt, sodass keine Freundschaften unter uns entstehen konnten und man es immer mit anderen Gefangenen zu tun hatte. Immerhin: Der Freigang dauerte jetzt eine ganze Stunde und der HO-Einkauf hatte mehr Angebote. Über DDR-Hausarbeiter gab es nun sogar sozialistische Bücher und die Tageszeitung *Neues Deutschland*.

Nach Neujahr 1978 war wieder einmal »Aktion« – das bedeutete, dass ein

Ranghoher Offizier (»Germanyboy« genannt) im Gebäude war und Entlassungen bevorstanden. Ich war nicht dabei. Wir waren zu dieser Zeit in Rummelsburg ca. 250 Westgefangene. Ende Januar 1978 wurde jedoch unerwartet nach der Zählung die Zellentür aufgesperrt und der Oberleutnant rief: »Strafgefangener Kuhn, Sachen packen!« Sofort war alles in Aufregung. Wieder Aktion! »Los, pack deine Sachen«, riefen sie alle, »du wirst entlassen!« »Germanyboy« ist im Haus, denn auch eine weitere Zelle wurde aufgeschlossen. Ich war wie elektrisiert, packte meinen Bündel und lies meine Zigaretten und sonstiges Hab' und Gut bei meinen Haftkameraden zurück. Wir verabschiedenden uns mit allen besten Wünschen. Ich wurde alleine in einen Warteraum gesperrt und die Tür ging auf. Der wachhabende Offizier sagte: »Strafgefangener Kuhn, Sie werden verlegt. Umziehen!« Er legte mir neue Häftlingsklamotten hin. Alle meine anderen Habseligkeiten, auch wieder alle Zeichnungen, wurden mir abgenommen – ich wollte sie unbedingt mitnehmen. Keine Chance. Ich wollte noch fragen, wohin ich denn verlegt werde, doch da war die Zellentür auch schon wieder zugeknallt. Seltsam! Werde ich wirklich entlassen? Der Anstaltsleiter betrat den Raum und ich musste noch schriftlich bestätigen, dass ich alles erhalten habe. Er wünschte mir für meine Zukunft sogar noch alles Gute und verließ den Raum. Ich zitterte und war sehr nervös. Was geschieht jetzt! Ich kam in den Hof und sah einige Zivilisten (MfS) neben dem Barkas stehen. »Steigen Sie ein!«, hieß es. Ich bekam wieder Handschellen angelegt und befand mich wieder in der Schweinezelle! Auch andere Häftlinge sind eingestiegen. Nach etwa einer zweistündigen Fahrt war ich wieder in einer Zelle in Cottbus. Noch am gleichen Tag wurde ich von einem MfS-Mann informiert, dass ich entlassen werde. Mein Name und andere Gefängnisdaten meiner Inhaftierung wurden notiert. Ich wurde gefragt, wie meine jetzige Einstellung zu meiner Fluchthilfe sei und ob ich mich weiterhin subversiv gegen die Deutsche Demokratische Republik verhalten würde. Da ich nun wusste, dass ich frei komme und auch vom Freikauf politischer Häftlinge wusste, erwiderte ich, Fluchthilfe würde ich nicht mehr machen, doch sei ich immer noch der Meinung, dass jeder Mensch das Recht habe, in Freiheit zu leben. »So!«, erwiderte er, »wenn es nach mir ginge müssten Sie die gesamten sechs Jahre absitzen, glauben Sie ja nicht, dass wir blind sind. Wir sind überall. Sie können sich sicher nicht über die Haft beschweren, oder? Haben Sie Beschwerden, brauchen Sie einen Arzt?« Darauf zu antworten, verkniff ich mir. Ja nichts Dummes mehr sagen. Ich musste noch unterschreiben, dass man mich gut behandelt hat und dass ich Stillschweigen zu bewahren habe – was ich auch tat. Zum Abendbrot gab es ein normales Essen und einen Apfel.

Die nächsten zwei Tage und Nächte war ich sehr angespannt und wartete jeden Moment darauf, das etwas passiert. Am dritten Tag nach der Freistunde musste ich zu den Effekten, gab meine Häftlingsklamotten und bekam meine Privatkleider, Ausweispapiere und meinen Entlassungsschein, der auf den 10. Februar 1978 vom MdI ausgestellt war. »Sind Sie fertig, gehense!«, sagte der Offizier. Ich trat aus dem Haftgebäude in einen Art Innenhof und sah schon einen Bus abfahrbereit warten. Diese West-Busse hatten drehbare Nummernschilder. Ich durfte einsteigen und sah, dass noch mehrere Gefangene im Bus saßen. Dann kam ein älterer Herr in den Bus und erklärte uns, dass wir jetzt in die BRD entlassen werden und wünschte uns alles Gute für die Zukunft. Es war der für den Freikauf zuständige Ost-Berliner Rechtsanwalt Vogel. Der Bus fuhr los. Ich sah die Sonne, sah Bäume und meine Augen konnten mal wieder in die Ferne blicken. Es war trotz allem sehr ruhig im Bus, wir waren ja noch nicht in Freiheit. Am späten Nachmittag erreichten wir den Grenzübergang Warthe-Herleshausen, wo ich vor 2½ Jahren verhaftet wurde. »Die Grenze, die Grenze kommt!«, rief jemand auf einmal. Der Bus fuhr zu unserer aller Verwunderung ganz langsam und ohne Halt mit einem Gruß der Grenzsoldaten über die Grenze. Wir waren wieder in Freiheit! Wahnsinn. Der Bus hielt im Westen an und ein lockerer Mann trat in den Bus und begrüßte uns herzlichst in der wiedergewonnenen Freiheit und sagte, dass wir jetzt in das Notaufnahmelager Gießen fahren. Der Horror und die Odyssee waren endlich vorbei.

Abends kamen wir in Gießen an und wir stiegen aus dem Bus. Wir lagen uns alle in den Armen und waren überglücklich. Sofort telefonierte ich unter Tränen mit meinen Eltern und meiner Freundin. Am Abend gab es ein reichhaltiges Essen in der Kantine und wir feierten ausgelassen in der Stadt und gedachten unserer Haft-Kameraden in den DDR-Zuchthäusern. Im Lager wurde ich von Geheimdiensten über meine Haftzeit befragt und auch hier wurde mir erklärt, dass ich nichts sagen und absolutes Stillschweigen über meinen Freikauf bewahren sollte, um diesen nicht zu gefährden. Zwischen 1963 und 1989 wurden ca. 34.000 politische Häftlinge durch die Bundesregierung im Wert von ca. 3½ Milliarden DM freigekauft. Es wurde eine Kopfgeldpauschale pro Häftling ausgehandelt. Dies war kommerzieller Menschenhandel. Am 13. Februar bekam ich 150 DM als einmalige Unterstützung der Bundesregierung sowie eine Bescheinigung vom Leiter des Bundesnotaufnahmeverfahrens in Gießen, ausgewiesen durch Lichtbildausweis, nun war es sogar amtlich.

Es war der 13. Februar 1978 als ich in den Zug von Gießen aus in meine Heimatstadt Walldürn einstieg. Es war eine Fahrt mit vielen wechselnden Emotionen. Meine Rückkehr nach Hause war überwältigend und wir lagen uns alle unter Tränen in den Armen.

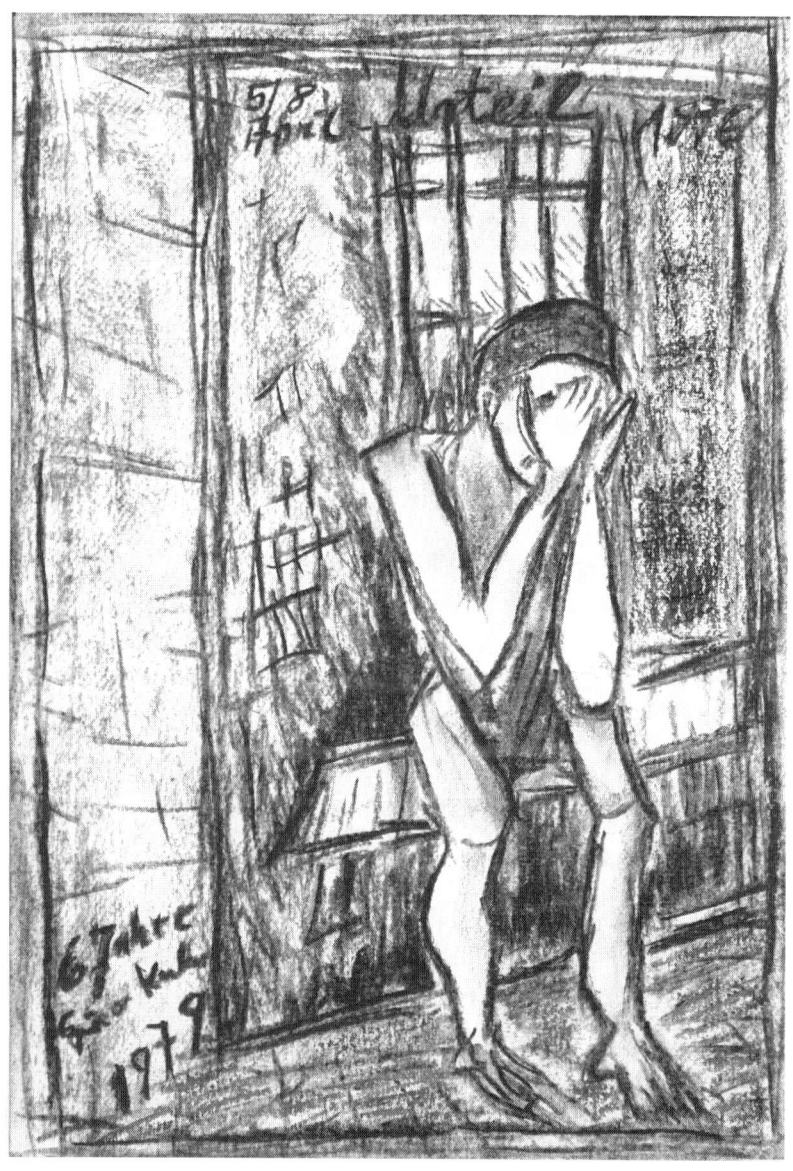

Urteil (Gino Kuhn)

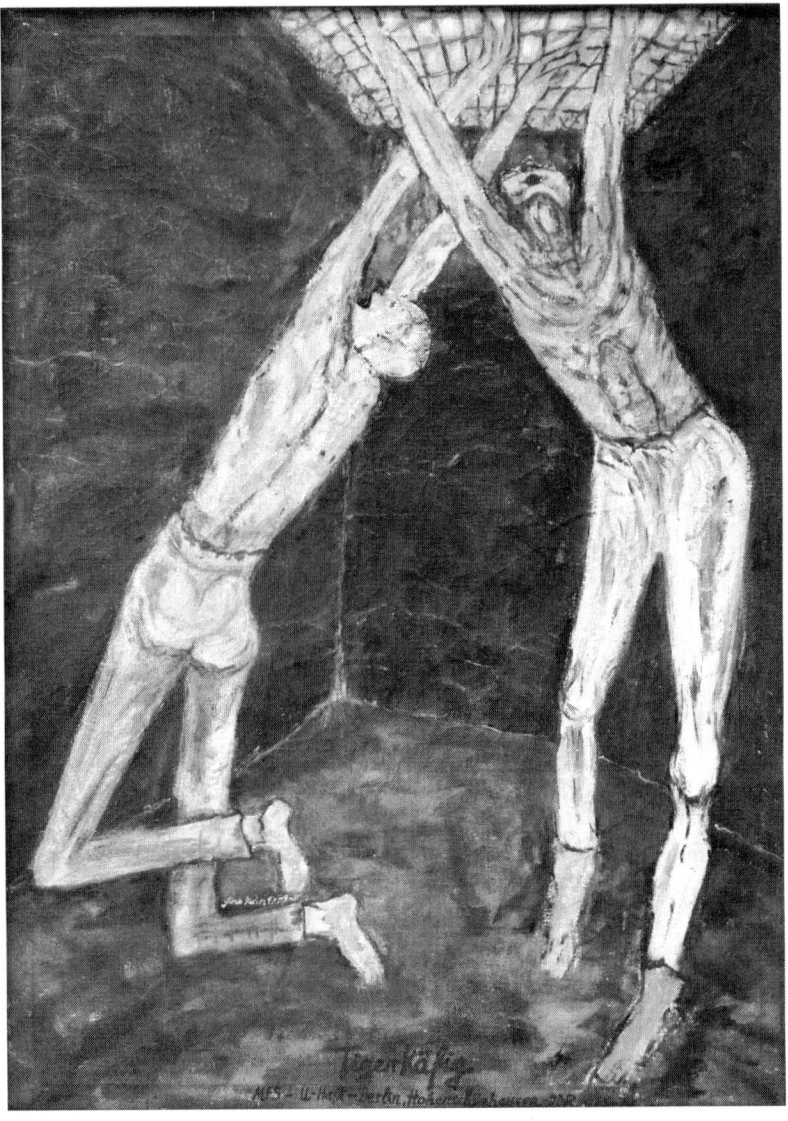

Tigerkäfig Hohenschönhausen (Gino Kuhn)

Kunst und Aufarbeitung: Persönliche Erfahrungen aus 40 Jahren

Nun war ich nach 2½ Jahren DDR-Haft wieder zu Hause. Das Licht der Freiheit und neue Hoffnung spürte ich in jeder Körperzelle. Nach wenigen Tagen begann ich sofort, das umzusetzen, was ich mir in der Haftzeit fest vorgenommen habe. Ich male und zeichne das, was ich in U-Haft/Gericht/Isolation/Mumpe/Tigerkäfig/Zwangsarbeit/Zuchthaus usw. erleiden musste. Ich dachte auch daran, Lieder zu schreiben und diese mit der Gitarre vorzutragen. Einige Texte gibt es noch. Dies verwarf ich dann aber. Ich singe und spiele heute noch Gitarre und verschiedene Musikinstrumente, denn es unterstützt meinen Körperrhythmus und ist Ausdruck meines Inneren, wirkt positiv auf mein Befinden und gibt mir das Gefühl des Wohlfühlens. Die Erinnerungen waren noch frisch, obwohl ich alles andere im Sinn hatte, als daran, an meine Unfreiheit zu denken. Es lies mich aber nicht los. Es ist schade, dass mir die Stasi meine angefertigten Zeichnungen weggenommen hat. Diese wären sehr hilfreich gewesen. Sie befanden sich auch später nicht in meinen Stasi-Unterlagen. So begann ich 1978 für mich, zurückgezogen im stillen Kämmerlein, die ersten Zeichnungen anzufertigen. Ich hätte nicht geglaubt, dass 30 Jahre später diese Bilder in Berlin und bundesweit in Ausstellungen gezeigt werden.

Für mich kam nur eine Selbstheilung meiner Aufarbeitung in Frage, um mich wieder zu stabilisieren. Ich muss auf mein Inneres und auf meine eigenen Selbstheilungskräfte setzen, um eine Balance meiner Probleme und Lösungen im Alltag zu finden. In meinen nächtlichen Träumen hatte ich einen direkten Zugang zu meinem Unterbewusstsein in mir selbst. Verdrängung alleine genügt nicht, dies wurde mir schnell bewusst. Deshalb stand ich in schlaflosen Nächten nachts auf und malte. Dies war eine hochproduktive Zeit, obwohl ich oft dabei erschöpft war und weinen musste. Dadurch konnte ich aber wieder nach einer gewissen Zeit besser einschlafen. Es zeigten sich wieder die inneren Wunden der Angst und Hilflosigkeit.

Der malerische Ausdruck war und ist für mich die effektivste Bewältigung meiner Erlebnisse. In jedem Strich mit Blei oder Kohlestift in der Zeichnung oder jedem farbigen Pinselauftrag auf die Leinwand spiegelt sich mein Inneres wider. Es verstärkt und vertieft. Meine eigene Vorstellungskraft hilft mir dabei und wirft einen neuen Blick auf meine Erlebnisse im Unterbewusstsein. Das gemalte und gezeichnete Bild zeigt mir auch mein anschauliches Gegenüber, obwohl es eigentlich nur Teilszenen der Erinnerung sind. Es ist mehr surreal als real. Durch mein Bild kann ich eine Distanzierung erreichen, um dessen Wirkung, so gut es geht, innerlich aufzulösen, zu begraben. Einen kompletten Abschluss wird es wohl nicht geben. Ich sehe es auch als Chance der Verwandlung, als Chance für eine positive Veränderung, als Gelegenheit, um neue Sichtweisen zu entwickeln und als Zugang zu einer neuen Realität. Kreativität reinigt Herz und Seele und hilft mir zur Wiederherstellung meines Selbst.

Nach geraumer Zeit habe ich eine heilende Wirkung verspürt. Ich bekam mehr Luft, die Nächte waren nicht mehr so dramatisch. Meine Ölbilder zu der Thematik zeigen geschundenes Fleisch in matten Farben, das Grau und das Schwarz-Weiß der Isolation in der Zelle. Dem musste ich etwas Neues, etwas Optimistisches gegenüber stellen. Mittlerweile hatte ich mir ein Atelier eingerichtet. Es gab nur eine Variante. Die Heilung der Farben: Also begann ich mit meiner Staffelei im Freien die Landschaft um mich herum zu malen. Ich begann in die Natur einzutauchen und das Licht, die Sonne und die Stimmung auf der Leinwand einzufangen. Die Natur wurde mein bester Lehrmeister. Die leuchtenden Farben und Bilder wurden ein wichtiges Element für mich, um mich von den Leidbildern zu distanzieren und damit umgehen zu können, damit eine positive Veränderung stattfinden kann. Sie sind für mich Gegenbilder des Schreckens. Die positive Leuchtkraft der Farben hat seine eigene Wirkung, Einfluss auf die Stimmung und das Wohlgefühl.

Parallel zur Malerei begann ich 1979 eine Umschulung zum Hochbauzeichner, mit Abschluss in einem Architekturbüro. Danach setzte ich meinen Schwerpunkt auf das »Ökologische Bauen«, was unter anderem bedeutet, natürliche Baustoffe zu verwenden, (Dachbegrünungen/Regenwassernutzung und Solaranlagen etc.). Dies war damals noch oft ein schwieriges Unterfangen, um den Bauantrag genehmigt zu bekommen. In der Architektur fand ich wiederum eine enge Verbindung zum Zeichnen und zum Malen, was auch meine Aufarbeitung des Erlebten förderte. Da ich die Enge von Zellen und die Uniformierte Architektur der Gefängnisse kannte, machte es mir viel Freude lichtdurchflutete Häuser zu entwerfen und zu bauen, damit sich der Mensch wohlfühlt. So wie die Malerei und Bildhauerei kann auch die Architektur-Baukunst die Stimmung der Psyche positiv wie negativ beeinflussen. Auch auf die physische Gesundheit kann sie Einfluss nehmen, da die Gestaltung von Gebäuden und Innenräumen von unserer Umwelt zum wesentlichen Teil unseren Alltag bestimmt. So war und ist die Malerei, sind Musik und Architektur, die Künste bis heute mein Lebenselixier und helfen mir täglich dabei, positiv die Vergangenheit aufzuarbeiten und zu bewältigen. Die Kunst lebt von der Freiheit des Geistes. Mein Engagement in der Kunst ist für mich ein wesentlicher Bestandteil und ein Kern meines künstlerischen Schaffens. Kunst, die sich für etwas einsetzt, sich nicht nur dem Kunstmarkt anpasst, hat einen Teil der Qualität erfüllt. Heute noch werden in Diktaturen Kulturschaffende/Andersdenkende und Journalisten in Gefängnisse geworfen. Denn Diktatoren haben Angst vor der Kunst und der Presse- und Meinungsfreiheit. Auch deswegen sind meine Bilder von zeitlosem Rang der Gegenwart. In unserer freien westlichen Gesellschaft haben die Künstler noch das Privileg, uneingeschränkt zu arbeiten, deshalb sehe ich es als meine Pflicht an, mich für Freiheit, Demokratie und Menschenrechte in einem Teil meiner Kunst einzusetzen, besonders für die junge Generation, ohne mich als moralisches Vorbild aufzuspielen. Jeder sollte das aber für sich selber entscheiden.

Schlussbemerkungen

1992 wurde ich vom Bezirksgericht Cottbus als politischer Häftling rehabilitiert. 2008 nahm ich Einblick in meine Stasi-Akte in Berlin und besuchte nach 30 Jahren die jetzige Gedenkstätte Berlin-Hohenschönhausen, den Ort, wo ich dem MfS ausgeliefert war. Dort kam natürlich wieder einiges hoch in mir. Ich war und blieb aber trotz allem gefestigt. Bei dieser Gelegenheit zeigte ich ohne Erwartungen der Gedenkstättenleitung ein paar meiner gemalten Bilder. Zu meiner Überraschung bekam ich sofort Kontakte und wurde gefragt, ob ich mich engagieren möchte. Dies war der Anfang meiner ehrenamtlichen Tätigkeiten in Opferverbänden und Gedenkstätten bis heute. Seitdem werden meine Bilder, Grafiken und Zeichnungen in der Wanderausstellung »Im Tigerkäfig der Stasi« in Museen, Landtagen, Stiftungen und Gedenkstätten in Berlin und bundesweit präsentiert, umrahmt von Führungen und Zeitzeugengesprächen mit Schulklassen und Podiumsdiskussionen mit Vertretern der Opferverbände, Kultur, Politik und Medien.

Ergänzend zu meinen persönlichen »Haftbildern« bearbeite ich auch noch in Bildern den Berliner Mauerbau und -fall, die Deutsche Einheit, das Frauengefängnis Hoheneck, Heimkinder, Zwangseinweisungen in venerologischen und psychiatrischen Kliniken, welche besonders unter den menschenverachtenden Haftbedingungen gelitten haben, sowie den friedlichen Widerstand der DDR-Bürgerinnen und -Bürger der zur deutschen Einheit mit beitrug. Im Menschenrechtszentrum, Gedenkstätte Zuchthaus Cottbus, hatte ich die Gelegenheit, ein Mahnmal zu entwerfen und zu errichten, welches den Todesopfern gewidmet ist, die bei der Flucht aus der ehemaligen DDR ums Leben kamen. Auch bei der Gestaltung einer authentischen Zelle mit 28 lebensgroßen Figuren politischer Gefangener konnte ich dort mitrealisieren sowie ein großes Ölgemälde mit dem Titel »Odyssee« in der Dauerausstellung. Besonders Freude machen mir die Kunstworkshops »Geschichte künstlerisch gestalten« in Gedenkstätten mit Schulklassen. All dies hilft mir mein Trauma aufzuarbeiten und meinen persönlichen Beitrag zu leisten. Meine Bilder sollen nicht klagen, sondern mahnen und sind in ihrer Konsequenz ermutigend, weil sich mein nichtgebrochener Wille in der DDR-Haft und meine Sehnsucht nach Freiheit als stärker erwies. Es soll auch kein von Mitleid erfüllendes Selbsterfahrungsdokument sein, sondern ein Plädoyer für eine freiheitliche Selbstbestimmung jedes Menschen.

6.3 Frau O.

>>Endlich frei im Kopf?<<
Hendou, im Ramadan 2016

Es ist früher Morgen. Am Horizont drückt sich die Sonne zögerlich durch die Reste der schwülen Nacht.

Drei alte Frauen sind auf dem Weg zum Friedhof. Freitag – Feiertag – Ramadan, da werden die Toten besonders oft besucht. Ach, was für ein wunderschöner Tag! Die morgendliche Stille wird nur von den Lauten der Tiere durchbrochen. Als ich das Fenster öffnen will, um nach unserem Hund zu schauen, der sich in den Nächten mit seinesgleichen in den Wäldern herumtreibt, schimpfen sofort die Spatzen los, da ich sie bei ihrem auf dem Fensterbrett ausgestreuten Frühstück störte.

Meine Katzen blicken erwartungsvoll zum Fenster hinauf.

Wenn man beginnt vom Leben zu schreiben, wird es doch eigentlich eine unendliche Geschichte.

Ein Kapitel der Vergangenheit hat sich leicht geschrieben, aber zu schreiben vom Jetzt ist sehr schwer. Alles verändert sich ständig. Ereignisse, die nicht vorhersehbar waren, unterbrechen den Schreibfluss. Hier und da fügt man Neues ein, anderes streicht man, weil es plötzlich gar nicht mehr wichtig erscheint.

Mit diesen wenigen Seiten tue ich mir sehr schwer! Es sollte doch nur das Positive vermittelt werden. Aber so ist das Leben nun einmal nicht.

Es war etwa im Frühjahr 2015, kurz bevor ich wieder nach Algerien flog. Wie immer besuchte ich nochmals vor der Abreise meinen Arzt. Aber als ich seine Praxis verließ, war diesmal alles anders. Ich hatte ganz plötzlich aus dem Nichts ein euphorisches Gefühl. Mir fiel eine schwere Last von den Schultern.

Was war das? Bleibt es? Es fühlte sich so gut an und ich fragte mich, woher dieses Gefühl so unverhofft kam? Gleichzeitig befiel mich ein Misstrauen diesem Gefühl gegenüber, wie lange es wohl anhalten würde. Es blieb. Auch in Algerien.

Es hält bis heute, trotz kleiner Panikattacken, welche aber schnell wieder vorbeigehen, denn sie sind immer situationsbedingt.

Dachte ich! Es ist nicht ganz so.

Zwei Bücher hatte ich geschrieben, mit allem Dreck der Vergangenheit. Es ging mir gut danach und mit diesem Abstand überlegte ich, einen dritten Teil zu schreiben, als Abschluss. Die Zeiten jetzt, welche mich glücklich aufwachen lassen, mir das Gefühl geben, lieben und normal empfinden zu können, sind mir zurückgegeben und bringen eine angenehme Gelassenheit über mich. Vielleicht liegt es auch daran, dass man nun schon einige Jahre älter ist.

Die Zeiten, um rast- und ruhelos zu sein, sind vorbei. Das Gefühl des Getriebenseins ist weg. Seitdem leide ich auch nicht mehr an den zuvor häufigen Kopf- und Rückenschmerzen.

All diese Momente sind jedoch leider nicht für die Ewigkeit.

Algier, 19. August 2016: Das war's wohl wieder einmal. Morgen geht es zurück nach Berlin. Warum hat es mich wieder so entschärft? Geht der ganze Mist von vorne los? Mir ging es doch ein Jahr lang so gut! Warum auch noch ausgerechnet in Algerien? So viele Fragen an mich selbst und es gibt keine Antwort. Es ist mir sogar unmöglich, diesen Zustand zu erklären. Ich kann mich nur erinnern, dass ich mir selbst die Kraft aufgezwungen habe, da wieder rauszukommen. Selbst zu essen befahl ich mir, denn in solchen Situationen höre ich einfach auf, Nahrung zu mir zu nehmen und das macht mein Nervensystem total kaputt. Da ich diese Erfahrung gemacht hatte, konnte ich gezielt darauf reagieren. Gott sei Dank, dass ich dazu überhaupt noch fähig war und nicht schon in einer tiefen Depression steckte!

Berlin, Anfang September 2016: Wie eine Verrückte habe ich mich nach meiner Rückkehr in Arbeit gestürzt, nur um nicht die Gelegenheit zum Nachdenken zu finden. Irgendwie hatte ich nicht einmal die Kraft, meinem Arzt davon zu erzählen, dass ich so einen heftigen Rückschlag hatte – einfach keine Lust, mit jemandem darüber zu reden. Nun geht es aber wieder. Es geht sogar ganz gut. Damit werde ich dann halt leben müssen.

Heute ist der 10. September 2016 – ein guter Tag, ein Feiertag. Das Monster, welches mich geboren hat, ist endlich auch tot. Der Vater meiner beiden ältesten Kinder aus erster Ehe ist fünf Tage später gestorben. Es kam ziemlich unerwartet. Da sie beide die Alleinerben sind, mussten sie sich um alles kümmern. Drei Wochen Urlaub gingen dabei drauf, da an dem Erbe ein Haus und Grundstück hängt. Das Wichtigste ist aber nun erledigt. Aber ihnen blieb bei all der Rennerei nicht einmal die Zeit, in Ruhe zu trauern.

Sie wollten, dass mein Mann und ich dort mit lebenslangem Wohnrecht einziehen. Das Haus ist sehr schön, ich hatte es ja damals noch mit aufgebaut. Großes Waldgrundstück mit vielen Bäumen. Aber ich erklärte ihnen, auch wenn es am

Rand von Berlin liegt, ist es für meine Bedürfnisse zu weit weg. Und ein Haus reicht mir auch. Der Wechsel von der Ruhe in Algerien und dem Großstadttrubel (ich wohne ja mittendrin) gefällt mir so ganz gut. Da weiß ich in unserem Haus in Algerien dann immer die Ruhe zu schätzen.

Sie haben es gut gemeint, haben meine Einwände aber auch verstanden und so nutzen sie es jetzt vorerst als Urlaubsdomizil.

Mein Sohn lebt noch in der Schweiz und möchte vorerst nicht zurück nach Deutschland. Meine Tochter lebt in Eisenach und bleibt auch dort, bis meine Enkeltochter ihre Ausbildung beendet hat, obwohl sie eigentlich dieses Jahr unabhängig von dem Erbe nach Berlin ziehen wollte. Da es mit der Ausbildung der »Kleinen« hier nicht so rosig aussah, bleiben sie bis nach der ersten Ausbildung dort. Die muss sie machen, da die eigentliche, dann zweite Ausbildung erst ab 18 Jahren möglich ist. Wenn meine Enkelin sich weiterhin so gut macht, kommt meine Tochter schon im nächsten Jahr nach Berlin. Selbst dann würde sie das Haus nur anfangs nutzen, um sich von da aus in Ruhe eine Wohnung zu suchen. Ergo steht das Haus meist leer.

Ein Glück nur, dass die Kinder nicht um ihre »Großmutter« trauern brauchen. (Auch zu denen gab es kaum Kontakt und die letzten Jahre gar nicht mehr.) Das wäre dann wirklich etwas heftig.

Ist es nun vorbei? Ist nun Ruhe? Nein, gewiss noch nicht, denn das größte Übel, welches die Familie bewusst auch noch nach der Wende weiter zersetzt hat, existiert ja noch – diese widerliche Stasi-Schwester.

Meine Denkweise über meine Mutter hört sich für Außenstehende bestimmt schlimm an, aber ich habe dafür triftige Gründe.

Ich denke, die Wenigsten wissen, dass diese Zustände in einer Ex-DDR-Familie keine Seltenheit waren bzw. sind in bestimmten Kreisen. Wenn ich hier an dieser Stelle Namen nennen würde von Menschen, welche ich persönlich kenne und deren Namen zum Teil sehr bekannt sind, würde wohl niemand vermuten, wie sie wirklich ticken! Und da sind die Kinder genauso besch*** dran wie ich.

Glücklicherweise ziehen diese Dinge mich nicht mehr so herunter, damit gehe ich ganz gut um. Aber auf meine andere Schwester, mit der ich guten Kontakt habe, muss ich immer ein wenig aufpassen.

Auch sie war den Repressionen in der DDR ausgesetzt. Vor allem wurde sie von meiner Mutter schlimmer fertiggemacht als ich, da sie alles geschluckt hat, im Gegensatz zu mir. Sie ist sehr krank. Mir ist die Sache mit meiner Mutter und dem Rest der Erbschaft eigentlich total egal. Es geht da auch nicht um das eigentliche Erbe, sondern um diese verdammte Stasi-Schwester, die das gleiche Ding wie beim Tod meines Vaters abgezogen hat.

Wir haben da aber einen sehr guten Anwalt in Düsseldorf (der Lebensgefährte meiner Schwester), der sich darum kümmert, dieses Stasi-Dreckstück noch ein wenig auf Trab zu halten, bis sie durch ständigen Briefwechsel der Anwälte ihr Geld verbraucht hat. Uns kostet es ja nichts und wir verzichten dann sowieso großzügig auf das Erbe.

Mein Kopf ist wie ein Hammerwerk. Nun sind die Kinder wieder weg und ich muss meine Gedanken sortieren. In dieser Zeit hier hat sich wieder gezeigt, wie fest doch das Band unserer Familie ist. Es war für mich so beruhigend, mit anzusehen, wie liebevoll meine Kinder in ihrer Trauer miteinander umgingen. Vor allem gab und gibt es keinen Streit um das Haus, sie werden es beide nutzen und wollen im Alter zusammen darin leben.

Aber nun möchte ich nach diesen unerwarteten Zwischenfällen doch darüber schreiben, was gut ist – und das Gute nimmt mehr Raum und Zeit ein, als die negativen Momente.

Gut ist, dass ich keine finanziellen Sorgen mehr haben muss.

Gut ist, dass ich gesund bin – und ich hoffe, das bleibt auch noch eine Weile so. (Mit »gesund« meine ich, dass mir körperlich nichts fehlt.) Aber ich bewege mich auch viel und habe kein Übergewicht, da müsste es ja klappen mit dem gesunden Altwerden. Ich fühle mich okay und da ist das Alter immer relativ.

Meine Ehe ist auch nach vielen Jahren noch wunderbar und mit meinen Kindern bin ich total glücklich und zufrieden, sie haben alle einen guten Job und meine Enkeltochter hat ja gerade mit ihrer ersten Ausbildung begonnen. Danach möchte sie dann ein Biologiestudium dranhängen und Kriminalbiologin werden. Abwarten, aber ich wünsche ihr, dass sie es alles schafft. Sie sagt: Oma, wenn ich es nicht versuche, denke ich mein ganzes Leben darüber nach, ob ich es geschafft hätte. Und schaffe ich es dann doch nicht, habe ich Gewissheit und zwei Jobs, mit denen ich immer Arbeit bekomme. Ich kann ihr nur Recht geben! Eine vernünftige Einstellung.

Dieses Jahr zu Ostern haben sich die Kinder wieder endlich einmal zusammen bei mir getroffen. Das ist leider sehr selten und darum freut sich mein Großer, wenn seine Schwester bald wieder nach Berlin kommt.

Auch wenn er in der Schweiz lebt, ist er öfter hier. Da er direkt in Zürich wohnt, ist er schnell mal hin und her geflogen. Zumal sie nun auch noch das Haus haben und längere Urlaube zusammen verbringen können. Seine langjährige Freundin lebt auch in Berlin. Sie fliegt alle zwei Wochenenden nach Zürich, damit sie sich öfter sehen. Sie ist eine Liebe und auch meine Tochter hat mit ihr eine gute Beziehung.

Was fehlt da noch mehr zum Glück? Eigentlich doch nichts! Hier in Berlin habe ich unsere Wohnung gemütlich gemacht. Da unser Wohnzimmer eh ein toter Raum ist, da sich alles immer in der Küche abspielt, wenn Besuch kommt, habe ich meinen Kindern sofort die riesige Ledersitzgarnitur, die ich mir einst habe extra anfertigen lassen, für ihr Haus geschenkt. Sie haben sich natürlich gefreut und ich habe endlich wieder ein Arbeitszimmer.

Unser Schlafzimmer ist eine Kombination aus Arbeits- und Schlafbereich, also kein reines Schlafzimmer, was ich sowieso hasse. Aber das eigentliche Wohnzimmer kann ich für meine Malerei nutzen. So fühle ich mich nun in Deutschland und in Algerien wohl.

Der Plan war ja, dass wir für immer nach Algerien gehen, aber wenn die politische Lage sich nicht ändert und eher verschlechtert, durch diese Verbrecher von El Kaida und dem sogenannten »Islamischen Staat«, wird es auf Dauer wohl zu riskant.

Nun habe ich mich an das Hin-und-Her-Gependel gewöhnt und sogar Spaß daran. Mal sehen, wie lange ich das machen kann! Außerdem habe ich noch meine liebe und einzige Freundin hier im Haus. Leider erlaubt es ihr Gesundheitszustand nicht, auf Reisen zu gehen, sonst hätte ich sie furchtbar gerne schon lange einmal mitgenommen. So kann ich ihr aber wenigstens die Videos und Fotos zeigen.

Nun zu unserem Haus, welches wir uns in Algerien in der wunderschönen Kabylei gebaut haben. Hinter uns die Berge, vor uns der Blick über die Dörfer und wäre auf der anderen Seite des Tals nicht noch eine hohe Gebirgskette, hätten wir den freien Blick direkt aufs Mittelmeer. Es sind von uns aus nur 20 km Luftlinie. Unser Haus hat die höchste Lage im Dorf.

Auf die Dachterrasse hat mein Mann mir ein ca. 40 m² kleines Haus bauen lassen, in dem ich malen und meinen weiteren Hobbys widmen kann.

Meine Familie dort ist sehr groß und wir haben ein sehr gutes Verhältnis, vor allem kommen die Kinder immer gerne zu mir.

Die Mentalität der Kabylen entspricht so total der meinen und darum verstehen wir uns vielleicht auch so gut.

Ich habe auch eine »Adoptivmama«. Sie war eines Tages zu Besuch bei uns und es war – na, wie Liebe auf den ersten Blick. So eine warmherzige, liebe, alte Frau. Augen wie Kohlestückchen und hunderte Falten im Gesicht, die sie als eine wunderschöne Frau im hohen Alter zeigen. Sie gehört auch zur Familie. Alle lachen immer, wenn sie uns beide sehen, es ist so eine Herzlichkeit und sie sagt allen stets, ich bin ihre Tochter. Am liebsten hätte sie es, wenn ich den ganzen Tag in ihrem Haus wäre, aber das geht nicht, dazu bin ich zu rastlos.

Meine Schwägerin Assia ist die Einzige, welche mit ihrer Familie auch im

Dorf wohnt, der Rest der Familie lebt in Algier und sie kommen immer nur an den Wochenenden oder zum Urlaub.

Mit Assia verstehe ich mich am besten, vielleicht auch, weil wir uns öfter sehen. Sie machte im letzten Jahr den Vorschlag, dass wir uns mit den Frauen im Dorf an einigen Nachmittagen immer zusammenfinden und gemeinsam etwas machen können, damit sie von mir noch was lernen, denn ich habe nicht nur meine Malerei. Außerdem kann ich genauso von ihnen lernen. Lustig ist es immer, wenn wir versuchen, uns zu verständigen, was meist mit Händen und Füßen geschieht. Von den Kindern haben zwei in der Schule Deutsch gelernt, ebenso eine Schwägerin. Die anderen wollen nun auch Deutsch lernen, da sie merken, dass ich absolut keine Lust auf Französisch habe.

Eigentlich habe ich kein Problem mit Fremdsprachen, aber eine Sprache zu lernen, die man nicht mag, dass ist äußerst mühsam. Als ich das hörte, sagte ich gleich: Umso besser! Da muss ich mich damit nicht mehr befassen, da konzentriere ich mich lieber wieder auf Amasier und Arabisch. Mein Problem bei diesen Sprachen ist, dass ich viel verstehe, aber kaum antworten kann, da mir die Aussprache Schwierigkeiten bereitet. In der Kabylei wird Amasier gesprochen. Wer es hört und kein Arabisch kennt, für den klingen diese Sprachen ähnlich. Amasier ist verbunden mit speziellen Lauten und etwas weicher. Für mich eine sehr schöne Sprache. Man glaubt auch nicht, wie viele Algerier Deutsch können! Es passiert immer wieder, dass man mich mit meiner Muttersprache anredet und Menschen sich freuen, dass sie Gelegenheit haben, ihre Deutschkenntnisse etwas zu trainieren.

Wenn ich mit meinem Mann unterwegs bin, sage ich immer: Wir müssen aufpassen, was wir sagen, wer weiß, wer hier wieder alles Deutsch versteht. Sogar in den kleinsten Dörfern kann man sich da nicht sicher sein.

Dann sind da auch noch meine Katzen, welche mich adoptiert haben und nicht ich sie. Selbst wenn ich mehrere Monate in Deutschland bin, sind sie treu. Zu fressen bekommen die Tiere immer etwas im Dorf.

Unser Hund Ferry, eine Mischung zwischen Jagd- und Schäferhund, wurde von meinem Mann Anfang 2015 als Baby angeschafft. Er ist jetzt knapp 19 Monate alt und ein sehr intelligentes Tier.

Es gibt dort sowieso viele interessante Tiere. Im letzten Jahr habe ich stundenlang auf der Terrasse gestanden und die Falken hinter unserem Haus gefilmt. Für ein gutes Foto von ihnen habe ich hunderte Aufnahmen machen müssen. Es gibt auch so tolle Schmetterlinge, Gottesanbeterinnen, Agamen, Mangusten, Ibisse, Stachelschweine, Schlangen, Vögel usw.! Aber da braucht man viel Geduld, um einige von ihnen vor die Kamera zu bekommen. Die Geduld habe ich zum Glück in solchen Momenten.

Um unser Haus herum hatten wir eine Mauer gebaut wegen den Kühen. Diese Situation hatte gleich einer der Bauern ausgenutzt und gedacht, er könne genau dahinter ein Nachtquartier für seine Kühe einrichten. Den Zahn haben wir ihm aber ganz schnell gezogen, denn das Grundstück gehört ja dahinter auch noch der Familie und schlimmer war noch, dass durch die Kuhfladen natürlich die Fliegen in Massen kamen und es furchtbar stank.

Positiv an der Sache aber war, dass die Mistkäfer sich über die Kuhfladen hermachten und diese wiederum Nahrung für die Wiedehopfe wurden. Das gab mir genügend Zeit, endlich einmal in aller Ruhe Fotos von diesen schönen Vögeln zu machen, die ja sonst immer so schnell vorbeiflogen, dass ich sie nie erwischte. Im Frühjahr singen die Nachtigallen die ganze Nacht durch. Anhand der nächtlichen Geräusche weiß ich heute auch genau, was bei Nacht im Wald los ist. Zum Beispiel, wenn die Schakale nicht schreien, ist die Armee im Wald oder die Terroristen. Sind diese nicht im Wald, kommen die Schakale bei Anbruch der Dunkelheit ins Dorf. Dazu müssen sie natürlich über unser Grundstück. Es ist aber ohne Mondschein so dunkel, dass man nicht einmal einen Schatten von ihnen sieht. Ergo – keine Fotos von den Schakalen. Da gibt es dann regelmäßige Prügeleien mit den Dorfhunden und unser Ferry mischt natürlich fleißig mit, seit er halbwegs erwachsen ist. Die Schakale können ganz fürchterlich schreien in enorm hohen Tönen.

Und unsere Reisen durch das Land. Hier hat man alles vor Ort, wozu man sonst verschiedene Länder bereisen müsste.

Immer wieder zieht es mich zu den alten romanischen Ruinen, in die kleinen Fischerhäfen, wo man dort stets frischen Fisch und andere Meerestiere essen kann.

Oder ins Djurdjuragebirge, in dem sich auch ein großes Wintersportgebiet mit Seilbahnen und Hotels befindet. Im Sommer trainieren dort die Fußballer gern. Auch zum Paragliding sind die jungen Leute oft da. Überall begegnen einem dort die Margotaffen. Darüber hinaus gibt es sehr viele, bis heute unerforschte Höhlen im Gebirge. Daher sind, neben allen anderen, auch die Höhlenforscher aus aller Welt unterwegs.[2]

Es ist ganz herrlich dort in dem Gebirge. Dieses unbeschreibliche Licht und die Weite! Dieses Licht hatte ich auch am Meer so intensiv erlebt. Es ist alles so hell und immer, wenn ich wieder in Berlin war, hatte ich diese Helligkeit noch irgendwie in mir. Ich habe sie noch lange erlebt. Dann kommen da noch lange Autotouren am Mittelmeer lang, wobei einem da schon Himmelangst werden

---

2 Einen beeindruckenden Bericht findet man unter www.petzl.com/DE/de/Sport/Neuigkeit/2014-7-21/Spelaologie—-Abenteuer-in-der-Kabylei (09.11.2017). Wer daran interessiert ist, sollte diese Seite besuchen. Es gibt dort auch sehr schöne Fotos von der Expedition.

kann. Auch auf den Straßen im Gebirge: seitwärts jeweils steile Abhänge und
– das ist das Schlimmste – die verrückten Raser. Total unberechenbar.

Es gibt da auch einen unheimlich hohen Wasserfall in den Wäldern. In den
Bergen an der Küste entlang viele Höhlen. In einer dieser Höhlen stehen lauter
Urzeittiere. Da wurde eine Art »Höhlenmuseum« eingerichtet.

In Algier findet man den herrlichen botanischen Garten (El Hamma). Dort
wurde übrigens der erste »Tarzan«-Film gedreht.

Mein Lieblingsort ist und bleibt aber Tipasa. Dort liegen die Ruinen direkt
am Mittelmeer. Ein Stück weiter befindet sich Le Mausolee Royal Mauretanien,
das Grab von Juba II und seiner Frau Kleopatra Selene. Aber wenn ich jetzt alles
ausführlich beschreibe, würde es eine Reisereportage werden. Diese möchte ich
demnächst in Angriff nehmen, mit vielen Fotos, denn das ist es wert, das einmal
ausführlich darüber geschrieben wird.

Es gibt so viele wunderschöne Orte in Algerien! Ich könnte jetzt schon stundenlang schreiben. Zum Beispiel steht in Tipasa in der Ruinenstadt auf einem
Felsen eine Gedenktafel von Albert Camus, einem französischen Schriftsteller
und Philosoph. 1957 erhielt er für sein publizistisches Gesamtwerk den Nobel-
preis für Literatur. Camus gilt als einer der bekanntesten und bedeutendsten
französischen Autoren des 20. Jahrhunderts. Geboren wurde er am 7. November
1913 in Dréan, Algerien. Ihn hat es immer wieder nach Algerien zurückgezogen
und an diesem Ort hat er oft gesessen und Ideen für seine Romane aufgezeichnet.

Aber jede Medaille hat auch zwei Seiten. So schön alles in Algerien ist, so sehr
bin ich auch immer in Gefahr durch El Kaida und heute auch noch durch den IS.
Besonders in unserem Dorf, da sich unmittelbar dahinter im Wald diese Verbrecher einquartiert haben. Sie sind auch schon öfter auf unserem Grundstück
herumspaziert und waren an unserem Brunnen.

In letzter Zeit lagerte die Armee wochenlang Tag und Nacht in und um unser
Dorf. Nächtliche Bombardierungen gehörten schon jahrelang zum Alltag und
ich habe so einige Dinge miterlebt, die mir zeigten, was richtiger Krieg bedeutet.
Mein Mann hat immer Angst um mich. Ich sollte vermutlich auch Angst haben,
aber das geht nicht so richtig. Nur jetzt, als ich im März 2016 fliegen sollte, hatte
ich vorher ein ganz ungutes Bauchgefühl und auf dieses kann ich immer hören.

Einen Tag vor meinem offiziellen Flug war dann das Attentat in Brüssel, da
hatte ich aber auch schon umgebucht, nachdem mein Mann mir eine Entwar-
nung gab und flog im Mai wieder rüber. Ich sage immer, wenn ich dran bin, bin
ich dran.

In diesem Sommer ging aber alles gut. Wir konnten wieder in die Berge und
es wurde nicht ein einziges Mal bombardiert. Das bedeutet aber nicht, dass da

Ruhe ist. Es war nur in unserer Ecke zu dieser Zeit ruhig. Das kann sich von einem Tag auf den anderen ändern.

Wegen diesen »Aktionen« müssen wir auch immer wieder nach Deutschland zurück und es ist jedes Mal ungewiss, ob ich nicht länger hierbleiben muss. Nun, damit hatten wir nicht gerechnet, als wir das Haus bauten, aber so ist nun das Leben und ich lasse mich davon auch nicht herunterziehen. Ich hoffe immer noch, dass ich irgendwann bis zu meinem Ende dortbleiben kann, denn wir haben einen sehr schönen Friedhof im Dorf und da will ich auch unbedingt begraben werden. Okay, sterbe ich hier in Deutschland, gibt es in Berlin wenigstens auch einen muslimischen Friedhof.

Dieses Jahr habe ich meine Wohnung in Berlin nochmal etwas aufgepeppt, da ich doch bestimmt nochmals länger hier bleiben muss. Sonst war sie nur ein »Zwischenstopp«. Meine Kinder sind da nicht böse drüber, dann sehen wir uns wenigstens öfter.

Die Zeit in Berlin nutze ich natürlich auch sinnvoll. Mit meinem Mann besuchen wir Ausstellungen und Museen. Wir erkunden alle Ecken von Berlin. Gerne würden wir uns auch an irgendwelchen Hilfsprojekten beteiligen, aber das ist nicht so einfach, da wir ja nie lange in Deutschland leben. Wir lesen und lernen viel. Ich habe noch meine Malerei und Fotografie. Schreiben will ich auch noch, aber nicht, um damit Geld zu verdienen. Schriftlich kann ich besser sprechen (jetzt fehlt ein Smiley). Das Fotografieren ist auch eines meiner größten Hobbys geworden, seit es Digitalkameras gibt. Ohne Kamera geht gar nichts. Das Beste daran ist, wenn man am Abend die Fotos am PC betrachtet und dann Dinge darauf entdeckt, welche man beim Fotografieren nicht bemerkte. Entweder aufgrund der Entfernung oder weil etwas ganz anderes angepeilt wurde. Das sind dann beglückende Überraschungsmomente. So hatte ich unter anderem auch einen Brandstifter hinter unserem Dorf entdeckt. Das Gute ist, ich habe eine Kamera mit großem Zoom und von unserer Terrasse aus einen herrlichen Weit- und Rundumblick (worum uns auch alle beneiden). Da bräuchte ich also nicht einmal loswandern.

Wenn mich jemand fragt, was ich in den nächsten Jahren noch gerne machen würde, fällt mir immer nur ein einziger Wunsch ein: einmal eine Kameltour durch die Wüste machen. (Bisher hatten wir es immer nur bis zum Wüstenanfang geschafft.) Als ich das letzte Mal auf einem Kamel saß, es war bei Tipasa am Mausolee Royal Mauretanien, war das sofort mein Wunsch. Das war so einmalig, ich wäre am liebsten gar nicht mehr abgestiegen. Über den Bergrücken dem Sonnenuntergang entgegen ... ein Traum, es war unbeschreiblich! Hundertmal besser als auf einem Pferderücken.

Wir wollten so gerne auch nach Damaskus fliegen, aber von dieser schönen Stadt ist ja leider nicht mehr viel übrig.

Mein Mann träumt von Ägypten. Das lässt sich hoffentlich einmal realisieren. Marokko steht auch noch auf der Liste. Das fand ich von meinem Mann so lieb. Er hatte heimlich für diese Reise nach Marokko gespart. Dann stand aber eine größere Behandlung an seinen Zähnen an und da sagte ich nur, dies sei vorerst wichtiger als die Reise. Witzig, es war genau die ersparte Summe.

Man müsste sich ja fast schämen, wenn man erzählt, das man so eine Art »Dauerurlaub« erleben darf. Nun, hätte ich meinen Mann nicht kennengelernt, wäre ich auch wohl kaum jemals in dieses Land gekommen, da es als Privatperson ohne triftigen Grund sehr schwierig ist. Bei mir gibt es keine Probleme, da ich mit einem Algerier verheiratet bin. Aber trotzdem muss ich nach drei Monaten das Land verlassen und kann dann erst neu einreisen. Nächstes Mal fahren wir einfach in Tunesien über die Grenze, verbringen dort ein paar Tage Urlaub und reisen wieder ein. Das geht allerdings auch nur mit einem Jahresvisum.

Ich muss jetzt wohl einmal erklären, warum das alles so geht mit Haus bauen und dem vielen Reisen in Algerien. Das Haus ist sehr groß. Eine Etage hat etwa 140m², die untere Etage hatte der Schwiegervater noch bauen lassen. 2008 hatte mein Mann mit dem Aufbau begonnen. Also mit allem, was dazu gehört: Treppenhaus, Terrasse, Haus oben drauf, schwere Türen und und und hat der ganze Spaß rund 10.000 Euro umgerechnet gekostet. Der Tageslohn für einen gelernten Maurer war 8,00 Euro, für dessen Gehilfe zwischen 2,00 Euro und 5,00 Euro. Diese Zeiten sind nun aber auch vorbei. Heute würden wir dafür rund das sechsfache bezahlen, wenn es denn reicht. Wir haben dort einen großen Peugeot mit Diesel. Wenn der Tank gefüllt wird, kostet es nicht einmal 5 Euro.

Steuern? Da gibt es am Jahresanfang eine Marke, die man ins Auto kleben muss für rund 10 Euro. Versicherung fürs Auto kann man sich aussuchen. Bei jedem Schaden wird sofort, innerhalb eines Tages der Schaden geregelt. Da gibt es auch keine Herabstufungen bei einem Unfall.

Gas, Strom, Wasser? Fast symbolische Preise. Das Gas im Vierteljahr (dort wird alles vierteljährlich bezahlt) kostet uns rund 3,00 Euro. Wasser noch weniger und Strom schwankt, aber bei normalem Verbrauch liegt der hierfür fällige Preis auch in vergleichbarer Höhe.

Man zahlt in Algerien natürlich nicht in Euro, sondern in Dinar. Ich habe es umgerechnet.

Lebensmittel sind auch nicht teuer, wenn man keine Importware kauft. Fleisch kostet durchschnittlich so viel wie hier und das ist dort sehr viel Geld. Das komische ist, es haben alle Geld! Selbst wenn sie nicht arbeiten gehen!

Eine Familie mit zwei bis drei Kindern kann gut mit rund 150€ im Monat leben. Hinzu kommt, dass die Menschen, außer in den Großstädten, alle Wohneigentum haben und keine Miete zahlen müssen. Und selbst die ist sehr gering.

Nun ist wohl auch erklärt, warum man sich dort soviel Urlaub leisten kann. Und was ich in der Zeit in Deutschland nicht ausgebe, macht schon wieder die Tickets und das »Taschengeld« für die nächsten Flüge aus.

Mein Mann möcht mir die ganze Schönheit von Algerien zeigen. Dafür müssen wir dann aber noch viele Reisen unternehmen. Hoffentlich klappt es auch einmal, dass meine Kinder uns dort besuchen kommen. Wir haben dann von einem guten Freund eine riesige Villa direkt am Meer zur Verfügung. Sie müssten also nur den Flug und die Visa bezahlen. Von dort aus können wir viele schöne Orte erreichen. So gefährlich ist es für Ausländer dort auch nicht. Das wäre es vorwiegend nur in der Kabylei und in einigen Wüstenregionen. Da müssen wir ja dann auch nicht unbedingt hin.

Aber für mich ist es immer noch am allerwichtigsten, dass es meinen Kindern und meinem Mann gut geht. Abenteuer hatte ich genug im Leben, gute und schlechte. In der Erinnerung sind nicht alle geblieben.

Mit dem Leben, so wie es jetzt ist, will ich zufrieden sein. Hohe Ansprüche hatte ich noch nie. Zumal ich viel mehr Freude daran habe, viel selbst herzustellen. Es geht mir schon gut, wenn ich keine finanziellen Sorgen haben muss. So etwas hatte ich auch einige Zeit und das ist das Schlimmste gewesen.

Meine Eltern sind nun auch tot. Somit ist dieses Problem auch gelöst. Und die Stasi-Schwester bekommt auch noch ihre gerechte Strafe.

Da ich an Gott glaube, weiß ich, dass wir irgendwann unser Urteil empfangen werden. Das Leben auf der Erde ist für uns alle eine Prüfung und so werden wir die Abrechnung dafür bekommen – jedem, so wie es ihm zusteht.

Die Quintessenz von allem ist: Auch wenn es hoch und runter geht, auch wenn ich falle, stehe ich wieder auf.

Mal sehen, wie es so im Leben weitergeht. Überraschungen wird es gewiss noch geben. Für neue Abenteuer bin ich immer offen, so lange mich meine Füße noch tragen. In unserer Familie waren bis jetzt alle sehr langlebig und größtenteils gesund. Vielleicht habe ich Glück? Eine ganz wichtige Reise steht uns noch bevor. Dafür haben wir auch gespart, da wird nicht ran gegangen an das Geld. Wir werden wenigstens einmal im Leben eine Reise nach Mekka unternehmen. Vielleicht wird es schon im nächsten Jahr sein. Für die Vorbereitungen reicht aber wohl die Zeit nicht mehr. 2018 sollte es aber losgehen.

Das war's eigentlich so in Kurzform. Vielleicht habe ich etwas vergessen? Aber zuviel gesagt gewiss nicht! Nach den letzten drei Wochen Dauerstress werde ich mich nun an mein nächstes Bild ranmachen. Ein wunderschönes Motiv aus Tipasa. Und ich arbeite mal wieder mit Öl, hatte ich schon lange nicht mehr. Es sollte eigentlich für dieses Buch noch fertig werden, ging aber zeitlich leider nicht. Das Leben ist eben unberechenbar.

Und wieder sage ich: Ohne die Hilfe von Herr Dr. Bomberg wäre ich nicht da, wo ich heute stehe, in jeglicher Hinsicht. Darum möchte ich ihm auch an dieser Stelle nochmals ganz herzlichen Dank sagen.

Allen, die ähnliches erlebt haben wie ich und noch nicht so weit sind, ihre Ruhe zu finden, wünsche ich ganz viel Kraft und Willensstärke.

Glück kann ganz wenig sein und ist doch so viel.

6.4   Herr M.

An einem Freitag im Spätsommer 1976 wurde ich aus dem Berufsschulunterricht des Lehrlingsinternates zum Direktor befohlen. Als ich den Raum betrat, verließ dieser den Raum und ein Mann, der sich als Leutnant F. vorstellte, saß am Tisch. Vor ihm waren viele Fotos ausgebreitet.

»Ich komme vom Ministerium für Staatssicherheit«, sagte er und weiter: »Wir wissen, dass Sie sich an den Wochenenden, an denen Sie nicht nach Hause fahren, mit anderen Jugendlichen der Jungen Gemeinde treffen. Hier, der mit der Gitarre, das sind Sie doch, oder? In zwei Wochen will eine Delegation aus dem nichtsozialistischen Ausland die Kirchengemeinde besuchen. Das Treffen ist aber nur offen für die vom Ältestenrat geladenen Gäste. Da haben wir keinen, daher müssten Sie sich um diese Angelegenheit kümmern! Sie gehen doch auch beim Pfarrer ein und aus, oder nicht? Sie sind doch bei kirchlichen Veranstaltungen immer dabei, als Kirchenbandmitglied«, schmeichelte er mir, »da kommen Sie doch bestimmt dort hinein!«

»Moment, ich verstehe nicht, was sie meinen«, antwortete ich ihm.

»Naja bei diesem Treffen, ein paar Notizen, die Redebeiträge, wer was so sagt eben«, wurde er deutlicher. Mir wurde schlecht, sogar speiübel, aber ich riss meinen ganzen Mut zusammen und fragte leise: »Und woher wissen Sie, dass ich das tue? Das sind doch meine Freunde, die vertrauen mir doch?«

»Quatsch!«, herrschte er mich an, »Sie sollen sich eben bewähren, Einsatz zeigen, zum Wohle des Landes handeln. Sie haben einen Vater, der im Westen lebt. Das ist ja wohl ein Fakt! Der hier, auf dem Landesjugendtag, auf der Bühne, das sind Sie doch, oder?« Er tippte dabei auf ein Photo. »Wissen Sie eigentlich, wie einfach es ist, Ihnen nachzuweisen, dass Sie vom Westen durch Ihren Vater angeleitet, hier die Deutsche Demokratische Republik, unter dem Deckmantel der kirchlichen Betätigung, verunglimpfen? Und wenn wir Sie nicht wegen Hetze drankriegen: Für Torgau, bis zur Volljährigkeit, reicht es allemal!«, brüllte er nun schon fast.

Bei dem Wort »Torgau« fingen meine Beine an zu zittern. Ich fragte, ob ich mich setzen könne. Ich wollte nicht, dass er meine zitternden Beine sieht. Als ich saß, wurde er ruhiger und in einem süßlichen, ja fast väterlichen Ton sagte er: »Wir wollen doch beide keine Kraftprobe, oder bist du doch nicht so intelligent, wie wir dich einschätzen?«

Es war mir egal, dass er mich auf einmal so vertraut duzte, in meinem Kopf wirbelte es und ich suchte einen Ausweg. Nein, ich suchte Zeit, Zeit zum Nachdenken und flüsterte fast instinktiv: »Und bis wann spätestens müsste ich mich entscheiden?«

Ich setzte mit diesem Satz einfach voraus, dass man mir eine Entscheidungsfrist zubilligen würde. Er antwortete: »Na über's Wochenende wirst du wohl genug Zeit haben, dir zu überlegen, was das Richtige in deiner Situation ist. Am Montag um 16 Uhr will ich deine Entscheidung! Aber nicht wieder hier in der Berufsschule. Wir treffen uns in der Bahnhofsgaststätte! Und vergiss nicht: Wir haben dich im Auge, immer und überall!«

Dann durfte ich gehen. Ich ging aber nicht zurück zum Unterricht, sondern in mein Zimmer im Internat. Aus meinem Schrank nahm ich nur meine wichtigsten und kostbarsten Sachen. Ältere Klamotten ließ ich hängen, denn es sollte so aussehen, als würde ich Sonntagabend wiederkommen, von zu Hause.

Mir war allerdings schon bewusst, dass ich nicht ins Internat zurückkommen würde, holte mein Fahrrad aus dem Keller und fuhr zum Jugendpfarrer der Kirchgemeinde. Ich schlug tausend Haken und schaute mich ständig um, ob mir jemand folgte.

Dann klingelte ich beim Pfarrer und wir unterhielten uns lange in seinem Garten. Ins Haus vom Pfarrer wollten wir nicht reingehen, er sagte, es wäre unter freiem Himmel sicherer. Er hörte sich alles an und wollte mich immer wieder von meinem Vorhaben, aus der DDR zu fliehen, abhalten. Er hatte Angst, dass ich nicht stehenbleibe, an der Grenze, wenn die Flucht missglückt. Denn die Grenzer würden auch auf einen 16-Jährigen draufhalten.

Aber ich sagte: »Dann lasse ich mich verhaften und dann kommt nur etwas, was die auf die andere oder auf die andere Weise ohnehin mit mir machen. Und dann soll es so sein, und ich habe es wenigstens versucht, schließlich bin ich erst 16 und die werden mir schon eine meinem Alter entsprechende Strafe aufbrummen, wenn die mich kriegen.« Was war ich doch damals seltsam naiv!

Im weiteren Gespräch gab er mir noch eine Kontaktadresse eines zuverlässigen tschechischen Ehepaares, welches er einmal bei einem Partnergemeindebesuch kennengelernt hatte und er für absolut vertrauenswürdig hielt. Dort kannst du bestimmt übernachten.

Auch sagte er, dass dieses Treffen mit den ausländischen Gästen wohl nun an einen anderen Ort verlegt wird und dass dann genau geschaut wird, wer Zutritt bekommt. Kein Jugendlicher sollte Zutritt bekommen, versprach er mir. Traurig fügte er hinzu: »Jetzt benutzen die schon Kinder für ihre Drecksarbeit.«

Wir verabschiedeten uns dann und ich fuhr nach Hause, um mich auch von meiner Mutter zu verabschieden. Meine Mutter schien mir nicht recht zu glauben, als ich Ihr von allem erzählte. Sie dachte wohl, ich wollte nur in den Westen zu meinem Vater und sagte, dass Sie mich aber nicht aufhalten werde. Es wäre meine Entscheidung und ich solle ihr nur versprechen, vorsichtig zu sein und mich nicht an der Grenze erschießen zu lassen. Ab diesem Zeitpunkt war ich dann auch richtig auf der Flucht ... ohne Rückweg.

In der Nähe des Dreiländerdreiecks, in der Tschechei, bin ich für zwei Tage bei dem genannten Ehepaar untergekommen, die mir von einem angeblich existierenden Schmuggeltunnel erzählten. Doch ich kam nicht einmal in die Nähe des Gebietes, wo er sein sollte, eine Hundestreife der tschechischen Grenzer verhaftete mich nahe der Grenze und ich wurde nach Prag in ein Zentralgefängnis gebracht.

Dort war die Ernährung sprichwörtlich Brot und Wasser. Das Brot war zwar hell und der Tee wie gefärbtes Wasser, aber das gab es eben morgens, mittags und abends und jeden Tag erneut.

Aber viel schlimmer war das Ungeziefer dort – furchtbar wie die Flöhe und Wanzen über die Filzdecken sprangen. Ich war bald schon total zerstochen. Nach 14 Tagen wurde ein Transport zusammengestellt.

Insgesamt 16 DDR-Bürger, mich eingeschlossen, wurden zum Flugplatz Prag gebracht. Ein Flugzeug der »Interflug« war extra nur für uns bereitgestellt.

Fast jeder dritte Gefangene hatte einen Zivilbeamten neben sich sitzen, deren Pässe eingesammelt und in das Cockpit gebracht wurden. Keiner dieser Zivilbeamten sagte während des Fluges auch nur ein einziges Wort. Aber die Pässe dieser Herren waren deutsche Pässe. Bei der Person, die neben mir saß, konnte man ein Lederholster unter dem Nylonhemd erahnen, das auch bei jeder Bewegung knarrte.

Die Sicherheitsgurte der Gefangenen wurden durch die gefesselten Arme gefädelt! Ich weiß noch, dass ich dachte: Wenn die Maschine abstürzt, ist es nichts mit »Schutzhaltung einnehmen«, wie ich es in Filmen gesehen habe. Der erste

Flug meines Lebens war ... ich sage mal vorsichtig: etwas eigenartig »prägendes«. Denn ich sollte später immer wieder, wenn ich flog, dieses ohnehin schon hilflose Gefühl beim Fliegen, wohl etwas mehr und intensiver als jeder andere Mitreisende, auskosten dürfen. Aber damals war die Situation wenigstens schon nach geschätzten 17 Minuten Reisezeit überstanden.

Das Flugzeug rollte in Schönefeld weit am Empfangsgebäude vorbei, die Menschen auf der Aussichtsplattform waren nun schon wieder klein wie Ameisen, da kam die Maschine zwischen irgendwelchen Reparaturhangars endlich zum Stehen. Viele kleine Lieferwagen der Marke Barkas standen neben der Maschine, fensterlos und mit Werbung darauf. Ich wurde zu dem Fahrzeug mit der Aufschrift »CAMA aufs Brot!« geschoben. In dem ohnehin schon kleinen Barkas waren winzige Gitterkäfige, in die man sich hineinzwängen musste. Da aber kein weiterer Gefangener in diesen Barkas mit hinein musste, saß ich dann später allein in der Dunkelheit. Durch die kleine vermooste Drahtglasluke des Fahrzeuges schimmerte nur ganz wenig Tageslicht hindurch. Es war beklemmend und ich wusste ja nicht, was man mit mir anstellen würde und ob sich die »Stasi« an mir rächen würde, weil ich ja alles verraten hatte.

Der Barkas war ein Zweitakter, genauso wie der Trabbi, und bei jedem Stop an Kreuzungen stank es nach Auspuffgasen in diesem finsteren Loch, und ich weiß noch, wie ich urplötzlich an diese Lehrfilme im Staatsbürgerkundeunterricht denken musste. Meine Nackenhaare stellten sich auf! Angst trieb meine Fantasie zu der Frage, ob es ungeklärte Vermisstenfälle in der DDR gab? Eine defekte Auspuffanlage, ein bedauerlicher Unfall, sorry! Aber die Gedanken verscheuchte ich immer wieder, indem ich mir sagte: »Das ist eben Stasi-Transport inkognito und außerdem bin ich doch noch fast ein Kind! Die hätten einigen Menschen und auch meinem Vater im Westen da einiges zu erklären, wenn mir was passiert!«

In der Untersuchungshaftanstalt der Stasi wurde ich dann in einer Torschleuse ausgeladen und bekam eine Nummer. Das Sprechen wurde verboten. Und auch die Wärter konnten offenbar nur zwei Sätze: »Komm'se, komm'se!« und »Gehn'se, gehn'se!«

Ich kam in eine Zelle: Der Riegel wurde zugeschlagen und ich war für die nächsten Monate lebendig begraben. Ich hatte im Gegensatz zur Unterbringung in der Tschechei nun Einzelhaft, ich fand das sogar logisch! Ich sollte ja keinem erzählen können, warum ich in den Westen wollte. Manchmal ging die Tür krachend auf: »Nicht rufen, nicht pfeifen, nicht singen, sonst ...«, der Wärter zeigte mir sein »schlagfertiges Argument«. Jede Stunde ging einmal das Licht an in der Nacht. Immer wieder das Wachmachen und am Tage hieß es, während der

Knüppel gegen die Tür knallte: »Nicht schlafen!« Auch die Langeweile war der Stress pur. Nach drei Wochen war ich mal der Richter, mal der Angeklagte, in unzähligen Selbstgesprächen. Leise und natürlich flüsternd wollte ich mich vorbereiten. Ich kämpfte auch damit gegen meine Angst an.

Dann war da zu allem Überfluss noch das ständige Jucken. Ich kratzte mich fast blutig.

Nach fünf Wochen bat ich darum, zu einem Arzt gebracht zu werden und man brachte mich zu einem »Sanitätsrat« – oder so ähnlich. Der war schon etwas sehr betagt und war belustigt, dass ihm ein Bürschchen gebracht wurde, der nichts weiter hatte, als Unmengen von Filzläusen! Die hatte ich mir in der tschechischen Haft wohl eingefangen. Er zog mich mit den Worten auf: »Kaum Haare und noch so jung und schon Sackratten! Hier hast du Delitex. Alles einschäumen! Doch nicht auf der Zelle! Da an der Wand hängt die Duschtasse! Alles ausziehen, ja nun machen Sie mal ein bisschen flotter!«

Auf der Duschtasse, die kein Vorhang hatte, stand ich dann splitternackt. Um mich herum stand noch der Wachmann, andere Bedienstete brachten Akten herein oder heraus, der Arzt lästerte weiter so, als wäre es meine Schuld. Es war alles so unheimlich peinlich für mich! Ich beeilte mich und wollte schnell wieder in meine Zelle, da war das Alleinsein doch besser!

Nach drei Monaten saß ich nur noch stumpf in der Zellenecke und horchte auf die quietschenden Kurvengeräusche einer in der Nähe vorbeifahrenden Straßenbahn. Noch siebzehnmal das Quietschen, dann gibt es Abendbrot! Es gab keine Uhrzeit und das Licht der Tageszeit, das durch die milchigen Glasbausteine kam, war auch nur bei gutem Wetter zuzuordnen.

Nach dem Glockenschlag draußen noch viermal Quietschen, dann war 20 Minuten »Freistunde« auf dem Hof in dem gemauerten Verschlag, 3 x 3 m groß. Neun Quadratmeter Himmel! Klare frische Luft war selten, es roch immer nach gekochtem DDR-Standardgemüse – nach Weißkohl.

Oben auf dem Laufsteg über meinem Kopf lief der Soldat mit Kalaschnikow. Zog er laut hoch, hieß es schnell zur gegenüberliegenden Wand zu kommen, um nicht getroffen zu werden. Später spuckte er gar nicht mehr aus, allein meine Reaktion auf sein Geräusch, schien ihn sichtlich zu vergnügen und zu befriedigen.

Zwei- bis dreimal in der Woche wurde ich zum Vernehmer geführt. Auf den endlosen Gängen waren grüne und rote Ampeln angebracht, um zu verhindern, dass ein zuzuführender Gefangener einem Gefangenen begegnen kann, der zurück auf seine Zelle gebracht wurde. Ging die rote Lampe an hieß es sofort: »Haltmachen, halbe Drehung und Gesicht dicht an die Wand!«

Hinter einem wurde dann der andere vorbeigeführt. Einmal wollte ich unmerklich über die Schulter nur mit den Augen schummeln und sehen, ob der andere jung oder alt, eine Frau oder ein Mann ist, doch der Wachmann hat es sofort gesehen und schlug mir ins Genick. Mein Gesicht prallte gegen die Wand und das Blut floss mir aus der Nase. Ich habe es dann nie wieder versucht.

Bei den Vernehmungen gab es manchmal Zigaretten oder auch Club-Cola, je nachdem wie der Vernehmer aufgelegt war. Sprach ich jedoch von dem Anwerbeversuch der Staatssicherheit, hörte er auf zu schreiben und fummelte gelangweilt an der Gardine. Als ich darauf hinwies, dass die DDR auch die Schlussakte von Helsinki unterschrieben hat, nur so, weil es mir gerade so einfiel, knallte er mir im Vorbeigehen einen Aktenordner an den Hinterkopf mit den Worten: »Ich wäre viel zu dämlich, um zu wissen, was darinstehen würde!«

Aber durch den Schlag hatte ich mir auf die Zunge gebissen, ich war ja gerade mitten beim Reden! Das Blut im Mund schluckte ich runter und sagte erstmal gar nichts mehr. Als ich wieder etwas sagen wollte, um etwas richtigzustellen, ging das dann aber auch nicht mehr, da die Zunge schon kräftig angeschwollen war.

Der Vernehmer war sichtlich erschrocken. An diesem Tag war die Vernehmung beendet und ich durfte auch die Packung Zigaretten mit auf die Zelle nehmen.

Dann war Weihnachten, beim Freigang waren andere Gerüche in der Luft. Ich wusste damals nicht genau, wo ich mich befand. Heute weiß ich, dass das Gefängnis direkt, aber gut versteckt, in der Innenstadt gelegen war, in einem Seitenarm der Haupteinkaufsstraße. Da musste damals also ein Weihnachtsmarkt gewesen sein! Diese Gerüche, die Glocken, die Weihnachtsmusik, das Fest der Liebe, Kindheitserinnerungen ... ich war wohl doch nicht so stark, wie ich immer sein wollte. Ich litt wie ein Hund unter meiner Einzelhaft! Was habe ich bloß getan, dachte ich immer, was werden die mit dir machen? Wie hoch wird die Bestrafung für diesen Verrat sein? Den Brief, den ich zu Weihnachten von meiner Mutter bekam, las ich immer wieder nur bis zur Hälfte. Ich musste immer wieder sofort weinen. Dann verschwamm die Schrift.

Jeder dritte Satz war ohnehin nicht nur an mich gerichtet! Ob ich genug zu essen bekomme ... Ob man mich auf Zucker untersucht hat, ich würde doch immer so viel trinken müssen ... Dass sie versteht, dass ich zum Vater will... und ich nicht sagen kann, dass ich gegenüber meinen Geschwistern zurückgesetzt wurde ... Dass sie bei einer Hausdurchsuchung der Staatssicherheit ein fast leeres Blatt ganz weit unten unterschreiben musste ... Dass sie die Rechtsanwaltskanzlei »Vogel« angeschrieben hat ... Und so weiter.

Ich machte mir große Sorgen, dass nun auch noch meine Mutter in die Sache mit hineingezogen werden könnte.

Dann kam Silvester und ein neues Jahr und nun stand auch der Termin meiner Verhandlung fest. Ich bekam nun auch manchmal ein Buch, meistens waren es Reisebeschreibungen mit Hochglanzfotos europäischer Großstädte.

Nach zirka einem weiteren Monat Einsamkeit wurde ich zur Verhandlung gefahren. Ich bekam fünf Minuten vor Verhandlungsbeginn die Möglichkeit, mich mit meinem »Anwalt« zu unterhalten. Da wir allein waren, haspelte ich hastig meine Geschichte herunter und fragte, was ich von dem Verfahren denn zu erwarten habe, vor allem die Höhe der zu erwartenden Strafe.

Er stellte sich als ein Vertreter der Anwaltskanzlei »Vogel« vor und versicherte mir, dass er mich nach einem halben Jahr spätestens freikaufen und zu meinem Vater schicken könne.

Jedoch dürfte ich vor Gericht nicht den wahren Grund meiner Flucht benennen. »Erzählen Sie ruhig, dass ihnen die Westautos besser gefallen oder jeden anderen Blödsinn, nur nicht die Wahrheit«, sagte er. Es wäre ohnehin egal, was ich sage und ich würde es ihm nur schwerer machen, meine Ausreise zu betreiben.

Ich vertraute ihm und tat später in der Verhandlung alles, was er mir angeraten hatte. Im Zuschauerraum saß auch der Vernehmer und verfolgte aufmerksam die Verhandlung. Meine kirchliche Gesinnung und der Wunsch zu meinem Vater zu kommen waren dann die Argumente der Verteidigung. Die Urteilsbegründung war knapp und voller Standardfloskeln, es ging alles recht schnell und ich hatte mein Urteil. Zwei Jahre und sechs Monate, im Namen des Volkes. Fertig!

Nach einigen weiteren Wochen kam ich dann auf den »Transport« mit dem »Grotewohl-Express«, einem normalen Reisezug, dem man einige Gefängnis-Waggons angehängt hatte. Die waren wie Gepäckwagen mit Milchglasscheiben. In den Waggons waren winzige Abteile abgetrennt, mit einer Grundfläche von 1 x 1,2 m. In diese Boxen wurden vier Gefangene gezwängt, zwei links, zwei rechts!

Beim Sitzen hatte man seine eigenen Beine mit den Beinen des Gegenübersitzenden verzahnt. Man war gefesselt, es war eng und stickig und sehen, wo man gerade war, ging wegen der Milchglasscheiben auch nicht. Wir hörten nur auf die Lautsprecheransagen. Der Zug fuhr tagelang kreuz und quer durch die Republik, immer wurden irgendwo Gefangene aus- oder eingeladen!

Tief in der Nacht gab es auch mal in irgendeinem Durchgangsgefängnis ca. vier Stunden Pause in Gemeinschaftszellen zum Dösen oder um auf die Toilette zu gehen.

Ich erkundigte mich bei den Anderen: »Kennt einer Dessau? Jugendhaus Dessau?«

»Ach wie niedlich Juuuugendhaus ... warum sagste nich Ferienlager?«

»Das ist die Hölle, da kannste dich frischmachen, total militärisch der Drill dort, die machen dich fertig, da wimmerste nach Mutter und Vater!«

Hätte ich bloß nicht gefragt! Ich hatte nun ein komisches, ungutes Gefühl im Magen.

Am dritten oder vierten Tag am Abend war dann endlich auch Dessau erreicht. Mit einem Robur-LKW ging es in der Dunkelheit vom Bahnhof zum Gefängniskomplex. Nachdem sich das Schleusentor hinter dem LKW geschlossen hatte, wurde die Tür aufgerissen.

»Raus, raus und ein wenig Dalli! Im Laufschritt!«, brüllte ein Uniformierter. Draußen war helles Flutlicht. Polizisten in Kampfuniformen mit Maschinenpistolen über der Schulter brüllten um die Wette. Hunde ohne Maulkorb bellten und versuchten nach unseren Beinen zu schnappen. Manche Hunde fletschten drohend die Zähne und zitterten vor Anspannung und Wut und bäumten sich auf. Die Polizisten standen im Spalier bis hin zu einem Gebäude und so eng, dass man schon genau in der Mitte rennen musste, um nicht von einem Hund erfasst zu werden.

»Schneller, schneller ihr Drecksäcke! Vorwärts! Euch werden wir es zeigen!« Je lauter die Beamten brüllten, desto mehr tickten die Hunde aus.

Der Weg bis zum Gebäude, den wir rennen mussten, war so ewig lang: Er ging über den gesamten Innenhof. Der Jugendliche, der vor mir lief, schlug lang hin auf dem Betonweg, ihn hatte wohl ein Hund am Hosenbein erwischt. Weil ich nicht über ihn drüber springen wollte – links und rechts waren ja schließlich die Hunde –, versuchte ich ihm schnell aufzuhelfen. Da merkte ich einen brennenden Schmerz an meiner Schulter. Ein Teleskopschlagstock hat mich wie ein Peitschenhieb getroffen. Es brannte fürchterlich. »Weiter, weiter, ihr Schweine!«, brüllten die Wachleute.

Ich rannte weiter dem Jugendlichen hinterher, der gefallen war, seine Hände bluteten, seine Hose war nass und er wimmerte. Ich heulte auch, aber innerlich und lautlos. Wo bin ich hier hingeraten, lieber Gott hilf mir!

Bei Gott war ich abgemeldet, aber das merkte ich erst in den kommenden Monaten, es wurde ja alles noch schlimmer. Viel, viel schlimmer!

Erst einmal mussten wir, im Gebäude angekommen, im Gang an der Wand entlang Aufstellung einnehmen und uns ausziehen.

»Alles ausziehen, los, los, alles!« Das Gebrüll der Wärter hörte nicht auf: »Die Arme gegen die Wand, Beine spreizen! Los, Arschbacken auseinander! Na mit den Händen, du Idiot!«

Alle Körperstellen wurden nach Kassibern abgesucht.

Mir war alles schon ganz egal, wenn dieser Albtraum bloß bald zu Ende wäre!

Aber mein Albtraum fing ja da gerade erst an, aber das wusste ich ja zu diesem Zeitpunkt noch nicht.

Um uns herum ging der normale Haftalltag weiter, andere Gruppen Jugendlicher marschierten an uns vorbei und musterten die nackten Neuankömmlinge grinsend. Bis uns einige Kalfaktoren unsere neue Anstaltskleidung brachten, standen wir in Reih und Glied und mussten eine endlose Litanei der Haftanstaltsordnung von Verboten und Pflichten, bei befohlenem regungslosem Stillstehen, über uns ergehen lassen.

Dann durften wir die Filzanzüge anziehen. Kratzende Hosen und Jacken mit Stehkragen und ein Käppi und dann ging es zum Friseur, bei dem mir ein Igelschnitt verpasst wurde. Ich war nun schon mal äußerlich ein ganz anderer.

Im Strafvollzug des Jugendhauses herrschte eine bedingungslose Hierarchie, in die man sich einfügen musste. »Gruppenälteste« waren meist kräftig gebaute ältere Jugendliche, die meistens wegen Körperverletzung oder Raub einsaßen. Diese hatten Adjutanten, die ihre Macht auch mit Schlägen durchsetzten, falls der Gruppenälteste mal nicht selbst zuschlagen wollte. Es genügte ein Zeichen.

Politische waren sauber unter allen Gruppen von Kriminellen aufgeteilt worden. Es galt immer das Recht des Stärkeren. Schwächere Jugendliche, die sich nicht verteidigen konnten oder wollten, hatten neben den Anweisungen der Wärter immer auch die Befehle dieser Bosse zu befolgen, egal wie sinnlos oder erniedrigend diese waren.

Die Wärter, die wir als »Erzieher« anreden mussten, waren Offiziere der Volkspolizei: Leutnante, Wachtmeister, Oberwachtmeister uns so weiter. Diese delegierten die Durchsetzung ihrer Befehle meistens an die Gruppen- oder Abteilungsältesten und schauten dann fast immer weg, wenn diese über die Strenge schlugen. Auch wenn die Beamten einen Einzelnen bestrafen wollten, ließen sie die gesamte Gruppe Strafen exerzieren bis zur Erschöpfung. Der Stechschritt hatte eine Beinhöhe von mindestens 60cm aufzuweisen, beim Marschieren mussten Beine und Arme exakt synchron bewegt werden und nach dem Kommando »Halt« kamen zwei normale und ein knallender Endschritt. Wehe dem, der da noch einen Schritt nachtrat!

Gleiches galt, wenn die Bettkante nicht millimetergenau als Karo gefaltet war, ein Zahnpastarand im Becher sichtbar war, ein Käppi verrutscht war oder jemand mit dem Stuhl im Essensraum beim Hinsetzen leicht schrammte. Alle Jugendlichen mussten dann wieder raustreten und fünf Runden um den Sportplatz hetzen. Die Essenszeit wurde deshalb nicht verlängert! Es wurde oft geschlungen statt gegessen. Kauend ging es im Laufschritt weiter zur Putz und Flickstunde oder zur Schichtarbeit.

Und es gab Punkteabzug bei den belanglosesten Sachen. Punkte bedeuteten Platten hören oder »Kessel Buntes« im Fernsehen schauen am Sonnabend für die Gruppe. Ein Fernseher für zwei Etagen und sechs Gruppen?

Es wurde absichtlich Stress erzeugt, Fressneid, Missgunst und Hass auf einzelne Jugendliche, die sich einen Fehler leisteten.

Ob der Erzieher mit schlechter Laune zum Dienst kam, seine Beförderung verschoben wurde, seine Gruppe die wenigsten Wochenpunkte hatte oder wenn er einfach mal so Lust dazu hatte, er suchte sich dann etwas, um seinen Frust und seine Laune auszulassen. Das konnte eine winzige Kleinigkeit sein: Den kleinsten Fehler eines Jugendlichen nutzte er dann dazu, die gesamte Gruppe zu »schleifen«!

Kniebeugen in fünf Stufen, mit minutenlanger Halbhockstellung, Entengang die Flure entlang und die Treppen hinauf und herunter oder Liegestütze bis zur physischen Erschöpfung. Wann diese erreicht war, zeigte sich im Umstand, dass selbst sein Schlagstock, einen am Boden liegenden wimmernden Jugendlichen, nicht zum weitermachen motivieren konnte.

Wehe dem Jugendlichen, der diese Gewaltorgie ausgelöst hatte! Ein stehengebliebener Zahnbecher, ein nicht auf den Boden gefegter Fachinhalt, ein nicht umgekipptes Bett zeigte der Gruppe, wer Schuld für die Verwüstung und die Wut des »Erziehers« trug und wer die unausweichliche, anschließende Gruppenbestrafung bekommen sollte.

Die Gruppe revanchierte sich abends nach Einschluss bei dem Betroffenen dann durch Gruppenkeile. Die sogenannten »Erzieher« wussten das ja und sie schauten absichtlich weg. Am nächsten Morgen hieß es: »Bist du gefallen?«

Die Gruppenältesten und Gefolgsleute zettelten auch nächtliche Strafaktionen von sich aus an, um ihre Macht zu zelebrieren. Das konnte von Schlägen, über sadistische Quälereien und Erniedrigungen bis hin zu Vergewaltigungen reichen.

Es ist kaum zu schildern, wozu Gefangene fähig sind, wenn man ihnen Macht über andere Mitgefangene gibt. Einige Jugendliche hielten diese Hölle nicht aus, sie verschluckten Löffel oder andere Gegenstände, um ins Haftkrankenhaus zu kommen, manche versuchten sich sogar aufzuhängen oder mit einer Rasierklinge die Pulsadern aufzuschneiden.

Ich habe oft etwas, was unter Verbot stand, nur gemacht, um in den Arrest zu gehen und um den nächtlichen Strafexzessen der Gruppenbestrafungen im Schlafsaal zu entkommen. Aber ich kassierte auch »drei mal sieben und eine Decke« (so hieß der Arrest dort) zum Beispiel weil ich mich weigerte über die 100-prozentige Normerfüllung hinauszuarbeiten oder als ich erkannte, dass mein Anwalt gar keine Anstrengungen unternahm, meine Ausbürgerung aus der DDR und die Familienzusammenführung zu meinem Vater zu betreiben, und einen Ausreiseantrag beim Leiter abgab.

Der Arrest aber war wirklich kein Zuckerschlecken, da im Keller! Eine bitterkalte Zelle ohne Heizung und die eine Decke, die man bekam, reichte nicht, vorne oder hinten. Eine Lungenentzündung oder Fieber zu bekommen war im Arrest nicht selten.

Ein Brett an der Wand – das sollte ein Bett sein und wurde tagsüber hochgeklappt und angeschlossen. Tagsüber durfte man nur stehen. Ich machte immer Liegestütze, um mich warm zu halten und um schneller stärker zu werden.

Bei meinem Arrest wegen des abgegebenen Ausreiseantrages – zu diesem Zeitpunkt war ich schon fast ein Jahr dort – schüttete ich alles Essen, was ich bekam, in den Kübel. Das fiel auch längere Zeit nicht auf, weil ich den Kübel ja abends immer selbst auf der Toilette im Keller entleeren musste.

Nach fünf Tagen Arrest bemerkte der Wachmann, dass ich schon seit einigen Tagen kein Essen mehr zu mir nahm. Hungerstreik war verboten. Ich bekam weitere Tage Arrest obenauf, nur statt zwei Scheiben Brot gab es nun drei Scheiben. Die mussten dann auch nicht mehr so winzig sein, dass diese durch den Schlüsselring Wärters passen mussten, wie es sonst immer überprüft wurde, wenn Mitgefangene das Essen im Keller ablieferten.

Ich schüttete aber weiterhin alles weg und der Wachtmeister kontrollierte jetzt jeden Abend meinen Kübel.

Ich war echt verzweifelt, mein Rechtsanwalt sprach damals doch nur von einem halben Jahr, und ich war nun schon fast ein volles Jahr dort! Ich esse erst wieder im Westen! Ich will zu meinem Vater! Ich setzte alles auf eine Karte, dachte ich damals. »Ich habe zwar keine Muskeln, um mich hier zu verteidigen, aber ich habe einen superstarken Willen! Das ziehe ich jetzt durch, ich kann und ich will nicht mehr«, waren meine Gedanken.

Ich wurde zum OKS gebracht, das ist die Abkürzung für »Offizier für Kontrolle und Sicherheit«, und nannte ihm den Grund für meine Nahrungsverweigerung: »Wenn ich sterbe, kommt die ganze miese Geschichte ans Tageslicht!«, sagte ich. »Ich habe nichts mehr zu verlieren, der Rechtsanwalt war wohl instruiert von jemanden, gebt es doch zu!«, heulte ich. Der Stasi-OKS grinste schweigend bis über beide Ohren und ließ mich erst einmal zur Krankenstation des Hauses verlegen. Wenigstens eine Matratze gab es dort und es war warm. Ich schlief den ganzen Tag lang. Immerhin war ich ja auch schon ziemlich schwach.

Bloß jetzt nicht einknicken, nicht schlappmachen, sonst wäre alles umsonst, dachte ich und verweigerte weiterhin die Nahrungsaufnahme.

Nach weiteren Tagen, mir ging es schon merklich schlechter, stand dann plötzlich genau dieser Leutnant F. der Staatsicherheit an meinem Bett, der mich damals in der Berufsschule aufforderte, der Stasi zuzuarbeiten. Er schnauzte mich an: »Sie denken wohl, sie wären sehr clever! Glauben Sie mir, Sie sind es nicht! Ich könnte Sie hier durchaus verrecken lassen, kein Hahn würde nach Ihnen krähen, glauben Sie mir! Sie werden nicht nach drüben kommen, das garantiere ich Ihnen, und wenn ich Sie künstlich ernähren lassen müsste!« Auffallend langsam und eindringlich fügte er hinzu: »*Es gibt gewichtige Gründe, die es nicht zulassen, sie nach Drüben zu lassen!*« Ich dachte in dem Moment an einen nahen Verwandten von mir, der in einem Ministerium arbeitete und sicherlich auch dann ein Geheimnisträger sein könnte. Sollte da der Hase im Pfeffer liegen?

Ich bekam auf einmal ein Gefühl der Ausweglosigkeit, denn das Ziel, das ich vor Augen hatte, konnte mich nicht mehr aufrichten. Eine große Hoffnung brach zusammen und diese Hoffnungslosigkeit drückte wie eine Decke aus Blei auf meinen ausgehungerten und ausgezehrten Körper. Ich hörte ihm nur noch zu und Tränen liefen mir aus den Augen. Ich sagte kein Wort mehr.

Er verhöhnte mich noch eine Weile und verließ dann das Krankenzimmer. Ich weinte noch eine ganze Weile das Kopfkissen nass, fühlte mich verraten und verkauft. Ich gab meinen Widerstand auf und fing später wieder an zu essen.

Monate ging es dann alles so weiter, mit Exerzieren, Schichtarbeit an der Revolverdrehmaschine, 120-prozentige Normerfüllung war Pflicht, wenn man in den Pausen auch rauchen wollte! Brennerteile für die Export-Quelleherde. Der Arbeitsschutz war miserabel.

Verletzungen heilten wegen der fehlenden Vitamine kaum und alles eiterte ewig und erzeugte tiefe Löcher. Mein Magen schmerzte immer und mein Rücken brachte mich, wegen der gebeugten Haltung an den Maschinen, fast um.

Erschöpft und mit schmerzendem Körper, fiel man jeden Abend ins Bett und zog sich das Kopfkissen über den Kopf in der Nacht, dass man das Wimmern der Neuankömmlinge nicht mehr hören musste, ich war sozusagen innerlich emigriert. Ich funktionierte wie mechanisch, war eine gefühllose Hülle meiner selbst.

Später wurde ich »Kulturbeauftragter« meiner Gruppe und hatte damit Zugang zur Bibliothek. Ich entdeckte das Lesen neu.

Das Powerlesen sozusagen, ich war ja schließlich an der Quelle! Wahllos, stopfte ich alles in mich hinein! Erstaunlich was ich alles dort fand und las! Das alte und neue Testament, Marx' *Kapital*, Bücher von Schiller, Hegel, Feuerbach, Sartre, aber auch Reisebeschreibungen oder Abenteuerromane wie Daniel Defoe's *Robinson Crusoe* oder *Die Schatzinsel*.

In meiner Fantasie träumte ich mich weit über die Mauern weg, möglichst auf eine menschenleere Insel. Wenn mich jemand schlug, wischte ich mir das Blut ab und ging in meine Ecke und las und schon war ich wieder weg, wenigstens zeitweise!

Neue Jugendliche kamen an, einige gingen nach Hause, manche auch vorzeitig. Politische gingen nie vorzeitig, auch mein Antrag auf vorzeitige Haftentlassung wurde abgelehnt.

Die Zeit plätscherte dahin, der Drill, das Marschieren, akkurater Bettenbau, Bohnern auf den Knien, Stubenkontrollen, Strafrunden auf dem Hof, Kakerlaken im Eintopf, schimmeliges Brot, nichts war mehr neu für mich. Ich war abgestumpft.

Am Tage meiner Entlassung stand für mich fest, hier bleibst du nicht, jetzt erst recht! Ich wollte zur Küste und mich auf ein Schiff schleichen, bloß weg, weit weg! Nach Australien ins Outback! Ich hatte davon gelesen, unberührte Natur meilenweit, und vor allem ... ganz, ganz wenig Menschen!

Entlassung ...!

Den Schein, dass ich gut behandelt wurde, unterschrieb ich nicht! Was sollten die auch machen? Meine Mutter stand doch schon draußen vor dem Tor! Schließlich mussten sie mich raus lassen, auch ohne Zettelunterschrift!

Zu Hause ...!

Man gab mir einen PM12 als Ausweis, damit hatte ich Berlinverbot. Ich durfte den Landkreis nicht verlassen und musste mich einmal wöchentlich bei der Polizei melden. Auch wurde mir ein Arbeitsplatz zugewiesen in einer staubigen Presserei.

Nach einigen Monaten protestierte ich gegen diese Arbeitsplatzzuweisung und ich suchte mir selbst einen Betrieb, wo ich später dann auch die Chance hatte, aus meinem Teilfacharbeiter, per Abendschule, neben der Dreischichtarbeit her, meine Facharbeiterausbildung zu absolvieren.

Ich wollte auch nicht mehr weg.

Der Grund für meinen Sinneswandel war, dass ich ein Mädchen kennengelernt hatte. Mein erstes Mädchen, obwohl ich mittlerweile schon 19 Jahre alt war! Und als sie sagte, dass sie von mir schwanger ist, konnte ich nicht mehr weg. Meine Mutter sagte, ich müsse jetzt das Mädchen heiraten. Sie wurde dann noch vor Geburt unserer Tochter meine Frau. Ich habe es nie bereut. Sie tat mir all die Jahre bis heute sehr gut, denn sie ist eine gelernte Kindergärtnerin. Sie hat wohl auch einiges über Verhaltensmuster gelernt. Sie zügelte mich immer, wenn ich bei der Erziehung unserer Kinder in Kasernenhofjargon verfiel: »Es sind Kinder, sie haben das Recht, Fehler zu machen!«, musste ich mich so oft ermahnen lassen.

Sie tröstete mich aber auch, wenn ich schweißgebadet aus meinen Albträumen hochschreckte oder schickte die Kinder beruhigend zurück ins Bett, wenn sie in der Tür standen, weil der Vater im Schlaf schrie.

Ich habe ihr bis heute zwar einiges, aber auch nicht alles erzählt. Aber Sie ahnt wohl, dass mir Fürchterliches in der Jugend passiert ist. Sie ist in einem christlichen Elternhaus aufgewachsen und auch so erzogen worden. Sie zahlt Kirchensteuer, aber ich habe mich abgemeldet. Ich kann einfach nicht mehr wie früher glauben. Aber wir passen trotzdem eben gut zusammen, praktizieren sozusagen auf kleiner Ebene die » friedliche Koexistenz «.

Meine Jobs, die ich mir bisher suchte, waren immer Jobs für einen Einzelgänger: Hausmeister, Handelsreisender, Kurierfahrer, Lieferfahrer usw.

Im Mai 2012 stellte ich zusammen mit meiner Frau einen Antrag auf Akteneinsicht in der ehemaligen Stasi-Untersuchungshaftanstalt, welches jetzt ein Museum ist.

Ich wollte außerdem meiner Frau zeigen, wo ich als 16-Jähriger in Einzelhaft saß. In meiner ehemaligen Zelle bekam ich einen Weinkrampf und brach seelisch total zusammen. Mein Tinnitus schwoll als hochfrequentes Kreischen an, ähnlich dem Testbildton im Fernsehen nach Sendeschluss damals. Sorgsam verdrängte Erinnerungen waren wieder da, völlig klar und bildhaft. Besonders in den Nächten attackieren mich diese Bilder! Als ich fast eine Woche nicht mehr geschlafen hatte, brachte mich meine Frau ins Krankenhaus.

» Sie waren noch nie in psychologischer Behandlung? Sie haben all die Jahre sich selbst verboten, sich zu erinnern, haben verdrängt? Sich die Welt manchmal schöngetrunken? Sie haben gedacht, sie kommen alleine damit klar? «, wurde mir vorgehalten. Was soll man darauf antworten, wenn man selbst nicht weiß, warum jetzt alles auf einmal wieder so präsent ist.

Dort im Krankenhaus wurde eine stationäre Traumakur beantragt. Sie wurde von der Rentenversicherung abgelehnt. Mein Widerspruch wurde verworfen. Ich beantragte dann bei der Krankenkasse diese Kur. » Nicht zuständig «, erhielt ich von dort als Antwort. Erst als ich mich beschwerte, dass man mir sagen müsse, wer denn nun dann wirklich für mich zuständig sei, wurde ich an das Versorgungsamt weiterverwiesen. Von dort bekam ich dann eine Reha genehmigt, aber erst nachdem ich einen Antrag wegen Haftfolgeschädigungen ausfüllen musste. Die Kur war zwar entspannend für mich, aber wirklich hilfreich war sie nicht. Viel zu speziell waren wohl die Dinge über die ich reden wollte, doch das hatte nicht selten zur Folge, dass das Personal dort etwas überfordert war mit der DDR-Thematik. Trotzdem gaben sie sich die größte Mühe. Man gab mir dort den dringenden Rat, ambulant die Hilfe eines Therapeuten zu suchen. Das tat ich dann auch und bin nun fast schon ein Jahr bei einem Therapeuten in Behandlung. Es ist schon sehr erleichternd, wenn man einem Menschen etwas erzählen kann, was man nicht einmal der eigenen Ehefrau erzählen möchte, um diese nicht zu sehr zu belasten.

Aber kann reines Erzählen wirklich heilen? Muss und kann ich verzeihen, wenn niemand wirklich das Geschehene aufrichtig bereut? Kann überhaupt jemand meine schrille Alarmklingel im Kopf abstellen?

Die Art meines Medikaments wurde schon vor einiger Zeit abgeändert, damit ich trotz meines starken Tinnitus-Geräusches im Kopf, in den Schlaf komme. Eigentlich müsste diese Dosis heraufgesetzt werden, denn von meinem Zustand bei Krankenhausentlassung bin ich schon wieder meilenweit entfernt. Schlafstörungen, Angstattacken, Erschöpfung wechseln sich ab. Ich bin ständig gereizt, schreie meine Frau an, dann tut es mir wieder leid, und dann weinen wir beide.

Seit einem Jahr leben wir nun getrennt, sie hat es nicht mehr ausgehalten mit mir und ich möchte sie auch nicht weiter belasten. Jahrelang Krankenschwester und Psychologe sein zu müssen, hat sie wahrscheinlich restlos überfordert.

Nun suche ich neue Bezugspersonen.

Besonders bedanken möchte ich mich bei meinem christlichen Freund Silas für sein Verständnis und den wichtigen emotionalen Austausch. Die Musik ist eine tragende Brücke zwischen uns.

6.5 Herr S.

Einige Vorbemerkungen

Mit seiner Erlaubnis möchte ich (K.-H. Bomberg) an dieser Stelle einige gewählte Einblicke in das Leben von Herrn S. geben, in seine Geschichte, seine Leiden und seine Behandlung bei mir, aber auch in seine Freuden und Glücksmomente.

Gefragt nach der Wirkung einer durchgeführten Psychoanalyse, sagte ein Bekannter einmal zu mir, dass er sein Gefängnis ausleuchten, aber nicht verlassen konnte. Ein beeindruckender Satz mit großer Symbolkraft. Mit den politischen Häftlingen, die bei mir in Behandlung sind, wollte ich dennoch einen Schritt weiterkommen.

In der Therapie von Herr S. entfaltet sich das intersubjektive Feld mit den drei Kernpunkten des Zusammentreffens, der wechselseitigen Regulation und der Überschneidung zwischen uns in typischer Weise (vgl. hierzu Jaenicke, 2010, S. 38). Herr S. erlebt die Gegenwart als schön und beglückend. Seine Enkel spielen dabei eine große Rolle. Die beschädigte Vergangenheit ist davon zu trennen und bei mir zu containen. Daraus entwickelten wir zusammen die Kurzform: Weniger Verbitterung, mehr Enkel.

Zunächst jedoch ein paar Bemerkungen zur Psychodynamik: Herr S. wuchs in der Nachkriegszeit mit einschneidenden Entbehrungen, traumatischen Trennungen und Überlebensängsten auf. Die Mutter hatte ihre Eltern und ihre Tochter verloren. So erschien seine Geburt als der Sonnenschein einer tief in Trauer steckenden Mutter. Die frühe Mutter-Kind-Dyade dürfte von großen Erwartungen und Ängsten geprägt gewesen sein. Herr S. wuchs und gedieh in der Not. Da verstarb plötzlich der Vater. Ein schwerer Verlust mit möglichen unbewussten Schuldgefühlen. Der aufgeweckte Junge wurde in der Schule, die er als eine Art Ausgleich erlebte und annahm, zum Sonnenschein.

Seine Latenzzeit und Pubertät offenbarten ihm wichtige psychische Ressourcen und erste Erfahrungen mit dem anderen Geschlecht. Herr S. ist mutteridentifiziert. Eine gewisse Triangulierung erfolgte über den Opa. Dieser starb im 15. Lebensjahr des Patienten. Die Mutter wurde suizidal und musste stationär sowie ambulant behandelt werden. Wieder ein schwerer Verlust. Er war nun der Mann im Hause und hatte die Mutter zu beschützen. Dann lernte er seine Frau kennen und wurde selbst Vater, ein wichtiger Ablösungsschritt von der Mutter. Durch Freiheitsstrebungen kompensierte Herr S. seinen Schmerz zum Erhalt der Lebenslust. Er eckte im System der DDR an und bekam für zwei Fluchtversuche lange Haftstrafen, die zu einer psychischen Traumatisierung führten. Er wollte den Wunsch der Eltern, in den Westen zu gehen, umsetzen, um alle glücklich zu machen. In seinen Händen lag es. Heute möchte er in seiner Lebensbilanz fühlen, dass das alles nicht umsonst war. Dem stehen Schuld- und Schamgefühle gegenüber, dass der Preis vielleicht doch zu hoch war. Die Versöhnung mit sich ist ein langer Weg. Die bestehende Pathologie ist somit konflikt- und traumapsychologisch zu erklären. Neben einem Ich-Überich-Konflikt bestehen Haftfolgeschäden. Die selbst traumatisierte Mutter gab ihr Bestes. Das verdient den vollen Respekt in einer schweren Zeit. Doch war sie überfordert. Im Prozess der Parentifizierung hinterließ dies tiefliegende Ängste bei ihm, die Abwendung von sich und die rettende Hinwendung zum anderen. Das zieht sich durch seine gesamte Entwicklung hindurch. Dennoch hat die Warmherzigkeit der Mutter ihm ein starkes inneres Objekt gegeben, das für die Ressourcenarbeit ganz wichtig ist.

Eine posttraumatische Reifung ist durch ein gesundes soziales Netz zu verzeichnen. Neben der Familie existiert ein guter Freundeskreis mit schicksalhaft produktiven Bindungen.

Behandlungsverlauf

In der ersten Behandlungsstunde sagt Herr S., dass er ungern vom Westteil in den Ostteil fahre, obwohl alles schon so lange her ist. Nun ist er irgendwie auch froh, dass unsere Behandlung beginnt. Er erzählt von seiner Flucht. Mir geht die Dramatik des Geschilderten durch den Körper. Hier geht es immer wieder um Containment.

In der Folgezeit berichtet er von seinen Großeltern, die sowohl väterlicher- als auch mütterlicherseits aus Schlesien kommen. Sein Opa Ernst habe alles verloren, aber nie sein Schlesien. Er wurde deshalb auch kurz der »Schlesier« genannt. Mit ihm ist Herr S. identifiziert. Dieser Opa (Vater des Vaters) war neben der Mutter ein wichtiges inneres Objekt in der Haftzeit.

Den frühen Tod des Vaters sah er in den Tränen der Mutter. Herr S. war damals gerade fünf Jahre alt und verstand die Welt nicht mehr. Opa Ernst stellte für ihn einen gewissen Vaterersatz dar. Auch er starb neun Jahre später. Der Tod seines Großvaters ging Herr S. entsprechend sehr nahe. Ersatzvater war auch Onkel Alfred, der die politische Wende noch erlebte.

Dazwischen kommt er immer wieder auf Gefängnisgeschichten zurück. Er muss eingestehen: »Da fehlen Teile.« Er beginnt mit einzelnen Erinnerungsstücken: Die Arbeitsschicht an einer Stanze sollte beginnen. Doch diese war nicht funktionstüchtig. Hobbybauer hatten sich Teile für den Bau von Detektoren abgezweigt. Solche Sachen konnten gut gehen, konnten aber auch hart bestraft werden. Man musste ständig auf der Hut sein. Aus meiner eigenen Haftzeit weiß ich von dieser »Dauerwache«. Am Ende der Stunde sagte ich ihm, dass es immer wieder um kreatives Überleben im Gefängnis ging.

Manchmal vergleicht er sich mit seinem Freund N.: Dieser sei der Draufgänger – er der Pechvogel. Ich entgegne ihm: »Sind Sie bei Frauen nicht auch der Draufgänger?« Er muss lachen.

Die erste Zeit in Westberlin nach seiner ersten Ausreise 1973 war wie ein Rausch. Er wohnte bei Onkel H., einem Schauspieler, und befand sich dort mehrfach in einer anderen Welt. Der Kulturschock des Westens und die Welt des Theaters, der Schauspieler: Beides war faszinierend. Er fand bald schon eine Arbeit. Nun wollte er sich mit seiner Frau treffen. Ein Jahr lebte er jetzt schon im Westen. Er hatte sich sachkundig gemacht, dass eine Begegnung in Prag ungefährlich sei. Offenbar erkundigte er sich an der falschen Stelle, denn nun nahm das Verhängnis seinen Lauf. Bei dem geplanten Treffen wurde er 1974, noch bevor er seine damalige Frau sehen konnte, in Prag verhaftet. Wie konnte er nur so blauäugig sein? Ich frage ihn: »Haben Sie damit Ihren Frieden gemacht?« »Vermutlich nicht«, antwortet er.

Die Zeit, die nun folgte, nennt er den »Prager Fluch: 14.05.74–18.10.78«. Das Urteil lautete 10½ Jahre, Republikflucht im schweren Fall. Er saß fast die Hälfte davon ab.

Immer wieder stellt Herr S. mir Bücher vor, die er gerade liest. Oft geht es um DDR-Haft und Verfolgung. Er ärgert sich, wenn die Täter heute immer dreister werden und frech ihre Bücher vorstellen. Da erlebe ich bei ihm einen starken Wutaffekt, den ich sonst nicht erlebe.

Er kommt wiederholt zu dem Schluss, dass es wichtig war, dass er gegangen ist. Er braucht seine Freiheit. Außerdem lernte er so seine zweite Ehefrau kennen, mit der er eine Tochter (geb. 1982) hat. Durch die Tochter hat er zwei Enkel, 2 Jahre (Junge) und 4 Jahre (Mädchen) alt. Sie sind sein ganzer Stolz. Mit der ersten Frau hat einen Sohn, geboren 1971. Dieser ist kinderlos. Zum Sohn besteht Kontakt, zur ersten Ehefrau jedoch nicht. Auf meine Frage: »Könnte es eine klärende Annäherung geben?« antwortet er: »Nein, zurzeit noch nicht. Sie hat mich im Gefängnis verlassen.«

Herr S. spürt wiederholt typische Auslöser für seine chronifizierte Posttraumatische Belastungsstörung (PTBS). Er nennt sie »Links«. Das können Medienberichte sein, aber auch bestimmt Gerüche, Geräusche, bestimmte Verhaltensweisen.

Wegen Versorgungsansprüchen (GdS) wurde Herr S. zu einem Gutachterarzt bestellt. Das Gespräch sei ganz gut gewesen, urteilt er. Der Kollege sagte ihm, dass die PTBS wie ein Holzwurm sei. Sie frisst und frisst.

Das von der Mutter gegebene Urvertrauen verlässt ihn aber nicht. In den Krisen spielte seine Mutter eine haltende Rolle. Nach ihrem Tod musste das Haus im Berliner Umland verkauft werden. Das bedauert er bis heute.

Während die Eltern des Vaters die Flucht überlebten, starb der Opa mütterlicherseits in Oberschlesien 1945 in einem NKPD-Lager. Die Oma wurde bei der Flucht psychotisch und starb bald nach dem Krieg.

2011 besuchte er Oberschlesien und war an den entsprechenden Orten. Das war eine wichtige und emotional anstrengende Reise.

Die Themen in unseren Sitzungen wechseln zwischen der Gegenwart, den Eltern, den Großeltern, dem Gefängnis, der Arbeit und der Liebe. Bald nach seiner zweiten Haft lernte er 1979 seine spätere zweite Ehefrau kennen. Es war ein Volltreffer. Bis heute sind sie ein glückliches Paar. Einmal war die Ehefrau auch mit der Praxis. Vielleicht wollte sie sich unmittelbar überzeugen, dass ihr Mann bei mir in guten Händen ist.

Neben körperlicher Gewalt durch Wärter und Mithäftlinge waren es die Zersetzungsmaßnahmen im Gefängnis, die sich fest in ihn einbrannten: »Sie sind ein Verbrecher und bleiben ein Verbrecher. Wenn Sie von der Haft draußen erzählen, geht es ihnen schlecht. Wir finden Sie überall.« Damit installiert sich die Allmacht der verfolgenden Objekte.

Reisen ist auch für ihn eine besondere Form von Freiheit. Er erzählte von den Reisen mit seiner Frau durch Europa. Eine weitere Ressource ist die Rockmusik. Auch da gibt es Schnittpunkte mit dem Therapeuten.

Seine Mutter war eine bescheidene, stille Frau. Als sie 1984 starb, durfte er aus dem Westen in den Osten einreisen und gemeinsam mit seinem Sohn, der bei der Mutter aufwuchs, Abschied nehmen. Es war sehr bewegend. 2009 sagte eine frühere Lehrerin, die auch in den Westen flüchtete, zu ihm, dass die Mutter ihr anvertraute: »Wenn der Vater nicht so früh verstorben wäre, dann wären wir alle in den Westen gegangen.« Ich werfe die Frage auf: »Was wäre Ihnen nicht alles erspart geblieben?« Herr S.: »Was für ein Gedanke!«

Der frühe Tod des Vaters unterbrach jäh die Familienplanung. Er war das, was man einen Schicksalsschlag nennt.

Die Gefängniserinnerungen kommen immer wieder durch, in der Hauptsache als Intrusionen. Seinem Sohn würde er im Nachhinein sagen: »Wenn du mal ins Gefängnis kommen solltest, dann muss man sich so verhalten, dass der Spiegel, in den du hineinschaust, nicht zerplatzt.« Danach hat er versucht, immer zu handeln. Er musste sich nicht anbiedern. So ist er durchgekommen.

Immer wieder galt es, Probleme mit dem Jobcenter zu klären. Aufgrund der Haftfolgeschäden sind bestimmte Tätigkeiten nicht mehr möglich. Ein GdS ist trotz klarer Befundung bis heute nicht erreicht.

Kurz vor seinem 65. Geburtstag erinnert er sich, dass er mittlerweile so wie seine Mutter sei. Die Eltern seien früh verstorben. Das hätten sie nicht verdient.

Heute geht es ihm besser. Das soziale Netz mit Ehefrau, Tochter, Sohn und Enkeln sind ein entscheidender Rückhalt. Überhaupt ist die Familie ganz wichtig. Zum Sohn hat sich der Kontakt über die Häftlingstreffen in Brandenburg vertieft.

Auch der Humor entwickelt sich bei ihm wieder: »Wir hatten es mit gehobenen Leuten zu tun. Deshalb sind wir auch tief gesackt.« Das sagt er mit einer gewissen Ironie und gewinnt dadurch Abstand. Herr S. weiß, wie mir solche Sätze selbst geholfen haben. Damit gewinnen wir beide Abstand. Unsere gegenseitigen Ironisierungen sind Teil der sprachlichen Interaktion, aber auch Teil des prozeduralen Beziehungswissens (vgl. hierzu auch Streeck, 2017, S. 235), das sich nicht in Sprache übersetzen lässt. In der Behandlung von politischer Traumatisierung ist es insbesondere wichtig, nicht auf eine bestimmte Behandlungsform beschränkt zu sein. So umfasst die moderne Psychoanalyse mittlerweile eine Vielzahl von Konzepten und Behandlungstechniken. Diese Veränderungen wurden wiederum durch die Betroffenen erkämpft, wie schon bei Anna O. in den Zeiten Freuds. Wenn diese Wünsche auf flexible Psychoanalytiker treffen, besteht die Chance des gegenseitigen Lernens.

6.6   Herr L.

Um ermessen zu können, was und wie viel seit meiner Traumatisierung geheilt ist, muss ich noch einmal zu ihr zurückgehen. Wenn ich von den Problemen, Ängsten und Schwächungen absehe, die mit meiner Studienzeit in den 1970er Jahren einsetzten, begann meine Leidenszeit im engeren Sinne 1987, als die Stasi ein immer dichteres Netz aus Spitzeln um mich legte, insbesondere durch die Einbeziehung meines Vaters in die Verfolgung und durch meine Isolierung von anderen Oppositionellen mittels des Streuens bösartiger Gerüchte. Weil ich davon nichts bemerkte, konnte ich weder unmittelbar reagieren noch erkennen, dass ein Zersetzungsplan wirkte. Da einige meiner guten Freunde bereits in den Westen gegangen waren, fühlte ich mich auf diese Menschen angewiesen. Es entwickelte sich unbemerkt eine psychische Abhängigkeit von ihnen. Attackierten mich die Spitzel getarnterweise, mein Vater offen bzw. wiesen mich die Oppositionellen erklärungslos ab, schrieb ich mir das selbst als Misserfolg zu. Ich wollte nun auch die DDR gen Westen verlassen, um dort freie Diskussionsmöglichkeiten und eine berufliche Perspektive als Historiker und Philosoph zu finden (ich lebte von Gelegenheitsarbeiten), aber mir wurde die Ausreise verweigert. Ein schwerer Konflikt mit meinem damaligen Lebenspartner und die eintretende Unfähigkeit, weiter an einem philosophischen Text zu arbeiten, schwächten mein Selbstbewusstsein und steigerten die diffuse Angst vor einer Inhaftierung und die Einsamkeitsgefühle.

Nach dem Mauerfall vermischte sich eine starke Dekompressionssymptomatik mit der latenten Suizidalität, die sich herausgebildet hatte, was mich in eine schizoide Verfassung brachte. 1992 brach ich zusammen. Ein aufgesuchter Psychiater mühte sich vergeblich, mir begreiflich zu machen, dass ich in einer schweren Depression steckte und Medikamente brauchte. Ich versuchte stattdessen, mich durch Arbeit in meinem Beruf wieder aufzubauen und fand eine befristete Anstellung als Historiker an der Universität mit geringen Leistungsanforderungen. Danach stürzte ich mich mit großen Erwartungen in ein anspruchsvolles Promotionsprojekt, brach aber 1997 wieder zusammen. Ich glaubte, wieder versagt zu haben, aber es war die Posttraumatische Belastungsstörung, die sich hier manifestierte. Erst nach drei Klinikaufhalten ging es ab 1999 dank eines Dauermedikaments, einer ersten Psychotherapie und dank des neuen Freundes, den ich dann fand, wieder aufwärts.

Die Belastungsstörung besteht noch immer und auch die Anfälligkeit für depressive und angstvolle Reaktionen auf Zurückweisungen und demütigende oder bedrohliche Behandlungen, durch die alte Wunden tangiert werden oder wieder aufreißen. Aber ich kann viel besser mit diesen Störungen umgehen als früher. Ich habe akzeptiert, dass sie die Folgen der Schädigung sind. Weil diese nicht rückgängig zu machen ist, gehe ich davon aus, dass die diagnostizierte »rezivierende depressive Störung« als chronifizierte Disposition an sich ebensowenig heilbar ist, wie ein amputiertes Bein nachwachsen kann. Aber man muss nicht wegen dieses Umstands verzweifeln, sondern kann sich anpassen.

Verglichen mit der geschilderten Zeit von 1986 bis 1999 geht es mir jetzt sehr gut. Wenn ich mich frage, wodurch das wohl möglich geworden ist, sehe ich als die beiden Hauptfaktoren die eigene Bemühung um (tendenzielle) Heilung und das Glück. Zur notwendigen eigenen Bemühung zähle ich zunächst die Bereitschaft, sich bei Klinikärzten, Psychiatern und Psychologen professioneller Hilfe anzuvertrauen und nach Kräften an den möglichen, zumindest teilweisen Heilungsschritten mitzuwirken. Das erfordert zunächst die Bereitschaft, die traumatischen Schmerzen nicht verdrängen zu wollen, sondern erneut zu ertragen, damit ein analytischer Zugang zu ihren Grundelementen gefunden werden kann. Denn nach einer Traumatisierung bilden sich stets spontan ganz unspezifisch-allgemeine Schutz- und Abwehrverhaltungen aus, die eine heilende soziale Reintegration erschweren und dazu verleiten, auch therapeutische Annäherungen an die Wunden abzuwehren. Man muss aber unter anderem herausbekommen, welche Vorschädigungen es gab, ob es Schwachstellen im Widerständigkeits- oder sogar Lebenswillen gibt, die quasi mitgeheilt oder kompensiert werden müssen, und welche Retraumatisierungen zu dem eigentlichen schädigenden Ereignis dazukamen. Es müssen Täuschungen aufgehoben werden, die vom Schutz- und Hilfsbedürfnis produziert werden und wieder in das Milieu zurückwerfen, in denen das Trauma entstanden ist. Das heißt zum Beispiel, dass man lernen muss, mit Menschen oder vielleicht sogar Gruppen zu brechen, die an der Entstehung des Traumas mit schuld sind oder retraumatisierenden Einfluss haben. Damit ist das Üben anderer Verhaltungen als das passive Leiden gegenüber den Verursachern von Schädigung gemeint. Das bereitet zunächst Schmerzen, so wie anfangs alles wehtut, wenn man nur noch mit einem Bein (und einer Prothese) laufen kann. Ohne engagierte Mitwirkung kann kein Therapeut etwas ausrichten und auch andere soziale Unterstützungen bleiben wirkungslos, deshalb hängt so viel von ihr ab.

Bei all dem bedarf es aber auch vieler glücklicher Zufälle. Ich fand erst in der dritten Klinik solche Ärzte und Psychologen, die Verständnis für meine besondere Problematik hatten und mir halfen, mein berufliches Selbstbewusstsein wieder aufzubauen und eine gewisse Arbeitsfähigkeit wiederherzustellen. Das war in der ersten Klinik nicht der Fall. In der zweiten hatte ich sogar ausgesprochenes Pech, denn dort wurde ich vom DDR-lastigen Chefarzt und vom psychologisch ungeschulten Personal so rüde behandelt, dass ich mich beinahe aufgab. Glück hatte ich mit meiner ersten Psychotherapeutin, einer interessierten jungen Frau. Den noch hilfreicheren Therapeuten fand ich aber erst später per Zufall in Herr Dr. Bomberg, dem Spezialisten für traumatisierte Verfolgte des DDR-Regimes. Über seine einfühlsame Zuwendung und analytische Scharfsinnigkeit hinaus besteht sein größtes Verdienst darin, mir vermittelt zu haben, dass Resilienz (Widerstandsfähigkeit und stabiles Selbstbewusstsein) mittels Humor und Selbstklarheit viel leichter zu erwerben ist, als ich mir das vorgestellt hatte.

Von allergrößter Bedeutung ist es, dass unsere Gesellschaft inzwischen so viele Unterstützungs- und Förderungsmöglichkeiten für geschädigte Menschen bereithält. Es braucht allerdings auch hier oftmals das Glück, überhaupt von ihnen zu erfahren und vermittelnde oder helfende Menschen zu treffen. Erst das fünfte Gutachten bestätigte meine dauernd verminderte Leistungsfähigkeit und bewirkte nach drei Jahren der Beantragung die Bewilligung einer Erwerbsunfähigkeitsrente. Die Rehabilitierung wegen beruflicher Verfolgung in der DDR erfolgte dagegen schnell und ohne Kampf mit dem Amt. Nur durch Zufall erfuhr ich später von der verwaltungsrechtlichen Rehabilitierung, die den Grad der Schädigung an der Gesundheit und im Berufsleben feststellt und Ausgleichszahlungen nach sich zieht. Das zu erreichen, kostete mich allerdings fast zwei Jahre hoher nervlicher Anspannung. Aber nun bin ich nicht mehr in einer prekären sozialen Lage, die ich schon als Dauerschicksal angesehen hatte, und kann nach Maßgabe meiner Kräfte weiter wissenschaftlich arbeiten. Nach vielen Jahren mühevoller Kleinarbeit habe ich jetzt sogar Aussichten auf einen publizistischen Erfolg, der mir bisher nicht zuteil wurde. Leider hatte ich noch nicht das Glück, einige philosophisch-historische Kollegen zu entdecken, mit denen ich in einen regen und fruchtbaren geistigen Austausch treten und dadurch kompensieren kann, dass eine beruflich-akademische Integration nicht mehr möglich ist.

Doch zuteil wurde mir bereits das große Lebensglück, einen neuen Lebenspartner gefunden zu haben. Wir leben nun schon 17 Jahre mit wachsender Innigkeit zusammen. Ohne Selbstregulierungs- und Erlebnisfähigkeit, an denen es mir lange mangelte, ist aber auch die verliebteste Beziehung nicht zu führen und zu genießen. Insofern ist auch die Bemühung um deren Wiederherstellung mit therapeutischer Unterstützung unumgänglich. Meinen Freundes- und Bekanntenkreis habe ich auf diejenigen Menschen reduziert, auf deren Zuwendung und Treue ich mich wirklich verlassen kann. Ich kann Hobbys nachgehen und kümmere mich in einem Bürgerverein um Verbesserungen im Wohngebiet. Und schließlich habe ich gute Ärzte für die physischen Belange gefunden. Durch

Sport und ausgewogene Ernährung halte ich mich körperlich fit. All das zusammen bewirkt, dass ich wieder Vertrauen in meine innere Stabilität und meine Potenziale habe. Nun ist auch wieder Kraft da, anderen Menschen (zum Beispiel Verfolgungsopfern) lebenspraktisch zu helfen, wie ich es vor den vom Trauma bestimmten Jahren konnte.

6.7 Herr D.

Rückzug Garten: Meine Fest Burg

Es ist ein Versuch, mir mit neuen Erkenntnissen ein neues Verständnis über mein Verhalten, meine Reaktionen in bisweilen dramatischen Situationen, eben über meinen Lebensweg zu verschaffen.

Am Schreibtisch zu sitzen, sich zu konzentrieren, die Gedanken in Richtung einer lange zurückliegenden Zeit zu bündeln, fällt mir nicht leicht. Oft schweife ich ab. Unruhe kommt auf. Jede Ablenkung wird nur allzu gern akzeptiert. Schon im Vorfeld dieser »Seeleninventur« war ich tagelang mit meiner gedanklichen Ausrichtung beschäftigt. Es sträubt sich etwas in mir! Es ist nicht Bequemlichkeit oder Zeitmangel. Ich will da nicht hin.

Meine ewige Rastlosigkeit, immer etwas zu machen, mich zu beschäftigen, meine Gedanken auf Handwerkliches am Haus, Hof und Garten zu lenken, passt wohl auch zu dieser Abneigung. Auch stelle ich fest, dass mir das Bedürfnis vieler alter Männer, von ihren zurückliegenden Heldentaten zu berichten – oft ungefragt, dafür zum wiederholten Mal das Gleiche –, fehlt völlig. Weiter, weiter nur nicht zurück.

Überhaupt, mein Mitteilungsdrang in meinem ohnehin kleinen Umfeld ist spärlich. Mich immer wieder zu separieren, abzuschotten, lieber stiller Beobachter in der letzten Reihe zu sein, ist wohl meine dominante charakterliche Eigenschaft.

Ein Deutungsversuch: Erste kleinkindliche Ausrichtung erfuhr ich durch meine Großeltern mütterlicherseits. Mit Opa war ich im Garten Vögel beobachten. Wir waren im Wald unterwegs, haben unter Bäumen sitzend gegessen, erzählt, ungezwungen, zeitlos und behütet. Er hat in mir damit eine Grundlage, offensichtlich eine lebenslange Prägung und einen bisweilen sehnsuchtsvoll vermissten Rückzugsort angelegt.

Es ist mir nicht möglich, meine Verfassung mit Blick durch die Glasbausteine und im garagengroßen »Freihof« zu beschreiben!

Es hat lange gedauert, aber der Tag der Tage kam. Nach Unumgänglichem: Arbeit, Wohnung, Wiedereingliederung in einen regulären Lebensrhythmus war ich auf der Suche nach einem Garten. Im eingemauerten Berlin mit seinen reglementierungswütigen Kleingartenkoloniefürsten war das eine hohe Hürde. Die Glückseligkeit fand sich aber doch noch in einem winzigen Privatgarten hinter einem von einer alten Frau bewohnten Haus in Zehlendorf. Endlich ein festes Ziel. Ein Rückzugsort mit Gestaltungsmöglichkeit: Draußen sein, Luft, Licht, fast unbeobachtet. Einige Jahre war das sonntäglicher Aufenthaltsort, Beschäftigung und Inspiration.

Unser Kind war klein, gut zu lenken und überwiegend zufrieden. Der eheliche Entwicklungsweg wurde da schon spürbar »holpriger«. Mein Magen meldete sich auch!

Mit der großen Zeitenwende 1989 und den damit verbundenen Emotionen (die ich in dieser Intensität nur während der »betreuten Busreise« von Karl-Marx-Stadt nach Gießen erlebt habe – an Eisenach vorbei, die Wartburg im Blick: Hier am Tisch sitzend kommen mir heute noch die Tränen und die Gänsehaut auf den Armen lässt sich nicht beeinflussen ...) war auch eine ganz neue Ausrichtung möglich.

Ich unternahm erste Fahrten in das Umland. Natürlich auch in den Geburtsort meiner inzwischen lange »Verflossenen«. Ihre Verwandtschaft war bodenständig und herzlich, die Ortslage angenehm. Bald war ein Platz gefunden. Lage und Preis waren akzeptabel. Endlich die Möglichkeit, einen Garten anzulegen, individuell und etwas abseits – dafür aber auf Grund auf: Daumendicke Beyfussstengel, Melde und noch erkennbare Ackerfurchen aus den letzten Jahren. Der Tatendrang, einfach anzufangen, einen Ort zu schaffen für eine Lebensmöglichkeit, durchpulste mich, abgeschieden, ein Platz unter Bäumen, hinter dichten Hecken. Schon als Kind, halbwegs »lesefähig« war Robinson Crusoe meine wünschenswerteste Lebensform. Alles um mich herum vergessend, konnte ich in diese Beschreibungen eintauchen.

Die nötigen Formalitäten zum Erwerb bis zum Grundbucheintrag zogen sich allerdings über Jahre hin! Trotz aller Unwegbarkeiten und Risiken zur damaligen Zeit: Dieser Platz sollte es sein.

Bäume wurden gepflanzt, Heckenstreifen in pflanzlicher Vielfalt. Ein Zaun musste gebaut, ein Brunnen (mit Handpumpe) gebohrt und Strom gelegt werden. Bald konnte ich einen Bauwagen erwerben. Die erste Unterkunft war da. Sie stand auf freiem Feld, spartanisch ausgestattet – aber ein fester Bezugspunkt mit Stabilitätsfaktor.

Danach beschränkte sich die eheliche Beziehung auf schriftliche Mitteilungen am Küchentisch. Das Kind war wohl auch kein moralisches Hindernis mehr. 1994 wurde die Ehe in einer etwa zweiminütigen Amtshandlung geschieden. Punkt. Erleichterung. Neuanfang.

Alle Zeit, die mir jetzt zur Verfügung stand, verbrauchte ich allumfassend mit »Garten«. Während der Arbeitstage in der Stadt wurde alles zwingend Notwendige rational erledigt. Nur raus, weg. Für keinen erreichbar. Das mobile Telefonieren war auch noch nicht erfunden.

Abgesehen von meiner ausgeprägten Neigung, »ungesellig« zu sein, spielte sicherlich auch meine strapaziöse Arbeitssituation eine wesentliche Rolle in meinem Verhalten. Die Arbeitszeit bestand in der Regel aus 10 Stunden. Gastronomische Tätigkeit mit unmittelbarem Kundenkontakt. In Erinnerung ist mir diesbezüglich ein einprägsamer Personalkantinenbesuch. Für den Pausenkaffee hatte ich nur die Untertasse an den Automaten gestellt und den Kaffee laufen lassen. Die Anspannung und der Stress waren enorm. In der Nachbetrachtung fehlt mir das Verständnis, »das« ertragen zu haben. Späte Nachwirkung früher Erfahrung.

Im elterlichen Betrieb musste ich auch funktionieren und parieren. Verweigerung einer zugewiesenen Arbeit gab es nicht – noch nicht einmal in der Vorstellung! Erstens kommt es anders – zweitens als man denkt. Seit Generationen waren meine Vorfahren in diesem kleinen Rhönstädtchen verwurzelt, fest eingebunden mit gutem materiellen Auskommen. Alles schien vorbestimmt, alles war vermeintlich geregelt – für mich.

Nichts hat sich so ergeben wie gedacht und erwartet. Der frühe und unerwartete Tod meines Vaters, die damit zwingend verbundenen Entscheidungen, haben mich wohl von einer an die körperliche Substanz gehenden psychischen Last befreit, Verpflichtungen übernehmen zu müssen.

Bewältigungsform »Garten« – Sinn- und Sehnsuchtsort. Ankommen. Das Tor aufschließen. Durchatmen. Von Baum zu Baum gehen. Das Wachstum der letzten Tage betrachten. Die Insekten, die Vögel, die entspannte Gartenarbeit. Diese Stimmung, diese Wahrnehmungen bis in die späte Dämmerung, gerne auch in neblig-diesigen Zeiten draußen zu sein. Es fühlt sich dann so zeitlos an – ich bin ganz bei mir. Angekommen.

Was kommt wohl nach mir? Ist es mir gelungen, etwas weiter zu geben? Was war prägend für meine Tochter?

Zwischen dem Lebensalter von drei Monaten bis sie fast drei Jahre alt wurde, war ich nicht für sie da. Zwangsläufig. Sie war etwa 16 Jahre, als ihre Mutter aus der gemeinsamen Wohnung auszog. Ein wechselseitiges Besuchswohnen war die Folge. Was mag in dieser Zeit an Vertraulichkeit und Geborgenheitssicherheit verloren gegangen sein? Sicher spielt das in ihrem Leben, bis zum heutigen Tag, eine nicht zu unterschätzende Rolle. Oft hören wir monatelang nichts voneinander. Sehen wir uns, ist das Beisammensein herzlich und unkompliziert. Ist sie so, »weil sie nach mir kommt? Ist sie so, weil ich in ihrer pubertären Phase kaum Hilfe war, sein konnte?« Mein Trost: Sie ist stark, selbstbewusst, durchsetzungsfähig und intelligent. Als »Spätstudierende« Bachelorabschluss »sehr gut«. Der Master steht an.

An meinem Leben hier draußen, zurückgezogen und möglichst unauffällig, besteht kein Interesse. Ich zähle jetzt Mann und Kinder dazu. Nicht jedes Jahr findet ein Besuch statt. Es ist mir nicht gelungen, Naturinteresse in ihr zu wecken. Für sie, wie auch für die Kinder, habe ich jährlich einen Baum zum Geburtstag gepflanzt. Jedes Mal mit einer kleinen Zeremonie – eine Flaschenpost unter der Wurzel eingegraben, mit den Lebenswünschen!

Ich danke meinem Herrgott für die Lebens- und Rückzugsmöglichkeit hier draußen. Jeden Tag, sofern es das Wetter erlaubt, verbringe ich hier meine Zeit mit der Umsetzung meiner Ideen und Begegnung in der Natur ... meistens bis es dunkel ist.

Was würde mir wohl in einer Zweizimmer-Stadtwohnung bevorstehen?

6.8 Frau J.

Vier Jahre psychosomatische Einzeltherapie wegen Zwangsadoption. Wo stehe ich heute und wie geht es mir?

Ich habe lange gebraucht, um mich darauf einzulassen, in die Vergangenheit gedanklich abzutauchen. Mein Anspruch war es, meinen vier Kindern erzählen zu können, dass sie noch drei Halbgeschwister haben, die älter sind. Wie mein Leben in Sachsen verlaufen ist, bevor sie geboren sind.

Meine Annahme, dass es mir danach bessergehen würde, war genauso naiv, wie mein Vertrauen in Menschen, die mir nahe standen und mich doch verraten und ausgenutzt haben. Fast ein Jahr Therapie und Schmerzen vergingen, dann war ich so weit. Bis dahin wusste auch meine enge Freundin nichts über mein altes Leben. Sie war die erste, der ich davon erzählt habe. Es ging mir besser, ich habe meine Last geteilt und mit ihr überlegt, in welchem Rahmen ich diese Last mit meinen Kindern teile. Den richtigen Zeitpunkt fand ich nicht, das wurde mir schnell klar. Bei einem Treffen erzählte ich ihnen in groben Umrissen, wie das damals war. Meine beiden Jüngsten waren erschüttert und konnten es nicht fassen. Meine beiden älteren Töchter wussten es schon, kannten aber keine

Zusammenhänge. Meine zweitälteste Tochter hatte 10 Jahre vorher Kontakt zu meiner Mutter aufgenommen, um sich selbst ein Bild von ihr zu machen. Da hat sie ihr erzählt, wie schlecht ich doch bin, und mir deshalb die ersten drei Kinder weggenommen wurden. Sie hat sich mit ihrer großen Schwester beraten. Beide beschlossen zu warten, bis ich ihnen davon berichte.

Ich war erschüttert, dass meine Töchter schon 10 Jahre mit dieser Gewissheit leben und umgehen mussten, ohne die ganze Wahrheit zu kennen. Diese Frau hat nicht nur mein junges Leben kaputt gemacht, sondern auch versucht, das Leben meiner Kinder zu zerstören und meine Familie kaputt zu machen. Für mich war das ein herber Rückschlag. Der Knoten im Hals war wieder da, ich konnte nächtelang nicht schlafen und mich schlecht auf meine Arbeit konzentrieren. Es folgten körperliche Beschwerden und Schmerzen, die heute teilweise immer wieder auftauchen, wenn ich über die Vergangenheit spreche oder damit konfrontiert werde.

In den Therapiesitzungen und den vielen Gesprächen habe ich Wege gefunden, damit besser umgehen zu können. Ich mache Autogenes Training, progressive Muskelentspannung und wandere fast jedes Wochenende bei Wind und Wetter. In diesen Momenten habe ich das Gefühl, frei von jeglichen Problemen zu sein und zuversichtlich in die Zukunft zu schauen.

Bis heute habe ich es allerdings nicht geschafft, Einsicht in meine Stasiakte zu beantragen. Ich habe panische Angst davor, was ich noch alles erfahren könnte. Die Erkenntnis, dass meine Mutter andere Menschen an die Stasi verraten hat und selbst in der Familie nicht Halt machte, wenn man nicht in ihr Raster passte, ist für mich schlimm und tragisch.

6.9 OV »Sänger« und OPK »Meise«

OV »Sänger« (Karl-Heinz Bomberg)

Die Aussöhnung mit der Vergangenheit ist ein langer Prozess, auch wenn keine politische Traumatisierung vorliegt. Der Autor durchlebte wohl mit Haft und Zersetzung traumatische Situationen, wurde davon aber nicht im engeren Sinne krank. Die Ursachen dafür sind Nestwärme aus der Herkunftsfamilie, eine gute berufliche Entwicklung und ein stabiles soziales Netzwerk.

Mit dem Überschreiten des 60. Lebensjahres habe ich mir weniger Pflicht und mehr Kür, also Singen und Lesen, verordnet. Die Grundfrage, die ich mir stelle, lautet: Gestalte ich oder werde ich gestaltet? Die künstlerische und therapeutische

Arbeit beinhaltet das Ringen um einen Ausdruck der inneren Befindlichkeiten. Eine aktive, positive Grundeinstellung kann helfen, gute Lösungen in schwierigen Situationen zu finden.

Die Spaltung der Gesellschaft ist eine Gefahr. Eine Gesamtidentität ist für eine lebendige Demokratie erforderlich. Der Musiker und Komponist Johann Sebastian Bach lässt nicht locker, bis Erlösung eintritt: Hiervon kann man viel lernen. Der Wirtschaftswissenschaftler Dennis J. Snower (2016) spricht von Entmächtigten und Abgeschotteten als Gefahr für eine gesunde Gesellschaft. Die Balance einer Gesamtidentität ist dadurch zu erreichen, dass die Entmächtigten ermächtigt und die Abgeschotteten integriert werden. Nichts ist jemals einfach: In der DDR gab es zwar weniger Freiheit, dafür aber mehr »Einbettung«. Allerdings war diese an einen Kommandeur gebunden, der einem sagt, wo es langgeht. Dies ist in Diktaturen eine typische Erscheinung. Früher musste immer ein Genosse zugegen sein, heute ist es ein Techniker.

In jedem Fall ist es wichtig, dem Trauma Widerstand zu leisten. Das Problem nach der Haft ist oft, dass die Verbindung zu sich und anderen verloren ging. Diese Verbindung ist wieder aufzubauen. Die Zeit vor der Haft, die Gefängniszeit und die Zeit danach liegen zumeist unverbunden in der Seele. Nun gilt es, Brücken über die Brüche zu bauen. Das ist ein wichtiger Teil der posttraumatischen Reifung. Wenn die Selbstwertregulation in der Zelle einen Tiefpunkt mit anhaltenden Suizidgedanken und Selbstvorwürfen erreicht, naht der Zusammenbruch. Kattermann (2016, S. 61) schreibt dazu:

> »Vor allem aber kommt es bei entsprechender Schwere der zu verantwortenden Schuld zu einer nachhaltigen Beschädigung der narzisstischen Selbstbesetzung; die damit verbundene Phantasie dürfte die des sozialen Ausschlusses und damit wohl implizit die eines sozialen Todes sein. So kann man vielleicht von der Phantasie eines drohenden narzisstischen Todes sprechen.«

Solche Krisen zu überleben stärkt natürlich auf der einen Seite. Auf der anderen Seite ist die erlebte Schwäche jedoch oft so schamvoll, dass man daran nicht mehr erinnert werden möchte. Es braucht Zeit, um diese Tiefpunkte anzuerkennen und zu integrieren.

Freiheit und Demokratie sind nicht selbstverständlich. Politische Haft kann in dieser Hinsicht widerstandsfähiger machen. Aktivitäten helfen, um aus der Opferposition herauszukommen. Kunst setzt Wirkung. Obwohl ich in der Kleinkunst unterwegs bin, lasse ich mich nicht klein kriegen. Hafterfahrung macht stark. Wer flüchtet schon gerne? Für mich wären eine Ausreise oder Republik-

flucht die letzte Möglichkeit gewesen. Vorher wollte ich allerdings alle Möglichkeiten des aktiven Widerstandes ausschöpfen.

Trotzdem hat mich die Haft verändert. Ich bin nicht weniger kritisch, aber
vorsichtiger und wacher geworden.

Welche Kraft von den Zersetzungsmaßnahmen ausgehen kann, unterstreicht
der Autor Dümmel (2014, S. 30):

> »Mittels offensiver Maßnahmen von Disziplinierungsgesprächen und Vorladungen
> zu staatlichen Stellen wurde vorbeugend auf den OV Strippenzieher eingewirkt. Sei-
> ne Feindtätigkeit konnte über einen längeren Zeitraum verhindert werden. Dabei
> besteht eine Zielsetzung des OV darin, die Person völlig vom Freundes-, Kollegen-
> und Familienkreis zu isolieren und ihn beständig in Unruhe zu halten. Angestrebt
> ist, dass ein Grad der Verunsicherung erreicht wird, der dazu führt, dass die Ziel-
> person dem Gefühl unterliegt, sein Leben nicht mehr unter Kontrolle zu haben.
> Darüber hinaus sind durch Vorladungen (mindestens drei- bis fünfmal pro Woche)
> Reaktionen der Vorgangspersonen auf unsere Maßnahmen zu provozieren, die von
> uns zu strafrechtlichen Konsequenzen gegen ihn genutzt werden können.«

Die Dichte der Staatssicherheit war enorm. Seidler (2015, S. 128f.) führt dazu
aus:

> »In Bezug auf die Einwohnerzahl bildete das Ministerium für Staatssicherheit mit ei-
> ner Quote von einem hauptamtlichen Mitarbeiter auf 180 Einwohner (Stand: 1989)
> den größten geheimdienstlichen Apparat der Weltgeschichte (Zum Vergleich: In der
> Sowjetunion kam 1990 ein KGB-Mitarbeiter auf 595 Einwohner, im Dritten Reich
> in den Grenzen von 1937 ein Gestapo-Mitarbeiter auf rund 8500 Einwohner). Das
> sich das MfS als ›Schild und Schwert der Partei‹ verstand, waren seine Mitarbei-
> ter nahezu ausnahmslos Mitglieder der SED, einzige Ausnahme waren junge, noch
> neue ›Hauptamtliche‹, die noch in der ›Kandidatenphase‹ zur SED-Mitgliedschaft
> standen. Hinzu kam ein Netz aus sogenannten inoffiziellen Mitarbeitern (IM) von
> zuletzt 173.081 IM (Stand: 31.12.1988) (Alle Angaben von Wikipedia).«

Wenn man die gesamte Gesellschaft von knapp 17 Millionen Menschen, darunter allein 2 Millionen SED-Mitglieder, einem Staatsapparat von etwa 4 Millionen
Angestellten (MfS, Nationale Volksarmee, Polizei, Kampfgruppen u. a.) gegen-
überstellt, dann ergibt sich ein Verhältnis von etwa 1:4. Ein Viertel der Bevölkerung
war aktiv an der Erhaltung der SED-Diktatur beteiligt. Das sind keine offiziellen
Zahlen. Vielleicht sollte dieses Verhältnis Ziel weiterer Forschungen werden.

Meine Frau hat immer zu mir gestanden. Das ist eine große Hilfe. Dank der Freunde und Kollegen konnte ich meine schmerzhaften Erlebnisse verarbeiten. Meine Eltern haben in persönlichen Fragen ebenfalls immer auf meiner Seite gestanden. Das gab mir Urvertrauen. In politischen Fragen divergierten wir später.

In der posttraumatischen Reifung erfolgt eine neue Ausrichtung mit mehr Selbstliebe und Wertschätzung dem anderen gegenüber. Die Verarbeitung in Text und Ton hält bis heute an. Die neue CD »Zärtliches Grün« enthält einige Nachverarbeitungen im Lied. Der Prozess ist freilich nicht abgeschlossen und vertieft sich noch.

Ein weiterer wichtiger Punkt sind Buchlesungen, Liederkonzerte und Zeitzeugengespräche. Die Lieder sind in 7 Sprachen übersetzt, die Vortragsreisen strecken sich über 13 Länder. So gastierte ich in Deutschland, Österreich, Schweiz, Großbritannien, Frankreich, Belgien, Ungarn, USA, Senegal, Mali, Japan, Bosnien-Herzegowina, Südafrika.

Erwähnung soll an dieser Stelle finden, dass ich seit 1980 immer wieder mit verschiedenen Musikern zusammengearbeitet habe. Dazu gehört auch während der Studienzeit bis 1989 Gesangs-, Text- und Gitarrenunterricht. Über diese private Form habe ich mir mein Handwerkszeug erarbeitet.

Ein tröstlicher Reim:

Meine Freunde aus dem Knast
haben das Leben nicht verpasst.

Hier kann sich ein verstärkter Lebenswille entwickeln. Ein Patient sagte mir: Die Lieder nehmen die Last von den Schultern.

Es folgen nun einige meiner Texte.

Frühjahr 1984
(Dezember 1988, Nr. 234)

Nein,
sie haben mich
nicht
mit Fäusten geschlagen.
Sie schlugen mir
Parolen und Phrasen
ins Gesicht,
verwirrten, entwürdigten

und beschämten mich.
Doch mein Rückgrat,
nach mehreren Durchbiegungen
Halt suchend,
verteidigte sich,
unterstützt durch dich
Wie viel Angriffe kann
ich noch abwehren?

Friede, Freude, Eierkuchen
(November 1982, Januar 1991, Nr. 44a)

Mein Freund Diethelm hat Familie. Er verdient 'ne Menge Geld.
Schreibt, obwohl er unzufrieden, für die angepasste Welt.
Will es sich partout nicht leisten, eig'ne Meinung kundzutun.
Fürchtet, er könnt' Ruhm verlieren. Darum schreibt der Diethelm nun:
Friede, Freude Eierkuchen. Jedermann sollt' es versuchen.
Allen nach dem Munde reden, in der Menge mitzutreten.
Mein Freund Diethelm hat vor Jahren einmal Politik studiert.
Und die Kenntnisse von damals haben ihn dazu verführt,
nachts Geheimkritik zu drucken, was die Bravheit kompensiert.
Weil er meint Kritik sei nötig, was auch immer dann passiert.
Es passiert: Er kriegt am Abend vor dem Schlafengeh'n Besuch.
Tag und Nacht war'n zu verschieden. In ihm grollt ein stummer Fluch.
Bald entlassen, durch die Gassen, wandelt er, sitzt im Cafe.
Trifft sich dort zum Billardspiel. Politik ist nun passé.
Friede, Freude, Eierkuchen. Wiederum will er versuchen,
in den Chorus einzustimmen und im Strome mitzuschwimmen.
Doch der Diethelm ist nicht jeder. Plötzlich sträubt sich ihm die
    Feder.
Hat genug von der Blamage und entdeckt Zivilcourage.
Eierkuchen nicht bei mir! Kämpf mit offenem Visier.
Denn Kritik tut bitter not. Offenheit ist das Gebot.
Friede, Freude, Eierkuchen will er jetzt nicht mehr versuchen.
Beides schreibt der Realist: Gutes und was bitter ist.
Einen Journalisten kennt er, dessen Namen er vergaß.
Der für eine Zeitung schrieb und alles mit Karriere maß.

Schrieb, was seine Herren wollten und verfasste, schleimte Grieß.
Als er oben angekommen, wusst' er nicht mehr, wie er hieß.
Friede, Freude, Eierkuchen will Diethelm nie mehr versuchen.
Heut' ist er Kämpfer, Wetterer gegen alle Mastdarmkletterer.

Zärtliches Grün
(September 2015, Nr. 1116)

Sehnsucht so leise.
Trägst mich empor.
Hoffend und weise
klingt sie im Ohr.
Heilende Helle
Farben so weit.
In deinen Armen.
Endlich zu zweit.

Refrain:
Trete ins Freie.
Wärmende Sonne. Wind.
Endloser Himmel.
Zärtliches Grün.

Weine und lache.
Bin ich schon frei?
Was ich auch mache,
in mir steckt ein Schrei.
Habe euch wieder
Die Freude ist groß.
Zitternde Glieder.
Die Seele liegt bloß.

Refrain:
Trete ins Freie.
Wärmende Sonne. Wind.
Endloser Himmel.
Zärtliches Grün.

Zellenblues
(Oktober 2016, Nr. 1152)

1. Stehe nicht, noch sitze.
Liegen schon gar nicht.
Kalte Schauer, schwitze.
Stimme zu mir spricht.
Gefangen ohne Ende.
Abgeriegelt zu.
Die Kraft, die ich verschwende.
Gibt mir keine Ruh.

2. Schwanke, bis ich falle.
Stehe wieder auf.
Spucke grüne Galle.
Rutsche darin aus.
Gefangen ohne Ende.
Abgeriegelt zu.
Die Kraft, die ich verschwende.
Gibt mir keine Ruh.

3. Grüble hoch und runter.
Gedanken peitschen durch.
Werde schlafend munter.
Quake wie ein Lurch.
Gefangen ohne Ende.
Abgeriegelt zu.
Die Kraft, die ich verschwende.
Gibt mir keine Ruh.

4. Denke, dass ich springe.
Schalt mich ein und aus.
Ständig in der Schlinge.
Hier kommst du nicht mehr raus ...
Gefangen ohne Ende.
Abgeriegelt zu.
Die Kraft, die ich verschwende.
Gibt mir keine Ruh.

5. Der Teufel ist ein Engel.
Wir treiben durch die Gruft.
Und von dem Gedrängel.
Komm wir an die Luft.
Jesus kommt herunter.
Die Seele geb' ich ihm.
Mein Liebchen hält mich munter.
Sie ist bei mir geblieb'n.

Staub auf den Schuhen
(August 1981, Nr. 34)

Es ist schon Tag, die Sonne steht noch tief.
Was er heut' vermag, ist noch ungewiss.
Die Strahlen streicheln mir das Gesicht, ich werde wach.
Ich packe meine Sachen und verlasse mein Dach.
Ein alter Mann hält an auf einem Eselkarr'n.
Er strafft die Zügel, während wir in den Morgen fahr'n.
Ich hab Staub auf den Schuhen, die Hose verdreckt.
Die Wangen rauh und stoppelig, doch in Freiheit geweckt.
Ich sehe eine Burg und erreiche sie im Traum.
Der Weg führt durch den Wald, fernab ein Wiesensaum.
Da entdecke ich ein Mädchen. Die Steine brechen aus.
Sie lächelt und sie lädt mich zu sich in ihr Haus.
Ein alter Mann sitzt neben mir auf einem Eselkarr'n.
Er hält die Zügel, während wir in den Morgen fahr'n.
Ich hab' Staub auf den Schuhen, die Hose verdreckt.
Die Wangen rauh und stoppelig, doch in Freiheit geweckt.
Plötzlich wird' ich wach, denn der Mann sagt was zu mir.
Ich kann nicht alles hören, doch ich merke, wir sind hier.
Ich sage im »Auf Wiedersehen« und zum Abschied irgendwas.
Dann denk' ich an das Mädchen. Die Trennung tränennaß.
Ein alter Mann fährt langsam weg auf seinem Eselkarr'n.
Ich winke und danke ihm. Er hat mich zu dir gefahr'n.
Ich hab' Staub auf den Schuhen, die Hose verdreckt.
Die Wangen rauh und stoppelig, doch in Freiheit geweckt.

Kommt ein warmer Wind
(August 2007, Nr. 681)

R) Kommt ein warmer Wind.
Kommt mit Frau und Kind.
1. Besucht, wen er berühren kann.
Das Liebespaar, Kind, Frau und Mann.
Den jungen Baum, den alten Hund.
Frühmorgens und zu später Stund'.

R) Kommt ein warmer Wind ...
2. Berührt die, die er heilen soll.
Die Kranken mit Verzweiflung voll.
Die Hoffnungslosen, mittendrin.
Da bringt er Trost und neuen Sinn.

R) Kommt ein warmer Wind ...
3. Berührt, wen er verändern will.
Falsche, Dumme, Macht und Drill.
Verräter, Mörder, Hinterlist.
Söldner, der blind um sich schießt.

R) Kommt ein warmer Wind ...
4. Berührt mit Liebe, zarter Kraft.
Die für das Leben Licht erschafft.
Und nimmt als Vater uns am End'.
In seinen Schutz, in beide Händ'.

R) Kommt ein warmer Wind ...

Der Verarbeitungsprozess geht immer weiter und tiefer. Die Adoptionsängste um die Kinder hatte ich beispielsweise lange verdrängt. Sie tauchten wieder auf, als ein Patient neulich von seinen Ängsten diesbezüglich berichtete. Es gilt, alten und neuen Erfahrungen stets aufgeschlossen zu sein: sich konfrontieren zu lassen und – wenn nötig – auch selbst zu konfrontieren.

OPK »Meise«

»OPK ›Meise‹« steht als Überschrift auf meiner Stasi-Akte. Die politische Grundhaltung wird beschrieben mit den Begriffen: »Pazifist, antisozialistische, klerikale Einstellung.«

Meine Motivation als Psychotherapeut (Logotherapeut) war es, meinen Patientinnen und Patienten ein ganzheitliches und ganzzeitliches Therapiekonzept anzubieten: Es gehe nicht nur um Körperteile, sondern um den ganzen Menschen mit all seinen Facetten. Bei funktionellen und psychosomatischen Störungen vermittelte ich das autogene Training, einzeln und in der Gruppe, als Hilfe zur Selbsthilfe.

So blieb es nicht aus, dass ich schon zu DDR-Zeiten die Logotherapie und Existenzanalyse nach Viktor Frankel entdeckte, eine sinnzentrierte Psychotherapie mit ihrer »paradoxen Intention« der Gegensätze. Vieles war möglich – bis hin zu Heilungen auf vielen Ebenen. Diese Möglichkeiten im therapeutischen Kontext waren auch für viele Menschen in unserer politischen Landschaft ein Segen, das Mögliche im Unmöglichen und umgekehrt.

Genug der Situationsschilderungen. Nun sollen einige Zitate aus meiner Akte folgen.

Seite 3 und 4:

»Angriffe auf die führende Rolle der Partei auf die Gesundheitspolitik der DDR. Verherrlichung der westlichen Lebensweise und der Verhältnisse im westlichen Gesundheitswesen. Äußerungen, dass er Wehrpflichtige durch ärztliche Atteste aus der Wehrpflicht herausgehauen habe.« – »Es wurde deutlich, dass Dr. S. pazifistische und den realen Sozialismus ablehnende Standpunkte vertritt.«

Seite 6 (29.03.1988):

»Maßnahmeplan zur OPK ›Meise‹. Einsatz vorhandener IM/ GMS/ Gewinnung neuer IM.

1.1. IM -Vorlauf ›Klara‹- XX 124/88, KD Weißensee, Oltn. Teske.

➢ Aufklärung von Aktivitäten, Handlungsabsichten des Schulz im Rahmen seiner Tätigkeit in der IPPNW und im kirchlichen Arbeitskreis ›Ärzte zur Verhinderung eines Nuklearkrieges‹ beim Landespfarrer für Krankenseelsorge [geschwärzt] (OV ›Kreuzfahrer‹ der Abteilung XX).

➢ Durchführung von Gesprächen zur Aufklärung der Ziele und Motive mit Schulz

➢ Identifizierung des Personenkreises, der im Rahmen der ärztlichen Tätigkeit durch Schulz begünstigt wird

Termin: laufend

1.2. IMS ›Oskar‹ – XV 5347/80, KD Weißensee, Oltn. T.

➢ im Rahmen der gemeinsamen Tätigkeit in der IPPNW sowie durch persönliche Kontakte zum Bezirkssekretär IPPNW [geschwärzt] werden über ›Oskar‹ die Aktivitäten des Schulz in dieser Organisation und seiner Verbindungspartner im Bezirkskomitee festgestellt.

➢ in Veranstaltungen auf Kreisebene, die Schulz mit dem Ziel der Gründung eines Kreiskomitees organisiert, nimmt der IM teil und stellt durch gezielte Diskussionen öffentlich den wahren Hintergrund und Inhalt negativer Äußerungen des Schulz heraus. Er wird zum offensiven Vorgehen gegen derartige Äußerungen und Aktivitäten angehalten. Der IM dokumentiert die Äußerungen des Schulz.
Termin: laufend«

Ich hoffe, die Zitate aus der Akte OPK »Meise« der Stasi zeigen, wie Freiheit in der Unfreiheit doch möglich war.

Besonders möchte ich auch meiner lieben Frau Dorothea danken; ihr Vorname heißt »Gottes Geschenk«. So haben wir erfahren: »Der Glaube ist ein trutzig Schiff, drum fährt sich's gut gerad'aus, und ob die See auch nach uns griff und drohten Klippen auch und Riff, wir fahren doch nach Haus« (Rothenberg, 1948, G 38).

Biografische Daten: Jahrgang 1935, 1954 Abitur, danach Studium der ev. Theologie am Sprachenkonvikt und an der Kirchlichen Hochschule Zehlendorf in West-Berlin mit Abschluss des ersten theologischen Examens bei der Kirchenleitung in Berlin-Brandenburg im Jahr 1960. 1960–61 Studium der Medizin an der Freien Universität begonnen; nach Errichtung der Mauer Vikar an der Paul-Gerhardt-Gemeinde im Bezirk Prenzlauer Berg. Um wieder in die Medizin zu kommen – Bewährung in der Produktion als Kühlraum-Arbeiter im VEB-Milchhof Berlin, im Drei-Schicht-System (1962–63). Danach Weiterstudium der Medizin an der Humboldt-Universität. 1970 medizinisches Staatsexamen und Facharztausbildung in der Neurologie und Psychiatrie (St. Joseph-Krankenhaus, Berlin – Weißensee). 1979 Facharztprüfung und tätig in der Ambulanz (städtisches Krankenhaus Weißensee). Nach einem Jahr in einer staatlichen Arztpraxis ab 1990 als niedergelassener Arzt in eigener Praxis bis 2010.

Nachbemerkung

Herr Dr. S. ist ein Kollege und Freund, mit dem ich fünf Jahre lang eine Praxisgemeinschaft in Berlin hatte. Er gab mir die Möglichkeit, in seiner Praxis mit einzusteigen. Dafür bin ich ihm heute noch dankbar. Wir konnten uns immer aufeinander verlassen. 1981 hatten wir uns kennengelernt über eine evangelische Gemeinde, in der ich als Liedermacher bis heute regelmäßig auftrete.

*

Das folgende Gedicht des politisch Verfolgten Herrn N. soll den Übergang zu den folgenden Falldarstellungen herstellen.

Ihm geht es neben der gesellschaftlichen Anerkennung des erlittenen Unrechts ebenso darum, diese Erfahrungen einzusetzen, um die Demokratie zu stärken und Demokratieverlust zu verhindern.

Der Narr und die Perlen

Die Wahrheit drängt es an den Tag,
zumeist sehr offensichtlich.
Sie wird gemieden, auch gehasst;
wenn sie den Mächtigen nicht passt,
verfolgt, oft auch gerichtlich.

Eindeutig Wahres stört euch nicht,
ihr Blinden und ihr Tauben.
Erst Schmerz und Schaden macht euch klug!
Bis dahin sichert Selbstbetrug,
»Nicht-Wissen« und »Nicht-Glauben«!

Politisch korrekt sein ist schwer,
Wahrheit ist konfrontierend.
Das hat Links und auch Rechts entdeckt;
man sagt den Wählern nur was »schmeckt«,
nicht mehr so »irritierend«.

Wahrheit ist eigenartig stur,
sie plagt uns auch im Schlafe.
Wenn sie uns ins Gewissen spricht,
dann zählt der Mehrheit Stimme nicht.
Ist Freiheit vielleicht »Strafe«?

Warum wird Offensichtliches
so oft total missachtet?
Wird denn sogar die Wirklichkeit,
beeinflusst, durch den Trend der Zeit,
differenziert betrachtet?

Ist Wahrheit wirklich relativ,
verformt durch Emotionen?
Vielleicht kann nur der Wirklichkeit,
direkte Zuverlässigkeit,
vor Irrtümern verschonen?

Was früher war, ist jetzt passé,
heut' reizt und zählt das Neue.
Was sind Erinnerungen wert?
Ein Narr, wer sich um die noch schert,
wirft Perlen vor die Säue!

Die treten Perlen in den Schmutz,
zerreißen und zerstören;
den Narren, der im Wege steht,
weil er zu schweigen nicht versteht!
Wahrheit woll'n sie nicht hören!

Gleichgültigkeit ist Selbstbetrug,
bei all den »Wohlstands-Kranken«.
Freiheit und auch Demokratie,
benutzen und riskieren sie;
anstatt dafür zu danken!
Freiheit, Verantwortung und Pflicht,
ist nie ein Volks-Vergnügen!
Stets korrigiert die Wirklichkeit,
Stolz, Dummheit, Überheblichkeit,
all das »Sich-selbst-Betrügen«.

»Wir schaffen das«, nur müssen wir,
politisch »korrekt« denken!?
Stört euch etwa die Wirklichkeit?

Die wird verändert mit der Zeit!
Wer wird uns – wohin lenken?

Meinung – verordnet, suggeriert!
Vom Staat? Durch die Parteien?
Im Kindergarten fing es an,
erinnert ihr euch noch daran?
Wer wollte wen befreien?

6.10 Herr F.

Wie habe ich mit künstlerischen Mitteln mein politisches Trauma bewältigt?

Zum Glück wollte ich schon seit meinem 14. Lebensjahr Künstler werden, nachdem ich den USA-Kinofilm *Vincent van Gogh – Ein Leben in Leidenschaft* gesehen hatte, denn meine liebste Beschäftigung war das Zeichnen und Malen mit Acrylfarben. Obwohl ich auf die Dresdner Kinder- und Jugendsportschule ging, strebte ich nie den Beruf eines Sportlehrers oder Trainers an. Ich las hingegen Künstlerbiografien und meine liebste Stätte des Ausruhens und ungezwungenen Lernens war die Dresdner Gemäldegalerie.

Das, so meine ich, half mir von vornherein, Schicksalsschläge, die sich bald häuften, besser verkraften zu können. Obwohl ich oder gerade weil ich bald auch Karl Marx in meiner Freizeit las und mir viele komplizierte Sätze von ihm einpaukte und mich deswegen schon als Jungmarxist empfand, eckte ich mit meinem neuen »revolutionären« Selbstbewusstsein bald bei Autoritäten an, die uns vom Ich zum Wir abrichten wollten und sollten.

Doch diesem Ziel standen nicht nur mein Trotz, meine Vorstellungen von Kunst, sondern auch die zu Beginn der 60er Jahre frisch erschienenen Verse des Dresdner Dichters Volker Braun entgegen, die ich vor seiner Buchveröffentlichung schon aus Zeitungen ausgeschnitten hatte:

Das ist das Geheimnis des Jazz:
Der Bass bricht dem erstarrten Orchester aus.
Das Schlagzeug zertrommelt die geistlosen Lieder.
Das Klavier seziert den Kadaver Gehorsam.
Das Saxophon zersprengt die Fessel Partitur:
Bebt, Gelenke: wir spielen ein neues Thema aus
Wozu ich fähig bin und wessen ich bedarf: ich selbst zu sein –

hier will ich es sein: ich singe mich selbst ...
Du hast das Recht, du zu sein, und ich bin ich:
Und mit keinem verbünden wir uns, der nicht er selber ist
Unverwechselbar er im Hass, im Lieben, im Kampf.

Das Einzige, was mich daran störte, war die Vokabel »Hass«, denn sie war schon verschlissen durch die militante Ideologie gegen den westlichen Klassenfeind. Außerdem hatte ich mir schon ein Bonmot des österreichischen Satirikers Karl Kraus zu eigen gemacht, das da hieß: »Hass muss produktiv machen. Sonst ist es gleich gescheiter zu lieben.«

Doch ansonsten passten Volkers Gedichte gut zu den Versen des nordamerikanischen Dichters Walt Whitman, der mich allein schon durch seinen »Gesang von mir selbst« in seinen Bann gezogen hatte:

Ich feiere mich selbst und singe mich selbst,
Und was ich mir anmaße, das sollt ihr euch anmaßen,
Denn jedes Atom, das mir gehört, gehört auch euch!

Durch solche der sozialistischen Kollektivideologie entgegenstehenden Einflüsse wurde der Widerspruch zum realsozialistischen Alltag und zur aktuellen Politik immer größer, der tschechoslowakische Traum vom »Sozialismus mit menschlichem Antlitz« wuchs noch kurz vor Toresschluss ins Unermessliche – bis er im August 1968 durch die Truppen der Warschauer Paktstaaten brutal zum Platzen gebracht wurde. Nun entglitten mir zornige Gedichte, die sich frontal gegen das »Terror-Territorium« wandten, in dem ich mich schon vor meiner ersten Inhaftierung gefangen wähnte.

Zweimal wurde ich letztlich wegen Gedichten vom Studium gefeuert, also »geext«, wie es im Studentenjargon hieß, außerdem zweimal der Stadt Leipzig verwiesen und zweimal wegen »Staatsfeindlicher Hetze« eingesperrt. Und zweimal erlebte ich das Wunder, vorzeitig entlassen zu werden. Beide Male hätte ich das dem Diktator Erich Honecker zu verdanken gehabt, wenn man oberflächlich nur das Faktische beachten würde und sich nicht dem Transzendenten geöffnet hätte.

Einmal befreite mich seine Amnestie nach seinem Machtantritt 1972 davor, nach der Strafverbüßung, wie es die Stasi geplant hatte, ohne Zeitbeschränkung in einer geschlossenen psychiatrischen Einrichtung festgehalten und mit Drogen vollgepumpt zu werden, und das zweite Mal schickte er 1976 auf Druck internationaler Interventionen und eines wirkungsvollen Briefes seines ehemaligen Haftkameraden Prof. Robert Havemann sogar einen Berliner Staatsanwalt nach

Cottbus, der mich nach 401 Tagen Kellereinzelhaft wegen »guter Führung« sofort aus dem Zuchthaus entließ.

Damit will ich andeuten, dass ich in meinen insgesamt 742 Tagen Einzelhaft, also wenn man die 341 qualvollen Tage in den Einzelzellen der Stasi-Untersuchungshaft noch dazu zählt, viel über die Dialektik solcher phänomenalen Begriffspaare wie Gut/Böse, Freund/Feind, Gerechtigkeit/Ungerechtigkeit, Wahrheit/Lüge, Freiheit/Knechtschaft oder Liebe/Hass nachgedacht habe.

Solches Denken – selten klar, weil immer durch alptraumähnliche Emotionen verschmutzt – führte also keinesfalls, wie zu vermuten ist, zu einer beruhigenden Gelassenheit, sondern zu Ausschlägen des Temperaments in beide Extreme. Fast ließe sich mit Klärchen aus Goethes Trauerspiel »Egmont« singen:

Freudvoll
Und leidvoll,
Gedankenvoll sein,
Hangen
Und bangen
In schwebender Pein;
Himmelhoch jauchzend,
Zum Tode betrübt –
Glücklich allein
Ist die Seele, die liebt.

Bleibt nur die Frage offen: Was soll die Seele in der Isolationshaft lieben? Sich selber oder gar seine Feinde, die einen quälen, das Leben vergällen und selbst dort unten in der feuchten, kalten Kellergruft noch mit einem ausziehbaren Gummiknüppel den Hilflosen verprügeln, bis das Blut spritzte, nur weil man es sich nicht nehmen lassen wollte, Mensch zu bleiben und trotzig zu singen: »Brüder zur Sonne, zur Freiheit, Brüder zum Lichte empor ...«

Bis heute kann ich dieses Lied oder auch das Lied »Die Gedanken sind frei ...« nicht ohne Tränen und inneres Zittern hören oder gar singen. Also besinnt sich der Körper samt seinem Geist noch immer automatisch auf Vermeidungsstrategien. Und schon könnte mancher in der Bergpredigt von Jesus gelandet sein, zu der man sich als Häftling, als Gedemütigter, als Leidender nur fragen kann: Wie, um Himmels Willen, kann man seine Feinde lieben? Nur, weil sie ja eigentlich auch Menschen sein sollen und von Gott als sein Ebenbild geschaffen wurden?

Mag ja sein, dass er uns nach seinem Ebenbild schuf, doch er hat uns später aus seinem Paradiesgarten in die raue Freiheit entlassen, nachdem unsere Urahnen Eva

und Adam ungehorsam und vielleicht nur neu-»gierig« vom Baum der Erkenntnis genascht hatten, sodass wir fortan nicht mehr alle gleich und lieb sind, sondern
uns in Gute und Böse aufteilen – oder, wie Carl Schmitts Wortdichotomie lautet: »Freund – Feind«. Und so beginnt die eigentliche Menschheitsgeschichte
im Alten Testament bekannterweise mit einem Brudermord aus dem Motiv des
Neides heraus. Hier geht es freilich nicht um einen zufälligen »Geschwister-
streit«, sondern um eine Grundlinie menschlichen Verhaltens überhaupt, die
uns allen symbolisch das Kainsmal einprägte, denn wir sind im Grunde genommen gegenüber den Tieren zu allem (!) fähig und legen damit Zeugnis ab für
das »Herausfallen der Menschheit aus der Linie der gottgewollten Entfaltung«
(Walther Eichrodt) bei seiner »Erstreckung« in die nie zu berechnende Menschheitsgeschichte.

Es war für einen wie mich nicht einfach, der vom Glauben an die »einzige
wissenschaftliche Weltanschauung« des Marxismus-Leninismus langsam – aber
sicher – abgekommen war, zu erkennen, dass der auch im Westen hoch angesehe-
ne Marxismus der Urlüge vieler infantiler Intellektueller entspricht, sein zu wollen
wie Gott. Die von Gott verfluchte Schlange namens Aufklärung versprach schon
Eva: »Ihr werdet keineswegs des Todes sterben, sondern Gott weiß: an dem Tage,
da ihr davon esst, werden eure Augen aufgetan, und ihr werdet sein wie Gott und
wissen, was gut und böse ist.«

Diese anmaßende Sucht, wie Stasi-Chef Erich Mielke um der Machtsiche-
rung willen alles von allen wissen und damit – bewusst oder unbewusst – sein zu
wollen wie Gott, bringt in der Konsequenz das hervor, was uns sogenannte revo-
lutionäre und an die Macht geputschte Ersatzgötter wie Lenin, Stalin, Trotzki,
Mao, Tito, Pol Pot, Castro, Che Guevara oder die drei nordkoreanischen Kims an
Knechtschaft, Kulturverfall, Naturzerstörung, wirtschaftlichen Niedergang und
vielen Millionen Menschenopfern eingebrockt haben. Sie sind der entsprechende Widerpart zu jenen Kapitalisten und Bänkern, die ebenso wie die linken und
evangelischen Gutmenschen keine Nationen und Grenzen mehr brauchen und
damit von der anderen Seite her zu gleichen Ergebnissen der Versklavung von
Menschenmassen als Konsumenten und ideologisch stigmatisierten Produzenten
führen. Der Todsünde »Gier« entspricht im Verhalten zum Mitmenschen der
Einsatz von sanfter oder brutaler Gewalt als Mittel der Selbstbehauptung. Karl
Marx, der Einpeitscher des revolutionären Terrors und der Meister der Selbst-
überhebung, meinte stümperhaft dichtend:

Weil ich das Höchste entdeckt und die Tiefe sinnend gefunden,
Bin ich grob, wie ein Gott, hüll' mich in Dunkel, wie er.

Gott bestrafte Kain, indem er ihn lediglich »vom Acker« trieb. Und wer stürzt Marx endlich mal von seinem Sockel? Schämen sich Studenten und Professoren nicht, jeden Tag beim Eingang in die Humboldt-Universität den dümmlichen Marx-Spruch lesen zu müssen: »Die Philosophen haben die Welt nur verschieden interpretiert, es kommt darauf an, sie zu verändern.« Doch Gemach: Die Ursünde wird die Menschheit in ihrem Zusammenleben ewig begleiten. Die totalitär machende Gier kann in jedem Kostüm zum Vorschein kommen und sei es in dem einer Religion. Doch die totalitäre Arroganz der angeblich Aufgeklärten stinkt wohl am meisten zum Himmel.

Ohne mich in den vielen Wochen der Einzelhaft mit jemanden austauschen zu können, fragte ich mich immer wieder, wie Jesus das wohl gemeint haben könnte, dass man seine Feinde lieben solle. Wer mich hasst, wer mich verachtet, quält, missbraucht, ausbeutet oder gar vernichten will, den soll ich gar lieben können? Nein, das sah ich nicht ein und das sehe ich auch 40 Jahre später noch nicht ein. Einen Gegner, der mich in einem frei gewählten Parlament überstimmt oder als Konkurrent im Wettbewerb besiegt, sei es im Sport, in der Wirtschaft, der Politik, in der Kunst oder sonst wie im Leben, den kann ich liebend gern gratulieren, dem kann ich im Grunde dankbar sein, denn er spornt mich ja zu Höchstleistungen an. Aber einen Feind lieben?

Nur wenn er dank der Gnade Gottes abgelassen hat von seiner Feindseligkeit, wenn er etwas eingesehen hat, wenn er sich gewandelt hat und sich entschuldigen will, dem kann ich verzeihen, mit dem kann ich mich sogar versöhnen und befreunden. So geschah es mir zum Beispiel mit dem ehemaligen Politbüromitglied Günter Schabowski oder den Stasi-Offizieren Hagen Koch und Günter Schachtschneider.

Welcher bewaffnete Polizist, Soldat oder auch Politiker könnte denn buchstäblich sein Amt nach den Forderungen der Bergpredigt ausüben? Nur mit augustinischen Interpretationen oder Luthers Zwei-Reiche-Lehre lässt sich mit gutem Gewissen dieser Widerspruch lösen, denn der Reformator erklärte, dass es von dem Zeitpunkt an, als Gott seinen Sohn unter die Menschen schickte, es auf Erden zwei »Reiche« gibt: Im geistlichen herrsche schon das Evangelium, im weltlichen noch die Sünde. Um die Welt aber vor der Zerstörung durch das Böse zu bewahren, hat Gott eine »Obrigkeit« und solche Ordnungen wie Ehe und Familie eingesetzt.

Erkenntnisse können wie Überzeugungen Lichtblicke sein in der Dunkelheit. Doch sie können einen nicht ewig ausleuchten im Elend, denn immer wieder wird es einem zu eng in der Zelle, die man zynischer Weise als »Verwahrraum« bezeichnen muss. Das, was man auch Leben in der Zelle oder Zellenleben nennt, reduziert sich immer wieder von allein auf das Vegetieren »von früh bis spät, die Nacht, der Tag, das Essen, das Schwitzen, das Frieren«, wie es der Haftkamerad Christian J. Th. Koch in seinem Buch *Ohne Lüge leben* wesentlich ausdrückte.

Dennoch stand der Erniedrigung der aus politischen Gründen Verwahrten die Aussicht auf Freiheit gegenüber, und zwar die westliche. Das ist der gewaltige Unterschied zur Nazi-Diktatur, denn dort konnte es während des Krieges geschehen, dass sie nach dem Verbüßen hoher Strafen nicht freigelassen, sondern in Vernichtungslager überwiesen wurden. Fast 34.000 politische Häftlinge wurden hingegen für 3,4 Milliarden Westmark zwischen 1963 bis 1990 »wie Menschenfleisch im innerdeutschen Handel« (Wolf Biermann) verkauft. Und dennoch, wenn man verlassen im Keller sitzt und nicht genau weiß, ob und wann man endlich freigekauft wird, dann kommen immer mal wieder Stimmungen auf, bei denen man am liebsten mit dem Leben gewaltsam abschließen möchte.

Ich hatte mich wochenlang bei der Stippvisite über Herzschmerzen beschwert. Zur Zeit der Helsinki-Konferenz 1975 wurde ich endlich innerhalb des Gefängnisses ärztlich untersucht. Da durch die Elektrokardiografie kein organischer Fehler entdeckte wurde, bekam ich nun jeden Abend eine kleine grünliche Faustan-Tablette, die im Westen als Valium bekannt war. Zum Glück war auch ein Arzt in Absonderung, mit dem ich mich abends durch die Fensterluken unterhalten konnte. Er riet mir, höchstens eine Tablette in der Woche zu nehmen, die anderen in den Kübel zu werfen. Ich bewahrte sie jedoch in meinem Versteck unterm Kübel auf, sodass sich bald über 50 solcher Tabletten angesammelt hatten. Diese Notlösung stabilisierte mich.

Vor allem, wenn es wieder mal für 14 Tage ein Buch gab, in dem man von einem Kommunisten lesen konnte (war es Otto Gotsche, war es Fritz Selbmann?), der unterm NS-Regime ebenfalls in Einzelhaft saß, aber jeden Morgen vor der Tür rasiert wurde und seine Schicksalskameraden sehen konnte, während ich selber 401 Tage keine Haftkameraden sehen durfte, wäre da nicht Obermeister Steinert gewesen, in dessen Uniform ein Mensch steckte, und der zwei, drei Mal in einem Jahr die fünf abgesonderten Häftlinge am Wochenende, wenn kein Offizier im Hause war, zusammen unter die Dusche ließ. Direkte Vergleiche mit der Nazi-Diktatur fielen beim genaueren Hinsehen oft zu Ungunsten der SED-Diktatur aus, obwohl wir nicht im Krieg, sondern in Europas sogenannter Entspannungsperiode monatelang in zumeist kalten, feuchten Kellerzellen hausen mussten. Das hinterlässt seelische Wunden, wissenschaftlich vielleicht bipolare Störungen oder posttraumatische Belastungsstörungen genannt, die nie wirklich verheilen und zumeist dem Leben eine ganz spezielle Richtung mit Schlagseite verpassen.

Wer sich in lebensgefährlichen oder menschenverachtenden Situationen befindet, der denkt wohl kaum an Kunst und deren ästhetische Dimensionen, sondern vielmehr an die Kunst des Überlebens. Dazu freilich ist fast jedes Mittel Recht. Vor allem ist Kreativität gefragt, um die Wärter, die Erzieher und die Stasi-Schergen austricksen zu können. Was will der Isolierte erreichen? Er möchte kommunizieren, erstens mit seinen Mitgefangenen, zweitens auch mit seinen Lieben draußen. Drittens wäre es am besten, man könnte einen Kassiber herausschmuggeln, der dann im Westen veröffentlicht oder der UNO zugeleitet würde. Der Isolierte möchte wenigstens in winzigen Dosen etwas von Natur, Kultur und zwischenmenschlicher Verbundenheit erhaschen, die einem jetzt fehlen wie nie. Er möchte sich jemandem anvertrauen, er möchte getröstet werden. Hier lernen viele sich erst selber kennen und manche tatsächlich in der Not das Beten. Zugleich lernte ich Christen verschiedener Konfessionen kennen, die jedoch einte, dass sie mit Not und Elend besser umgehen konnten als Atheisten.

Immerhin bekam man aller 14 Tage ein Buch in die Absonderungszelle. Ja, es war Weltliteratur dabei, die einen für Stunden, manchmal sogar für Tage in andere Welten entführen konnte. Das tat gut, das tat weh, beides zugleich. Bekam ich jedoch irgend einen sozialistischen Propaganda-Scheiß hereingereicht, dann rührte ich das Buch nicht an. Soviel Stolz war noch da. Ja, auch der Stolz verhalf einem dazu, Mensch zu bleiben. Aber vor allem auch die Lust an der List. Wer die Wärter, Erzieher und Stasi-Spitzel überlisten wollte, musste freilich risikobereit sein. Ich riskierte fünf Jahre »Nachschlag«, weil ich gegen die offizielle SED-Partei-Zeitung *Neues Deutschland* (ND) die handgeschriebene Zeitung *Armes Deutschland* (AD) in Umlauf brachte. Darin setzte ich mich mit der Propaganda und den Widersprüchen des ND auseinander, ansonsten bestand mein AD hauptsächlich aus satirischen Beiträgen, fremden und eigenen Gedichten sowie aus Zeichnungen und Karikaturen. Manchmal gab es noch ein weiteres Blatt als »Literaturbeilage« dazu, auf dem ich zumeist die Liedtexte Wolf Biermanns, die ich noch im Kopf hatte, verbreitete. Hilfreich war dabei für uns alle besonders sein Lied »Ermutigung«, in dem es heißt:

»Du, laß dich nicht verhärten
in dieser harten Zeit.
Die allzu hart sind, brechen,
die allzu spitz sind, stechen
und brechen ab sogleich.

Du, laß dich nicht verbittern
in dieser bittren Zeit.
Die Herrschenden erzittern
– sitzt du erst hinter Gittern –
doch nicht vor deinem Leid ...

Ohne die kreative und risikobereite Unterstützung durch Haftkameraden hätte ich das weder durchhalten noch als »Sieger« daraus hervorgehen können. Das größte und heilendste Triumphgefühl entstand jedoch, als dieses sozialistische Ostblocksystem, das uns so gequält, unterdrückt und erniedrigt hatte, gewaltlos in sich zusammenbrach. Dass trotzdem nicht das »Ende der Geschichte« in Form einer letzten friedlichen, widerspruchsfreien Synthese eintreten konnte, von dem der Politikwissenschaftler Fukuyama schon im Sinne Hegels träumte, können wahrscheinlich nur Gläubige erkennen, doch leidvoll wahrnehmen müssen es viele Menschen auf allen Kontinenten unserer einzigartigen Erdkugel. Obwohl es kein Ende gibt im Hoffen, Lieben, Glauben, Denken, Erfinden, Erforschen, Suchen und Verbrechen, breche ich hier einfach mal ab ...

6.11 Frau B.

Vorbemerkung

Frau B. ist Altenpflegerin und Liedermacherin. Aufgewachsen ist sie in Saalfeld. Ihre Lehre absolvierte sie als Hilfslagerarbeiterin bei Carl-Zeiss Jena, BT Saalfeld. Weil sie politisch anders dachte, wurde Sie von staatlichen Stellen jedoch schon früh als Gefahr für die Stadt Saalfeld eingestuft. Mit 15 Jahren –sie war gerade in der 8. Klasse – kam sie deshalb ins Durchgangsheim Gera, Jugendwerkhof(JWH) Eilenburg. Dort arbeitete sie im Zwei-Schichtsystem des Getränkewerkes. Die Entlohnung war fast gleich Null. Elternbesuche wurden reduziert. Nach 17 Entweichungen kam sie über Zubringer nach Torgau in den berüchtigten geschlossenen Jugendwerkhof. Die Eltern erfuhren das erst drei Wochen später. Vier Monate musste sie in Torgau verbüßen. Es waren entwürdigende Bedingungen, die heute weithin bekannt sind. Von Torgau aus wurde sie nach Eilenburg, JWH Hummelshain, gebracht. Mit 18 Jahren war sie wieder bei ihren Eltern und lebte von Hilfsjobs. Sie hat sich immer selbst durchgekämpft. Zwischenzeitlich hatte sie wegen ihrer politischen Aufmüpfigkeit einen Hilfsausweis (PM 12) mit Orts- und Arbeitsbindung. Sie wollte frei sein und plante eine Republikflucht, die sie jedoch nie umsetzte. Heute arbeitet sie als mobile Altenpflegerin. Ihre erlittenen Verletzungen verarbeitet sie in ihren Liedern.

Warum
(2008)

Nur wenige trafen sich wieder, die früher saßen hier,
gegen ihren Willen, bei stets geschlossener Tür.
Die Angst war stets dein Begleiter, vor dem neuen Tag,
du wusstest nicht, wann du hier raus kommst, das dir keiner gesagt.

R) Die Mauern so hoch, die Schließer so hart,
wir waren noch Kinder, die Seelen so zart, warum?

Selbst nach Jahrzehnten des Lebens, erkennst du uns heute noch,
geprägt von den Narben der Jugend, unter des Staates Macht.
Keiner hat uns gesagt, was danach kommt, die Chance auf Arbeit gering,
ein normaler Lebensraum, bleibt wohl ewig unser Traum.

R) Die Mauern so hoch, die Schließer so hart,
wir waren noch Kinder, die Seelen so zart, warum?

Boze Moj
(2013/14)

R) Wir waren so jung und ihrer Willkür ausgesetzt,
haben wir nicht gehorcht, hat man Dressierte auf uns gehetzt.
Verdammt, konntet ihr es nicht sehen.
Wir waren doch Kinder!

1. Wir waren zu jung, um zu verstehen was mit uns geschieht,
wir waren viel zu jung, ich sehe noch heute das alte Bild,
in Bunkern eingesperrt, geschlagen und missbraucht,
sie nahmen uns die Würde (Kindheit)!

R) Wir waren so jung ...

2. Wir waren so jung, durften ab jetzt keine Kinder mehr sein,
unsere Lieben weit weg, wie oft haben wir nachts geweint,
nur gehorchen und schweigen, das war ihr Prinzip,
wie Maschinen funktionieren, dann bist du lieb,
haben wir doch was gesagt, keiner hat uns geglaubt.
Verdammt, wir waren doch noch Kinder!

R) Wir waren so jung ...

3. Jahrzehnte ziehen ins Land und zu viele schweigen noch heut,
sind gebrochen daran, an den Qualen ihrer Kindheit,
du warst nicht schuld daran, egal was man dir angetan,
schrei es heraus und pranger es an,
denn du musst leben heut, für deine Kinder!
Oh damn, we were children, we were to young
Oh my god, we were children.

R) Wir waren so jung ...

Diese, unsre Welt
(2003)

1. Diese Welt, unsre Welt, vor Milliarden Jahren von Gott an uns gegeben,
war so schön, wir konnten alle auf ihr leben.
Tag für Tag zerstör'n wir von ihr ein Stück.
Ja und wir lassen all das geschehn und keiner fragt, was werden
        unsre Kinder sehn,
wenn wir nicht endlich alle zusammenstehn, wird die Welt
durch uns noch untergehn.

2. Diese Welt, unsre Welt, wir dachten, wir könnten alles mit ihr machen,
hat schon lange durch unsere Habgier nichts mehr zu lachen.
Tag für Tag zerstörn wir von ihr ein Stück.
Ja und wir lassen all das geschehn und keiner fragt, was werden
        unsre Kinder sehn,
wenn wir nicht endlich alle zusammenstehn, wird die Welt
durch uns noch untergehn.

3. Diese Welt, unsre Welt, hört doch auf sie weiter zu betrügen.
hör'n wir auf uns, uns selber zu belügen.
Tag für Tag zerstörn wir von ihr ein Stück.
Ja und wir lassen all das geschehn und keiner fragt, was werden
    unsre Kinder sehn,
wenn wir nicht endlich alle zusammenstehn, wird die Welt
durch uns noch untergehn.

4. Diese Welt, unsre Welt, sie begann eines Tages fürchterlich zu beben,
wollte uns dadurch ein kleines Zeichen geben.
Wir müssen mit offnen Augen sehen, um die Zeichen zu verstehn.
Denn Tag für Tag zerstörn wir von ihr ein Stück.
Ja und wir lassen all das geschehn, wenn wir nichts tun, wird die Welt
    noch untergehn,
wir müssen endlich die ganze Wahrheit sehn, um gemeinsam dagegen
    anzugehn.

Unvergessen
(2009)

Zum Gedenken an Rainer – einen, der es nicht schaffte
Gläserner Sarg, was hast du da vollbracht,
hast aus gestandnen Menschen, gebrochne gemacht,
Bautzner Straße, Gedenken bei Kerzenschein,
deine Opfer sollen unvergessen sein.

1. 12 Jahre Stasihaft, oh Mann, das war zu viel,
dann endlich frei gekauft, was ist nun des Lebensziel?
Ganz frei kannst du nie sein, dazu ist viel zu viel geschehn,
du wirst wohl dein Leben lang ganz alleine da stehn.

2. Ich kann dein Lachen nicht sehn, haben sie es dir genommen?
Draußen kann dich kein Mensch verstehn. Sag, bist du ange-
    kommen?
Soll das ein freies, glückliches Leben sein, oder bleibt das weiter nur
    Illusion?
Vielen, denen es erging wie dir, wir alle stehen trauernd hier.

Torgau
(2005)

1. In Torgau an der Elbe steht das Haus aus grauem Stein.
Stacheldraht auf den Mauer'n, Wärter ohne Menschlichkeit.
Gitter vor den Fenster'n, deine Seele war so allein.

2. Meine Freunde sei'n die falschen, so sagten sie damals mir.
Soll mich anders orientieren, ja dann helfen sie auch dir.
Doch wollte mich nicht ändern. Das war wohl der Grund.
Darum war ich hier.

R) 20 Jahre sind schon vergangen,
und noch heut denk ich zurück, traurig zurück,
was sie damals uns genommen,
Würde und der Jugend Glück, der Jugend kleines Glück.
Ja, nur tiefe Narben bleiben zurück.

3. Mit 16 Jahren, wir waren noch so jung.
Doch, was sie uns angetan, es brachte uns nicht um.
Es hat uns gestärkt, wir haben uns formiert
und mit geballter Kraft gegen die Lügen des Staates uns gewehrt.

4. Ich gedenke derer, die es nicht geschafft,
die sie uns genommen mit ihrer Macht.
Doch viele sind noch hier, vergeßt das bitte nicht,
und noch heute ziehen wir die Lügen ans Licht.

R) 20 Jahre sind schon vergangen ...

Tränen in der Nacht
(2013/14, Mittexter: K.-P. & N. S.)

1. Ich sehe Tränen in eurem Gesicht,
doch was geschehen ist, das erzählt ihr nicht.
Ich sehe Angst in euren Augen.
Ihr schreit um Hilfe, doch keiner will euch glauben.

191

R) Tränen in der Nacht. Was haben sie mit euch gemacht?
Ihr seid das Opfer ihrer Triebe, ihr seid das Opfer ihrer Macht.

2. Der Regen fällt und mit ihm euer Geist.
Ein Sprung in die Leere, der endlich befreit.
Dem Schicksal entgegen fallt ihr schwerelos.
Es zerstört euer Leben, und jetzt seid ihr tot.
R) Tränen in der Nacht ...

3. Ihr sitzt allein mit eurer Last.
Keiner hätte je gedacht,
was man euch angetan in dunkelster Nacht.
Die Zellen haben dann den Rest vollbracht.
R) Tränen in der Nacht ...

4. Könnt ihr heut noch nicht leben.
Wollt ihr frei sein jeden Tag.
Dann kommnt der Albtraum in der Nacht.
Hättet ihr die Augen bloss nie zugemacht.
R) Tränen in der Nacht ...

5. Und hätte sich im Nachhinein noch umgebracht.
Manch einer denkt jetzt noch nach.
Und hat sich dann doch noch umgebracht.
Tränen in der Nacht.
R) Tränen in der Nacht ...

Die Zeit danach
(2013/14, Mittexter: K.-P. & N. S.)

1. Niemand, ja niemand hört dir zu.
Niemand nimmt Notiz von dir.
Niemand glaubt an dich, die Zeit vergeht.
Du gehst einsam deinen Weg, auf der Such nach dem
Warum versuchst die Gedanken zu verdrängen,
ein anderes Leben zu beginnen. DIE ZEIT DANACH.

2. Es fällt dir schwer, andere wissen nichts von dir.
Du willst reden und schrei'n, um nicht alleine zu sein.
Doch die Vergangenheit holt dich wieder ein.

3. Versuchst mit ner Maske den andern zu gefallen.
Doch kommt die Nacht fällt es dir schwer.
Denn die Maske, die hält da meist nicht mehr.

4. Hast du jemanden gefunden, wo du endlich reden kannst,
rennst du nach ner Weile wieder gegen ne Wand.
Denn sie, sie sind einfach weggerannt.

5. Es soll keiner wissen, was damals geschah.
Die meisten sagen, es ist doch nicht wahr.
Warst tagelang in Zellen drin, dein Leben so oft
an dir vorüberging. DIE ZEIT DANACH.

6. Wolltest sterben, doch du konntest es nicht.
Langsam zerfällt dein Glaube an dich.
Lebst Tag für Tag im selben Trott. Deine wahren Freunde
sind weit fort. Du warst mit ihnen an einem grausamen Ort.
DIE ZEIT DANACH.

6.12 Herr G.

Wie im Falle von Herrn S. (6.5), möchte ich (K.-H. Bomberg) mit seiner Zustimmung an dieser Stelle auch Einblicke in die Erfahrungen von Herrn G. geben, der ebenfalls bei mir in Behandlung ist.

Auf Empfehlung des internistischen Hausarztes kam Herr G. mit Depressionen, Ängsten und psychosomatischen Beschwerden in meine psychotherapeutische Praxis, nachdem sich seine langjährige Partnerin von ihm getrennt hatte und berufliche Schwierigkeiten hinzutraten. In der Anamneseerhebung erzählte er von einer mehrjährigen Haftstrafe wegen Republikflucht. Neben mir saß ein völlig verzweifelter, Halt und Orientierung suchender etwa gleichaltriger Mann. Ich hatte das Gefühl, ihm einen Schutzraum geben zu müssen, aus dem er dann später wieder gestärkt heraustreten könnte. Das Haft- und Verfolgungsthema blieb in der Therapie lange Zeit im Hintergrund. Die Arbeit im Hier und Jetzt stand aufgrund von massiven Existenzängsten und Schuldgefühlen im Vordergrund. Damit er ruhiger werden und seine Arbeit bald wieder aufnehmen konnte, waren zunächst existenzielle Schritte zu begleiten. Als Selbstversorger wollte er keinem zur Last fallen. So orientierten wir uns an seinen Ressourcen und arbeiteten stabilisierend, entängstigend, begleitend und zunächst nicht aufdeckend (vgl. hierzu näher Bomberg, 2006).

Hofmann (2004), Reddemann (2004) und Sack et al. (2014) betonen die Notwendigkeit einer langen Stabilisierungsphase und die Bedeutung bindungsorientierten Vorgehens in der Therapie traumatischer Störungen. So versuchte ich, Herrn G. von seinen Schuldgefühlen zu entlasten und ihm Halt zu geben. Herr G. fühlte sich schuldig, psychologisch erklärbar über den Prozess der Regression zur infantilen Omnipotenz (vgl. hierzu Bohleber, 2007). Wenn ich in den Therapiesitzungen den Blickkontakt zu ihm abbrach, schweifte sein Blick ängstlich zur Tür, seine Stimme wurde leise und unsicher. Das ließ mich an eine Form maligner Internalisierung (vgl. ebd.) denken. Er musste sich meiner ganz sicher sein, um sich nicht verloren oder verfolgt zu fühlen und dem Fluchtimpuls widerstehen zu können. Seinen Überlebenswillen und seine Widerstandskraft nutzte ich, um ihm eine neue Perspektive aufzubauen. Über kontinuierliche empathische Spiegelung seiner Erinnerung und seiner Ideen wollte ich ihn wachsen lassen. An seiner Reaktion merkte ich, dass er sich darin oft verstanden fühlte. Schwierig wurde es, wenn ihn ein Gefühl der Vereinnahmung überkam. Das wurde bei einer Diskussion über Vor- und Nachteile der Institution Kirche deutlich. Seine Meinung war: Da würde er auf keinen Fall eintreten. Hier entstand eine Distanz. Eine freundschaftliche Nähe wurde durch Misstrauen erschwert. In einer Opfer-Opfer-Übertragung tun Unterschiede besonders weh. Man muss zusammenhalten. Die Solidarität ist existenziell. Dennoch war die beschriebene Situation ein Augenblick gegenseitiger Kritik, den wir beide ermöglichten und schwer aushalten konnten. Noch schwieriger war der Umgang mit sexuellen Erlebnissen im Gefängnis und deren Verbindung zur Urszene. Hier hatten wir beide ein Schutzfeld aufgebaut, das wir unangetastet ließen. Das Verlassenwerden durch die Partnerin war noch zu schmerzvoll, dass wir uns sexuellen Fragen widmen konnten. Die Bearbeitung der traumatischen Übertragung mit der Externalisierung traumatischer Introjekte konnte aber fortgesetzt werden (vgl. hierzu Wackernagel, 2011).

Es dauerte über ein Jahr, bis wir auf die Haftzeit zu sprechen kamen. Herr G. berichtete vom anfänglichen völligen Zurückgeworfensein auf sich selbst und dem Fehlen empathischer Beziehungen (vgl. Bohleber, 2000). Empathiebedürfnisse konnten nur auf die Wärter und Vernehmer übertragen werden. In dieser feindseligen Umgebung war neben der Solidarität einiger Mithäftlinge die Gefängnisarbeit eine existenzielle Ablenkung (vgl. hierzu auch Bomberg, 2009, 2011). Allerdings war die vorgeschriebene Arbeitsleistung (Arbeitsnorm) so hoch, dass er in eine Überforderung geriet. Was nun? Er erzählte mir, wie er eines Nachts von einer technischen Verbesserung im Ablauf seiner Arbeit träumte, die dann auch tatsächlich funktionierte. Dabei spürte ich seine und auch meine Erleichterung. In diesem Zusammenhang erinnerte er sich auch daran, wie lange er im Gefängnis noch von draußen träumte und wie lange er dann, nachdem er draußen war, noch von drinnen träumte. Herr G. hatte in der Haft wiederkehrende Tagträume. Er träumte beispielsweise von einer Hebebühne, die ihn während der Freistunde, in einem unbeobachteten Moment des Wachpostens, aus dem Gefängnishof hinaus zu einem dort wartenden Auto hob. Dieses brachte ihn dann an einen sicheren Ort. Die Aussicht auf einen sicheren Ort ist gerade in Extremsituationen eine sich wiederholende Überlebensfantasie. Herr G. baute sich mittels seiner Träume eine Art Gegenwelt auf. Dabei halfen ihm auch die Briefe Rosa Luxemburgs aus dem Gefängnis. Nach zwei Jahren Therapie hatte er einen sehr aggressiven Traum, in dem keiner der Beteiligten überlebte. Wir brachten diesen Traum mit seiner großen Wut gegenüber dem DDR-Staat als böses Objekt in Verbindung, die bisher kein Ventil gefunden hatte. Nachdem er in der DDR das gewünschte Studium nicht aufnehmen durfte, fühlte er sich enttäuscht und zurückgesetzt. Weitere Enttäuschungen und die zunehmende Perspektiv- und Hoffnungslosigkeit mündeten schließlich in die missglückte Republikflucht.

Herr G. begann, mich als Unterstützer, Begleiter und manchmal auch als kritischen Hinterfrager zu verinnerlichen. Er fing an, sich in Selbstfürsorge zu üben, die ihm allerdings Überwindung kostete. So reichte er beim Versorgungsamt ein Schreiben zur Überprüfung von Haftfolgeschäden ein. Inzwischen war es auch möglich, sich mehr seinem Elternhaus zuzuwenden. Zusammen mit seiner zwei Jahre jüngeren Schwester wuchs er in behüteten Verhältnissen auf. Die Mutter sei herzensgut, aber vom Vater abhängig gewesen. Der sei ein Choleriker und könne sehr vereinnahmend sein, war aber früher selten zu Hause. In der Therapie wurden Herrn G.s regressive Vaterwünsche deutlich, indem er sich auf einen männlichen Therapeuten einließ, der ihn in seinen Freiheitswünschen ernstnahm und ihn begleitete, wohin er wollte.

Herr G. lebt mittlerweile seit vier Jahren in einer neuen Partnerschaft. Aus der ersten Beziehung hat er einen Sohn, der ihm nach eigener Aussage in seinem Drang nach Freiheit ziemlich ähnlich ist. In der Bilanz sagte er, dass es wichtig war und ist, mich zu haben. Unsere regelmäßigen Begegnungen waren ihm Anregung und Verpflichtung, etwas für sich zu tun. Hier war eine gewisse Abhängigkeit, aber auch eine Verstärkung autonomer Strebungen zu spüren. Er hatte an Selbstbewusstsein und Realitätsbezug gewonnen. Nach Ablauf der von der Krankenkasse genehmigten Stunden beschloss er, als Selbstzahler die Therapie bei mir fortzusetzen. Der Besuch der früheren Haftanstalt und der Einblick in transgenerative Zusammenhänge führten zu einem besseren Selbstverständnis und eröffneten Trauerprozesse.

Nach der Haftzeit wurde Herr G. wieder in die DDR entlassen. Das war eine schwere Kränkung und Demütigung für ihn. Zudem war er nun als operativer Vorgang weiteren Zersetzungsmaßnahmen wie beruflicher Benachteiligung, Bespitzelung geplanter Lebensschritte und starkem Druck zur Zurücknahme des Ausreiseantrages ausgesetzt. Auch das konnte er nun, den Tränen nahe, erzählen. Obwohl er kurz vor der Maueröffnung ausreiste, fühlte er sich nie richtig sicher. Bei Haftentlassungen drohte ihm die Staatssicherheit, ja nichts über die Verhältnisse im Gefängnis zu sagen, mit den Worten: »Wir finden Dich überall!« Dieser Satz verfehlte seine intendierte Wirkung nicht und machte die Geheimpolizei zu einem omnipotenten Verfolger. Das fehlende »Sie« und die Identifikation mit dem Aggressor führten zu einer überhöhten Wachsamkeit im Sinne einer posttotalitären Omnipräsenz (vgl. Frommer, 2011). Psychodynamisch gesehen hat Herr G. das Verfolgende in mir abgelegt, mich als überwiegend positives Objekt verinnerlicht und auf diese Weise das gute prätraumatische Objekt wiedergefunden (vgl. zu diesem Vorgang Balint, 1970). So konnte er sich von den verfolgenden inneren Objekten weiter lösen. Dies war nur möglich, indem in der Therapie immer wieder genügend Abstand zu den zersetzenden Verfolgern aufgebaut wurde. Allein konnte er seine Verfolger nicht abschütteln. Dennoch besteht auch nach der Therapie eine erhöhte Verletzbarkeit und Ängstlichkeit. Politische Traumatisierungen lassen sind nicht als individuelle Störungen abtun (vgl. hierzu Lamott & Lempa, 2011). Es bedarf eines gesellschaftlichen Diskurses, der die Würde der Opfer wiederherstellt. Das ist nicht in einer Atmosphäre der Überversorgung der Täter und der Unterversorgung der Opfer zu erreichen.

Nach der Ablehnung seines Antrages auf Haftfolgeschäden hat Herr G. erfolgreich gerichtlich interveniert und einen Grad der Schädigung (GdS) von 30 erkämpft. Auf dieser Ebene konnte Herr G. seine Hilflosigkeit und Opferrolle überwinden. Mittlerweile hat er sich weiter stabilisiert. Ein Fernsehbeitrag wirkte aufklärend und hat ihm geholfen, sein Schicksal weiterzugeben, damit es nicht vergessen wird. Es war schmerzhaft, doch am Ende eine produktive Triangulierung.

6.13 Frau U.

Auszüge über die Zeit danach.

In der Bundesrepublik angekommen, musste man (in Gießen) durch weitere Verhöre durch. Ich fragte mich oft, wo bin ich hier gelandet? Fingerabdrücke und Verhöre. Ich war eine ganze Woche dort in Gießen, wo andere im Höchstfall zwei Tage waren.

Ich verstand die Welt nicht mehr.

Aber genau nach sieben Tagen konnte ich dann weiter reisen nach Berlin West. Doch in Berlin habe ich es nicht sehr lange ausgehalten, da man ja dort nur von einer Mauer zur anderen Mauer fuhr. Man war einfach nicht frei.

Ich zog nach Nordrhein-Westfalen, aber auch dies war nicht so einfach, wie ich es mir dachte. Ich musste erneut einen Ausreiseantrag stellen: diesmal von Berlin West nach NRW Bielefeld. Ich habe dies alles nicht richtig verstanden.

Es klappte irgendwann und ich bekam auch endlich meinen Sohn, den sie, nachdem ich drüben war, sieben Monate später aus dem Osten in meine Arme entließen. – Nein, ich musste ja jemanden beauftragen, der meinen Sohn aus den Osten abholte, eine Begleitperson. Denn ich durfte ja nicht einreisen.

Ich fing bei Karstadt zu arbeiten an, doch wurde plötzlich zum Bundesverfassungsschutz geladen, die Blankopapiere, die ich in meiner Knastzeit unterschrieben hatte, wurden mir beinahe zum Verhängnis. Eine Freundin hatte gesagt, sie hat meine Unterschrift erkannt.

Genau dies wollte die Stasi, uns untereinander aufhetzen. Ich zog mich zurück. Es gab keine Beweise, daher wurde auch alles fallen gelassen, aber vergessen kann man es einfach nicht, habe ich bis heute nicht.

Die Stasi hatte erreicht, was sie wollte: Die haben viel kaputt gemacht, auch das Verhältnis zu meinem Sohn. (Die ständige Ungewissheit, ob ich meinen Sohn wieder bekomme, zermürbte. Denn mein Erziehungsrecht hatten sie mir ja schon weggenommen, als ich in den Knast kam. Und ich konnte ihm nicht in den Arm nehmen.)

In Bielefeld kam es nicht richtig zu Freundschaften, meine Freunde sind diejenigen, die ich im Ostteil auch hatte. Wir hatten uns im Monat vier- bis fünfmal besucht an den Wochenenden. Man nahm die vielen langen Wartezeiten an den Grenzen der Transitstrecke in Kauf, weil man sich mit ihnen unterhalten und auch austauschen konnte. Man wurde verstanden, weil wir ja alle das gleiche Schicksal hatten.

Bis heute verstehe ich mich mit meinen Freunden, sofern sie nicht verstorben sind. Zu anderen hatte ich kein Vertrauen gehabt und werde es auch nicht haben.

Wenn mich nur einer fragt, wie es dort oder dort war, geht mir eigentlich schon die Hutschnur hoch ... da kommen gleich die Verhöre in meinen Kopf.

Auch die Psychologen haben mir damals nicht helfen können. Für mich war das ein Blah Blah. Ich lebte in meiner Welt, die ich mir aufgebaut hatte, wie in einen kleinen Schneckenhaus.

Seit der Öffnung der Mauer ist eh wieder alles hoch gekommen. Da waren sie auf einmal wieder alle da – die Ängste, die schlaflose Nächte, die Schmerzen ...

Ich hielt es dann in Bielefeld nicht mehr aus und zog 1996 wieder zurück nach Berlin. Hier sind nun einmal meine Wurzeln und meine Freunde.

Ich habe auch seit 2010 eine Person gefunden, Dr. Bomberg, bei der man sich öffnen kann und alles von der Seele reden kann.

6.14 Herr K.-H.

Als mich kein einziges Lachen erfreute

Von Anfang an, also nach dem Einsetzen des Denkvermögens, regte sich bei mir beim Erleben behördlicher, willkürlicher staatlicher Gewalt reflexartiger Widerstand. Gewalt als Naturtatsache konnte ich anerkennen, nie jedoch die Pflicht zum Gehorsam ohne Einspruchsmöglichkeit. Besiegt worden zu sein, beispielsweise im Schach, machte mir nichts aus. Es erfolgte ein neuer Anfang. Unmöglich aber konnte ich mich durch freien Entschluss meiner Selbstbestimmung oder Freiheit berauben. Es ging nämlich nie um die Frage: Freiheit wovon?, sondern um die Freiheit wozu? – was ein Überwiegen geistiger Motive in der Psyche voraussetzt. So begann in der DDR meine innere Sozialisation.

Ich gehörte – von heute aus gesehen – nie zu denen, die sich als Eingekerkerte nicht unglücklich fühlten, da ihnen das Ummauertsein zur Selbstverständlichkeit geworden war und sie an kleinen Vergünstigungen mehr Freude empfanden, als ein Freier an großen Glücksumständen. Zudem war mir am »Wirken ohne zu streiten« gelegen, wie es Laotse, den ich später las, mit Nachdruck empfiehlt.

Das persönliche Selbst wirkt am Anfang der Entwicklung ähnlich dem unsichtbaren Bauplan, welcher den Aufbau des physischen Organismus von der Zeugung bis zur Endgestalt regelt. Das Selbst jedoch unterliegt Einflüssen. Darum ist es müßig, darüber zu grübeln, was aus diesem oder jenem wohl geworden wäre, hätte er dieses oder jenes nicht erlebt. Ohne diese Zufälle oder Schicksale wäre keiner das geworden, was ihn ausmacht.

Bewusstsein erwacht durch Widerstand. Jeder Verhaftete findet, ob er will oder nicht, zu seinem Ich. Das gilt auch für Kriminelle. Gefängnisse sind schon immer das Abitur der Mühseligen und Beladenen gewesen. Politische Gefangene beginnen zudem ab dem ersten Tag ein Studium, das es in dieser Form draußen nicht gibt. Ihnen wird gelehrt, was sie bisher nur ahnten. Solcher Widerstand kann künstlich erzeugt werden, indem man beispielsweise gegen die Welt der Erwachsenen revoltiert oder in sie einzubrechen versucht. Der förderlichste, ehrlichste, unverkrampfteste Widerstand beginnt in einem Raum mit vergitterten Fenstern. Ich geriet, kaum volljährig geworden, nach einem gescheiterten Fluchtversuch hinein.

Die stacheldrahtbewehrte Grenze zur CSSR hatte ich glücklich durchbrochen, die zu meinem Entsetzen baum- und strauchlose Sperre in Richtung Bayern war selbst mit Schnelligkeit nicht zu nehmen gewesen. Zum Schluss, durch eine Fußschlinge zu Fall gebracht, spürte ich eine Maschinenpistole an der Schläfe und ergab mich in mein Schicksal. Dabei konnte ich noch von Glück reden. Der Frau eines späteren Haftkameraden hatte es an gleicher Stelle durch eine Mine ein Bein weggerissen.

Nach der Überstellung reiste ich eine Woche im sogenannten Grotewohl-Express, der an die Personenzüge gekoppelt wurde, von Knast zu Knast durch die DDR, Knie an Knie in einem winzigen Abteil mit vier Gefangenen. Bis der Zug in Erfurt eintraf und ich mit der »Bullenwanne« in die U-Haft-Anstalt Erfurt einfuhr. Es begann die Zeit der Verhöre, meist früh um drei. In den Verhörraum reingeschoben, bekam ich nach meinem »Guten Morgen!« regelmäßig einen Schlag in die Hüftgegend verpasst.

Es ging insistierend darum, wem ich von meiner Flucht erzählt hätte, wer also die Mitwisser seien und dergleichen mehr. Dass ich einer konterrevolutionären Gruppe angehören würde, verbuchte ich zuerst als Scherz. Der Vernehmer postierte sich jedes Mal hinter einer riesigen auf mich gerichteten Schreibtischlampe. Schloss ich die Augen, trat der hinter mir stehende Wachmann in Aktion, um meine Lider nach oben zu drücken. Meine heutige Lichtempfindlichkeit datiert aus dieser Zeit. Eines Morgens fragte der Unsichtbare hinter der Lampe: »Wieso grüßen Sie uns immer? Wo Sie doch wissen, dass es dafür eine rein gibt?« – »Weil ich mir von Ihnen meine Freundlichkeit nicht nehmen lasse«, antwortete ich. Hinfort fanden die Verhöre, trotz meines Grüßens, ohne Schläge statt. Dieser kleine Erfolg ließ mir, wie man sich denken kann, lange Zeit keine Ruhe. Meine Gegner hatten Menschlichkeit gezeigt. Ich hatte Initiativ-Verhöre erreicht, wo der Vernommene trotz Drangsalierung den Verlauf mitbestimmt. Dass es nur eine neue Taktik innerhalb ihrer Strategie war, begriff ich erst in der Einzelhaft.

Zur Gerichtsverhandlung nach drei Monaten waren keine Zuschauer zugelassen. Trotz des gesellschaftlichen Verteidigers, der zu den Ausführungen der Staatsanwältin nur nickte, bestritt ich diesen politischen Prozess allein und mit Schiller-Zitaten. Was mir von Schiller – besonders seine Worte über die Freiheit – unbekannt gewesen, hatte ich dank der Anstaltsbibliothek nachgeholt. Abkürzend nur so viel: Nachdem die inzwischen nur noch brüllende Staatsanwältin mir eine andere Art Literatur empfohlen hatte, brüllte ich zurück, dass – hätte Hitler den Krieg gewonnen – alles anwesende Gerichtspersonal auch hier säße. In Diktaturen seien es immer die Gleichen, die das Volk richteten. Am selben Abend fand der Delinquent sich in der geschlossenen Abteilung der Psychiatrischen Klinik Pfafferode bei Mühlhausen wieder. Dort, mit Zwangstabletten und Elektroschocks, sollte sich bestätigen, dass die Hölle uns von Hause aus vertrauter ist als der Himmel.

»Das Bemerkenswerte am Menschen ist nicht, dass er verzweifelt«, schreibt Albert Camus, »sondern dass er die Verzweiflung überwindet und vergisst.« Der einigermaßen mutige Mensch wird die Welt und das Leben immer als wesentlich leiderfüllt empfinden. Dies gilt von den tiefen Christen, wie von den Buddhisten, von den Hellenen, deren Schönheitskult ein tieftragisches Lebensgefühl kompensierte, und genau so von den alten Germanen mit ihrem düsteren Schicksalsglauben. Ein unter normalen Bedingungen Existierender wird gerade die schlimmen Erfahrungen irgendwann schön finden, sofern sie sich auf Überstandenes beziehen oder sich als Voraussetzung für sein Weiterkommen erwiesen. Wie aber geht man damit um, wenn man diese schlimmen Erfahrungen nicht vergessen kann? Wenn sie einen nachts in Form von Alpträumen peinigen? Wenn man die Fragen und Antworten der Verhöre plötzlich auswendig aufzusagen weiß, sie nicht mehr aus dem Schädel bekommend? Wenn man Menschen – die davon nichts ahnen und einem gegenüber sitzen – plötzlich als Vernehmer identifiziert und man ihnen am liebsten die Fresse polieren würde? Was macht man, wenn man zu Hause vor dem Partner erschrickt und irgendwann kein Zusammenleben mehr möglich ist, da man sich beobachtet glaubt? Wie kann man noch einer Tätigkeit nachgehen, wenn einem alles, was man betreibt, läppisch und bedeutungslos vorkommt und man den zu oft ausgesprochenen Satz: »Ihr wisst nicht, was mir widerfahren ist!« inzwischen nur noch runterschluckt, sodass man zu ersticken glaubt?

Das Problem ist, dass solch eine schwer belastete Erinnerung eingetretene Veränderungen durch die inzwischen verflossene Zeit schlichtweg negiert. Sie negiert den Rhythmus und allen Zusammenklang, dank welchem der Lauf des Lebens zur Melodie zu werden vermag und nicht nur zum verstörenden Geräusch.

Mythomanisches, den Schmerz relativierendes Hinzufügen – wie bei jeder normalen Erinnerung – will nicht gelingen. Belastetes Erinnern ist präsent, jederzeit abrufbar, bleibt unverändert. Nichts Natürlicheres unter diesen Umständen, als dass dem, der damit ringt, die Traumwelt, also die Flucht davor, mehr bedeutet als jedes Erleben. Erinnerung und Handeln in der Gegenwart wirken nicht mehr zusammen. Das hat beileibe nichts mit Minderwertigkeitskomplexen zu tun. Umgekehrt versucht gerade der moderne Wirklichkeitsmensch alles, um seiner Innerlichkeit nicht gewahr zu werden. Er treibt Sport bis zur Erschöpfung, ersäuft seine Träume im Alkohol, befördert sie durch Drogen ins Nichts oder braucht Schlafmittel. Daher die Werbekraft des Scheinreligiösen, einer Ordnung im Geiste der Naturwissenschaft und die alles umfassende, beinahe juristisch aufgearbeitete Beweislast unserer Geschichts-Designer. Das wahre Leben wird durch irgendwelche irrealen Theorien neutralisiert. Mancher Kirchenfeind glaubt an Wiederverkörperungslehren, die das ganze Pathos der Entscheidungen, des »Einmal und nie wieder« annullieren.

Alle Menschenwürde beginnt mit Selbstachtung. Wer sich selbst nicht achtet, kann unmöglich andere achten. Demut öffnet die Tür für nach außen strömende Kräfte, genau wie jeder Heilige sein Heil gerade in seinem Sündenbewusstsein fand. Goethe formulierte, nur Unzulängliches sei produktiv.

In einer ähnlichen Situation befindet sich der durch Haft und Entbehrung Gezeichnete. Er weiß es nur nicht, denn er hat einen anderen, schlimmeren Namen dafür. Es gibt seit Augustinus den Verdacht, dass der Mensch primär gar nicht nach Glück strebt, sondern sich sein Leben so schwer und unangenehm wie möglich mache. Dies hänge mit dem ursprünglichen Gefühl zusammen, zutiefst Geist und der Natur überlegen zu sein. Wer dies bedenkt, versteht die zusätzliche, insgeheime Frage manches Betroffenen, ob er sein Unglück vielleicht nicht sogar selbst verschuldet hätte. Natürlich hat er dies. Wer aus politischen Gründen in der DDR einsaß – um nur bei diesem Beispiel zu bleiben – akzeptierte zwar die Welt, in die er hineingeboren, mit ihrer Bösartigkeit. Er fand sich aber nicht damit ab. Sein Handeln war eine freie Entscheidung, geistige Selbstverwirklichung. Für die Lösung von Lebensproblemen kommt ein Weltflüchtiger ebenso wenig in Betracht, wie der Fahnenflüchtige für die Beurteilung eines Krieges. Und die Weltverbesserer in Form einer Staatsideologie fügen durch Hochmut und Unverstand dem inneren Menschen mehr Schaden zu, als alle Welteroberer und Zerstörer.

Findet der Gequälte ein ihm zuhörendes, verständnisbereites Gegenüber und darf sich ohne Unterbrechung oder Einwände aussprechen, ist schon viel getan: Auch das dunkelste Grauen lässt sich *mitteilen,* es teilt sich im Sinne des Wortes und wird mit jedem Gespräch darüber kleiner. Irgendwann tritt es vorsichtig ins Licht, um innen Platz zu machen für Erfreulicheres.

Künstlerische, literarische Begabungen finden ihr Gegenüber im Werk. In und mit ihm sprechen oder malen sie sich die Sache aus der Seele. Gelungenes, nach außen Getretenes befreit. In meinem Falle, nach der Haft und wieder in der DDR, war dies erst nach Jahren des Grübelns möglich. Es gab Monate, wo mich kein einziges Lachen erfreute. Aber das lag, wie ich weiß, nicht nur an mir. Auch nach der Ausreise gab es gelegentlich den Hauch einer Depression. Professionelle Hilfe, der das Herausangeln des Erlebten gelang, ging einher mit verstärktem Schreiben.

Etwa 25 Jahre nach der Haft begann ich – nach vielen anderen Büchern – den Roman *Die S.*, in dem meine Haft- und Irrenhaus-Zeit reflektiert wird. So lange brauchte ich, um passende Worte zu finden, um vor allem dem Humor zu seinem Recht zu verhelfen. Denn was ist Humor anderes, als die Erwähnung ernster Angelegenheiten mit dem Blick von oben? Bei der Preisverleihung in Marbach am Neckar – ich erhielt die *Kester-Haeusler-Ehrengabe der Deutschen Schillerstiftung von 1859* – sprach der Laudator von einem Schelmen-Roman.

6.15 Frau T.

Vom Schreiben

Nichts ist so schwierig wie man selbst zu sein. Worte über Worte finden sich ein, aber keines scheint das passende zu sein. Stehe ich allein oder komme ich mit mir überein? Finde ich einen Platz zum Lebendig-Sein? Ist es besser so zu sein oder verbleibe ich im Schein? Ist es besser gar nicht zu sein oder drückt mich nur die Pein? Ist es besser Hans im Glück oder das Aschenputtel zu sein? Das wird wohl nur einer wissen, ich ganz allein. Und wem das nicht reicht, der beginne zu schrei'n, der blähe die Lungen, um sich zu befrei'n. Denn es gibt kein Rezept zum Glücklich-Sein. Ich brauche die Worte, es müssen nur die passenden sein. Und wenn ich sie finde, bin ich nicht mehr allein, ich wandere nicht mehr nur so zum Schein, mir geht es ums Zufrieden-Sein.

Was lange währt, wird gut

Solche Sprüche habe ich in meiner Kindheit von meiner Großmutter gehört und habe gedacht, sie hat gut reden. Ja, sie hat gut geredet, so gut, dass ich mir Vieles von dem eingeprägt und nicht mehr vergessen habe. Es liegt eine lange Zeit zwischen dem Hören und dem Erinnern, dass es mir wie eine Ewigkeit erscheint, die gar nicht mehr wahr ist. Geht es mir um die Wahrheit oder das Wahrnehmen? Ist die Wahrheit wichtiger oder das Bewahren? Mir scheint, letzteres liegt mir näher. Es liegt so nahe bei mir, dass ich es nur zu greifen brauche. Nichts leichter als das, werdet ihr sagen, doch ich befinde mich noch immer im Versagen. Mir versagen die Sinne ob solchen Behagens. Denn behaglich ist es nicht in diesem Verweilen, in dieser ewigen Pein, die mein', sie zieht sich in die Länge ohne Glücklich-Sein. Und das ist es, was mir meine Großmutter versprach allein. Ich bin schon so lange allein und werde es wohl immer sein. Und denkt ja nicht, das ist gemein, was lange sich wehrt, kann so schlimm nicht sein. Schlimm wird es, nimmt es kein Ende und nicht zum Guten sich wende. Zum Guten, was auch immer das sei, die Jahre gehen so schnell vorbei. Die Länge der Jahre ist mir einerlei, alles bewahren, ob Gutes oder Schlechtes es sei, scheint mir zumindest das Vielerlei. Und wenn ich bewahre meiner Großmutter Mut, wird vielleicht alles gut. Ich lebe nicht nur zum Gut-Sein, oh nein, ich lebe auch in meiner Pein, wie würde ich sonst ein Mensch wohl sein? Ein Mensch, das wird ewig so sein, bis ich erlöst bin mein'. Und wie ich auch immer steh' zu mir, eine Erlösung gibt es nur im »wir«. Nicht im Herdendasein, oh nein, der Mensch möge mein Begleiter sein. Der Mensch als solcher, mit sich im Verbund, das machte mein Leben rund. Nicht eckig und kantig wär' es mir lieb und nicht nur so zum Zeitvertrieb. Und Eile, nein Eile gehört nicht zum Mut, nur was lange währt, wird gut.

Herr Doktor

Herr Doktor, Herr Doktor, mir ist so bang. Herr Doktor, Herr Doktor, es ist so gemein, das Stechen und Jagen, das Brennen im Magen, der Schmerz im Gebein, muss das ewig so sein? Ach, können sie mir sagen, wie ich komme zu einem Behagen? Ich möchte nicht leiden, ich möchte nicht darben, ich möchte nicht blind sein, ich möchte nicht lahmen. Ich bitt' sie, ganz kurz nur, ich bleib' auch nicht lang, ich bitt' um ein Stündchen, mir ist so bang. Ich nehme auch alles, ob Pillen, ob Spangen, ich nehme auch Krücken, ich kann mich nicht bücken. Ich kann nicht mehr laufen, ich kann nicht mehr springen, ich kann nicht begreifen, was hat das zu bedeuten? Ich hoff' auf ein Wunder, ich fühl mich so klein, so nutzlos wie Plunder, was kann das wohl sein? Ich möchte nicht jammern, oh nein, fällt ihnen etwas ein? Ich weiß doch ganz sicher, sie mögen mir verzeih'n, ich hört' es vom Nachbarn, ich weiß es genau, sie heilen Wunden in einigen Stunden, weg mit dem Plunder, vollbringen sie ein Wunder. Nur sie allein können meine Rettung sein. Und wer nicht vom Fache, bitt' schön nicht lache, es gibt noch andere Sektoren, wo gebraucht werden Doktoren. In Hülle und Fülle, in Anseh'n und Gülle, im Reden und Schweigen, sie alle in Ehren, wer wollt' es ihnen verwehren. Doch eine Anmerkung, ihr möget mir verzeih'n, wollt ihr wirklich die Retter sein? Die Retter für Groß und Klein, und mitten im Zunder, denn alle erhoffen sie ein Wunder. Und Wunder, so sagt man, vollbringt Gott allein. Ich hört' es vor vielen Jahren und werde es in meinem Herzen bewahren.

Familienglück

... und wären sie nicht gestorben, so lebten sie noch heute. So enden viele Märchen. Wer hat sie als Kind nicht gelesen. Und wer sie nicht gelesen, der hat sie bestimmt gehört. Die Märchen mit Königen und Prinzen, mit Elfen und verzauberten Tieren, mit bösen Stiefmüttern und Hexen, wer wollte das vergessen. Und eines kommt mir in den Sinn, ich kann es nicht verhehlen, ich wollt' eine Prinzessin sein, ja das wär' fein. Und ich wollt' einen Prinzen, hoch zu Ross, von mir aus auch mit Tross, ich wollt' er wäre mein, ja das wär' fein. Ich wollte in feinen Kleidern geh'n und mich beseh'n, in einem fort und am gleichen Ort. Und der müsste ein Palast bis zum Himmel sein, ja das wär' fein. Dort wollte ich springen und dort wollte ich singen, mich niemals besinnen, bin ich wieder klein? Ich wollte doch eine so gute Prinzessin sein, mit einem Prinzen zu meinem Glück, ja das wär' verrückt. Ich wollte verrückt sein, ihr mögt es mir glauben, ich wollte nicht leben unter Blinden und Tauben, ich wollte gehört sein und geseh'n, ach wär' das schön. Ich wollte Kinder so zart und fein, das kann doch nur im Märchen so sein. Und im Märchen blieb ich stecken, ich nahm es nicht wahr, und da lauerte die Gefahr. Versteht mich, es ist nicht gefährlich im Märchen zu sein, oh nein, es ist nur bedenklich, scheint es unendlich. Denn in meinem weiteren Bemüh'n, in meinem Hoffen und Bangen war ich den Träumen verfangen. Ich sucht' einen Prinzen, und sei er noch so klein, ich suchte das Glück im Verblendet-Sein. Ich stolperte über Stock und Stein, aber das muss ja auch im Märchen so sein. Und unverzagt schritt ich weiter, das war nicht heiter, es gab ja noch den Froschkönig in seinem Teiche, vielleicht gehörte er ja zu meinem Reiche? Zu meinem Reich der Ritter und Feen, vielleicht würde ja doch noch ein Wunder gescheh'n. Ein Wunder, so wunderbar, wie ich es in meinen Träumen gewahr'. Mit meinen Träumen voller Übermut musste ich schlucken Lug und Trug, und zurück blieb nur noch Wut. Aber auf wen sollte ich wütend sein, auf die Prinzen, die nicht mein'? Auf die Märchen meiner Kindheit und die Träume im verein', das kann nicht sein. Vielleicht ist das Familienglück doch nicht so heiter und ich gehe weiter?

Vielleicht liegt mein Glück anderswo, wo auch immer das sei, aber mit dem Träumen ist es nun vorbei. Doch eines will ich damit nicht sagen, die Märchen meiner Kindheit werde ich mir bewahren.

Ich weiß nicht, was soll es bedeuten …

Ich weiß nicht, was soll es bedeuten, dass ich so einsam bin, ein Märchen aus uralten Zeiten geht mir nicht mehr aus dem Sinn. Von Hexen und Zwergen, die sich im Wald verbergen, gehöre ich dort hin? Bin ich eine Hexe? – Das kann schon sein. Bin ich mit dem Teufel im Bunde, es wird wohl so sein. Ich erschrecke die Menschen, ich frage und dränge, oh, bin ich gemein. Ich kann mich schon selbst nicht mehr ertragen, was geht hier vor, bin ich ewig eine Querulantin oder bin ich ganz Ohr? Ich höre so Vieles und muss es mir merken, ich höre genau hin, macht das Sinn? Es ist nicht sinnlos, nein, nein, ich wünschte nur öfter, von Zeit zu Zeit, ich wäre taub, mit Verlaub'. Ich kann es nicht lassen, so manches zu hassen, ich mische mich ein, ich streite und schrei', geht das niemals vorbei? Ich möchte nicht laut sein, ich möchte nicht streiten, ich möchte ruhig durch das Leben gleiten. Doch wie soll ich das machen, wenn ich nicht kann lassen die Hände vom Mist, es ist trist. Nein, trist ist das Leben nicht, es kann so voll sein, so farbig und heiter, ich geh' nur vorbei, weiß ich nicht weiter. Ich weiß nicht weiter mit mir selbst, ich zürne den Stunden, wo ich Dreck hab' gefunden, ich kann es nicht lassen, immer wieder hinein zu fassen. Und zäh ist der Dreck, wisch ich ihn nicht weg, ich will es versuchen, ich bin sonst verloren, um das Beste betrogen. Um das Beste im Leben, was Menschen mir geben, um Freundschaft und Liebe, um Treue und Glück, wenn ich niemals danach greife, so fehlt mir die Reife. Die Natur braucht zum Reifen auch den Mist, es ist wohl Gottes List. Ob mit Gott oder auch nicht, es ist nicht wichtig, fehlt mir die Reife, ist das leben nichtig. Ich lebe nicht nur so daher, da ist doch noch mehr? Ich weiß es, ich bin mir ganz sicher, ich glaube, mir selbst zum Trotz, denn trotzig bin ich schon immer gewesen, an das Leben. Ich muss es nur finden, es will immer wieder verschwinden, es verbirgt sich schon so lange Zeit, es kommt mir vor wie eine Ewigkeit. Ich habe so viele Jahre schon gelebt, ich habe geruht, ich habe bewegt, ich bewege mich mitten hinein, und so soll es sein, ich bin mit mir überein'. Ich werde weiter zieh'n, ich will es versuchen, einen Weg zu finden in meinem Sein, und sei er noch so klein. Auch kleine Schritte bringen mich weiter, so eilig habe ich es nicht, vielleicht entdeckt der einsame Wanderer doch noch ein Licht? Es muss ja nicht gleich ein Wetterleuchten sein, es reicht auch ein winziger Schimmer, ich bleibe auf meinem einsamen Weg, und sei es für immer. Denn Einsamkeit ist nicht nur schlimm, sie ist zuweilen auch ein Gewinn.

Denn ich habe gewonnen, wenn das Leben mir nicht zerronnen, wenn die Jahre mir nicht durch die Finger rinnen ohne Besinnen. Und wenn ich dann frage, was soll es bedeuten, dass ich so klein und unwichtig bin, dann werde ich lachen und nichts bereuen, ein jeder Mensch hat sein Schicksal, was hilft da schon Trübsal? Auch wenn es manchmal trübsinnig ist zu sehen immer den gleichen Mist, ich stecke meine Nase nicht mehr hinein, ich habe schon so viel gerochen, ich trete erst einmal beiseite, ich glaub', dass wär' das Gescheite. Ich scheitere sonst an mir selbst, und niemand wird es bedrücken, ich weiß es genau, selbst ist die Frau und selbst ist der Mann, so wie jeder kann. Ich richte mich nicht nach dem Herdentier, das ist nicht mein Brevier. Ich kann es nicht lassen, ich selbst zu sein, ei, ei, ist das gemein.

Der schöne Wahnsinn unserer Zeit

Was ich am meisten vermisse in unserer schönen Zeit, ist das Bescheiden im Glücke, immer großartiger soll es sein. Es soll großartiger als die Menschen selbst sein, und sei alles noch so klein. Mir scheint, nicht großartig ist unsere Zeit, nur voll, voll Unbehagen im Fliegen und Jagen, ein Jeder möchte nur haben. Doch zu haben ist nicht alles im Leben, der Menschen Erdengüter sind begrenzt, es ist ein unnützes Streben im ständigen Bewegen. Es gibt kein Weilen und Ruh'n, alle haben viel zu tun. Wir tun so viel aneinander vorbei als wäre uns das Leben einerlei. Wir tun so, als hätten wir viele Leben zu leben, und wenn es vorbei ist, wollen wir es nicht hergeben. Wir kleben am Leben als sei nichts geschehen, und das wird es wohl sein, das ist gemein. Wir haben geliebt und gelitten, wir haben geschuftet und uns gestritten, wir haben so selten die Ruhe gefunden und unsere Seelen geschunden. Wir schöpften aus dem Vollen, das war unser Wollen. Denn nie war eine Zeit so voller Begehren nach unendlichem Glücklich-Sein, so voller Begierde nach Anseh'n und Ruhm, nach Gütern und Wissen, ich finde das beschissen. Denn wo, frage ich mich, bleibt da das Gewissen? Es mag einigen von euch altmodisch in den Ohren klingen, es scheint ein Fragen aus alten Tagen, aber mich befällt ein Unbehagen. Ich fühle mich nicht behaglich in dieser schönen Welt, in der doch alles sich nur dreht ums Geld. Ich kann nicht verstehen den Freudentaumel in diesem Gewinn, ich sehe darin keinen Sinn. Mich verlangt nicht immer nach einer Sinngebung, oh nein, ich bin auch nur ein Mensch, wie kann das anders sein. Doch mich dünkt, in dieser Schnelligkeit gibt es keine Ewigkeit. Denn auf ewig wollen wir doch besitzen, wofür wir so angestrengt schwitzen, um es immer zu bewahren, auch in späteren Jahren. Wenn wir alt sind und betagt, wenn wir krumm sind und verzagt, wenn vorüber ist der Taumel, wenn der Atem uns fehlt und nichts sich bewegt. Und bewegt sollte unser Leben doch sein und mehr fällt uns nicht ein. Es ist ein Jammer, ich verzieh' mich in meine Kammer, ich übe mich in der Muße, es ist nicht zu meinem Verdrusse. Ich muss mich nicht bewegen, ewig über die Erde fegen, ich genieße die Ruhe und höre auf mit dem Getue. Denn schön ist es auch in meinem Kämmerlein, da bin ich wenigstens mal all-ein, sonst verliere ich die Lust am Menschlich-Sein.

Die harte Schule des Lebens

Wie abgedroschen hört sich das an, aber ich hänge mich dran. Ich habe immer am Leben gehangen, in welchen Härten ich mich auch verfangen. Und deshalb werde ich nicht müde immer das gleiche Lied zu singen, für mich ist es immer wieder ein Beginnen. Ich beginne immer von vorn, ich bin noch lange nicht durch alles Harte gegangen, mich überfällt immer noch das Verlangen. Ich verlange immer mehr vom Leben, wer anderes als ich sollte es mir geben. Und die Gaben des Lebens sind vergebens, wenn ich nur probe im weichlichen Schlick mein Geschick. Da bin ich schnell durchgegangen, es packt mich nicht das Verlangen, es zieht mich fort zu einem unbetretenen Ort. Nur dort kann ich üben, im Trüben, wo alles vernebelt ist und ich habe keine Sicht. Denn Sehen möchte ich selber lernen, ich vertraue nicht einem Gesicht, auch wenn es noch so weitsichtig ist. Denn Gesichter haben ihre eigenen Weisen, und meines hat es auch, mache ich davon Gebrauch. Und das ist eine Übung für viele Jahre, die ich mir nicht versage, ich habe sonst nichts vom Leben, wenn alles ist eben. Das Spröde reizt mich und das Verbotene noch viel mehr, es bringt mich in Schwierigkeiten und gibt mich nicht mehr her. Es ist bestimmt nicht spaßig in Schwierigkeiten zu sein, aber habe ich erst einmal angefangen und bin mitgegangen, treibt es mich hin und her, fühle ich mich wie ein Bär. Wie ein Bär, der aus seinem Winterschlaf erwacht, der ihn so wohlig umfangen, der ihn so trügerisch gefangen. Denn in den trügerischen Illusionen möchte ich nicht bleiben stecken, es wäre mein Verrecken, es wäre mein langsamer Tod, der mich begleitet auf allen Wegen, ich könnte mich nicht mehr bewegen. Ich bliebe stecken in einem unlebbaren Traum, für den es in meinem Leben gibt keinen Raum. Ich weiß es, ich hab' es versucht, ich habe ausgeharrt in wunderschönen Truggebilden, ich wollte sie erhaschen, aber sie ließen sich nicht vernaschen. Das süße Naschwerk des Lebens verklebte mir Sinne und Poren, ich wollte es nicht glauben, aber ich war taub auf den Ohren. Ich hörte nichts mehr als mein eigenes Rauschen, es betäubte mich bis ins Mark und weichte mir auf die Knochen, ich bin auf allen Vieren gekrochen. Ich konnte nicht mehr aufrecht steh'n und seh'n, was ich auch tat, es war nur noch Verrat. Es war Verrat an mir

selbst und meinen Träumen, ich konnte mich nur noch verbeugen. Und das ist
ein jämmerliches Sein, es bringt mich nicht vorwärts, es treibt mich nur noch
tiefer in die Scheiße hinein. Aber dort wollte ich nicht stecken bleiben, nachdem
ich genug davon gerochen, ich wollte hinaus, einen Berg erklimmen und ein Lied
anstimmen. Und wenn mir das gelungen, meine Melodie zu summen, dann war
ich ein Stück weiter und um mich herum wurde alles heiter. Die Sonne streichelte
mich, legte sich auf mein Gesicht, wärmte meinen Körper wohlig rund und ich
spürte endlich einen Grund. Ich hatte Grund unter meinen Füßen gefunden, ich
hatte mich ein wenig zerschunden, aber ich hatte noch alle Knochen, in mir war
nichts zerbrochen. Solche Brüche sind nur schwer zu kurieren, aber wer sich nicht
in Gefahr begibt, wird trotzdem zersiebt. Er wird durchlöchert wie ein Schweizer
Käse und ist Näse. Und alle Nase lang sehe ich solche Menschen, die so durchsich-
tig sind wie ein Sieb und straucheln bei jedem Hieb. Und meistens ist es dann viel
zu spät zu stopfen die Löcher, die sind so zahlreich und tief, es ist ein unerträgli-
cher Mief, der von ihnen ausgegangen, ich sehe es mit Befangen. Entschlossen wie
der Hans im Glück probiere ich mich aus in meinem Geschick, und irgendwann
auf meinem Weg werde ich finden ein Erlös'. Und sei es an meinem Wegesrand
noch so heiter, ich ziehe weiter, das Leben ist für mich nicht abgeschlossen, es ist
immer für mich offen.

Wo die anderen hingeschissen haben, habe ich schon hingerochen

Das ist ja ekelhaft, sich so auszudrücken und sich nicht zu schämen seines Benehr-
mens. Es ist eine Beleidigung für die Sinne, die feinen, die immer weg wollen vom
Dreck, dem Unrat, den es gilt zu meiden. Denn dreckig zu sein ist eine Unart,
ein Unflat, ein unflätiges Benehmen, als Kinder begannen wir uns gerade dann
zu bewegen. Wer weiß nicht aus glücklichen Kindertagen zu berichten von dieser
Wonne und dem Selig-Sein, vom Matschen und Platschen, vom Wühlen und Be-
fühlen, ähnlich einem Schwein. Und Schweine wurden wir geheißen in unserem
Glück, in unserem Entzücken, es gab nichts Besseres als sich nach jedem Unrat
zu bücken. Und den trugen wir stolz nach Haus, mit aufgeschlagenen Knien und
schmutzigen Händen, gleich einem Schatz mit wundersamen Geschichten, die
uns freuten und bedrückten. Wir schufen uns eine eigene Welt mit Riesen und
Schlangen, mit Steinen und Stangen, mit Scherben und Mist, um zu begreifen der
Erwachsenen Gift. Sie geiferten und spuckten, sie tobten und schrie'n, sie benah-
men sich so unflätig wie es dem Dreck angemessen schien. Und da ist uns wohl
aufgegangen, dass unserm dreckigen Glück nur der Erwachsene im Wege ist. Die
Erwachsenen mussten doch auch wissen, dass man sich manchmal fühlt beschis-

sen, dass der Dreck eben auch hat seinen Zweck. Und sei er groß oder klein, das ist nicht gemein. Gemein ist des Lebens Elend und Mist, das das Schicksal so vieler Kinder ist.

Aus Scheiße Gold machen

Es ist als ob ich zaubern könnte, es fügt sich alles wie es soll. Ich sollte eigentlich verzagt sein, aber ich bin es nicht. Ich sollte eigentlich vom Leben die Nase voll haben, aber ich habe es nicht. Ich sollte traurig sein, aber ich bin es nicht. Ich sollte keinen Humor haben, aber ich habe ihn. Ich sollte kein Geschick haben, aber ich habe es. Ich habe mein Dasein so geschickt eingerichtet, als ob mich jemand dazu angeleitet hätte, ich habe mich immer eingerichtet und dann eine Richtung gesucht. Richtig war es nicht immer, aber wem gelingt das schon. Ich war im Gelingen, mag es groß oder klein gewesen sein, ich übte mich im Kleinen und befand mich im Großen, ich übte mich im Schein und war in einem Sein, als sollte alles so sein. Ich habe gestaunt und geraunt, ich habe gejauchzt und froh gesungen, ich habe gesucht und gerungen, ich habe entschieden und mich nicht gemieden. Ich bin gewachsen und in die Breite gegangen, ich habe genossen und war nicht verdrossen, ich habe geliebt und wurde besiegt. Ich habe am Leben gehangen und bin mitgegangen, ich ging für mich hin und fand einen Sinn, mir ist der Sinn abhandengekommen und ich war benommen, ich habe genommen und gegeben, ich habe geschwankt, mich aber niemals verrannt. Ich bin gerannt und wurde verbannt, ich wurde erlöst und habe gedöst, ich war dusselig, aber nie schusselig, ich war weise, wenn auch nur ganz leise, ich war klug und hasste Betrug, ich war müde und hasste die Lüge, ich war stumm, aber niemals dumm. Ich war krank und fühlte mich wie Tand, ich war gesund und wurde rund, ich war eckig, aber nie fleckig, ich war sauber und fühlte einen Zauber. Ich zauberte mich durch diese Welt, hatte kein Geld, hatte kein Haus, aber es wurde was draus. Und wenn es draußen wurde kalt, machte ich halt, ich suchte mir ein Haus und schmückte es aus. Ich kehrte ein und setzte mich hinein, ich kehrte immer wieder zurück und es wurde mein Glück, ich wurde mir hold, denn ich mache aus Scheiße Gold.

Philosophen sind Götterboten

Gleich Göttern berühren sie meinen Geist, sie weben und schweben durch mein Leben wie die Natur es mir gegeben. Sie sprechen mit Worten, die ich nirgends sonst find', es scheint mir, als sei ich wieder Kind. Staunend öffne ich Augen und Ohren, liebevoll gebe ich mich hin in meinem Gespinn'. Ich spinne die Fäden zu einem Netz nach meinem eigenen Gesetz, ich grabe und wühle und befühle. Mit Wonne befühle ich jedes Wort, betrachte ich jeden Ort, der mich einlädt zu verweilen ohne mich zu beeilen. Denn Eile ist nicht nach meinem Sinn, sie ist für mich ein Gerinn', ein schnelles Fließen in den Sand und am Ende ist nur noch zu sehen der Rand. Und der verwischt sich mit der Zeit und nicht zu sehen ist sein Verbleib. Nur Bleibendes ich kann seh'n, ein ständiges Wiederholen, deren Sinn ich unverhohlen von mir geb', es ist mein einziger Weg. Und tiefer und tiefer dring ich ein, bis ich spüre mein Gebein, um zu stehen auf festem Grund und zu fühlen den Verbund. Ich verbinde mich mit der Ewigkeit, mit allem was geht, mit allem was kommt, ich spüre in mich hinein und stehe allein. Und Allein-Sein ist die erste Tat, um die ich schon lange bat. Ich tat sie mir selbst an, wohlan, ich fühle im Wohl der geistigen Gaben, dass das Leben ist zu haben. Und so habe ich ein großes Glück gefunden und bin noch nicht zerschunden, um mich an den geistigen Gaben zu erlaben. Denn dies ist das einzige Getränk, das Götterboten uns gesandt, um es zu tragen als Gewand.

Warten

Wartest du ein Leben lang, nimm dein Herz in deine Hand. Niemand wirft ein Blick auf dich, ach ... vergänglich ist das Glück. Glückes Gaben eilen dich im Verhängnis eins zu zwei, hast du einen Traum gehabt ist er schon vorbei. Doch das Träumen ist in einer andren Welt, weit und nah genug, halte ein im Sternenmeer, sonst verbirgt ein Kind sich mehr. Gottes Kinder sind wir alle, sei es um der Gnade willen, sei es um die Schuld zu büßen für Vergesslichkeit hinieden. Liebe ist der Traum und auch die Nacht, Liebe ist das Leuchten und das Singen, Liebe ist ganz unheimlich und sacht, Liebe ist das Warten mit Bedacht.

Der Leibhaftige persönlich

Mir ist der Teufel begegnet, ich schwör's. Angeblich soll es ihn ja nicht geben, aber ich bin da anderer Meinung. Ich bin immer anderer Meinung, es ist mir nur nicht aufgefallen. Der Teufel hat mich drauf gebracht. Er brachte mich so auf, dass ich ihn am Ende nicht mehr ertragen konnte. Er wollte meine Seele. Ich wollte sie ihm geben, er sollte sie haben, und schon befand ich mich, ehe ich mich's versah, im fürchterlichsten Inferno. Es war als ob der liebe Gott mich dahingetrieben hatte. Das Teuflische daran war, dass ich ja eigentlich in den Himmel wollte, ins ersehnte Paradies, aber Gott hatte anderes mit mir vor. Er wollte mich nicht im Himmel haben, er wollte mich auf Erden. Und das Fegefeuer ist der Erde schließlich näher als der Himmel. Ich schmorte in der Hölle, und das ist weiß Gott nicht angenehm. Das Fegefeuer peitschte mich und ich fragte, womit ich das verdient hätte. Ich wollte doch nur meine Seele verschenken, nichts weiter sonst. Schließlich gehörte sie mir und niemand konnte mir das verbieten. Aber der liebe Gott war da wohl anderer Meinung. Er meinte, ich hätte etwas Besseres verdient. Leider hatte ich nicht auf ihn gehört, ich war taub. Ich hatte ein Brausen in den Ohren, ein Stechen und Sausen und schalkhaft saß der Teufel mir im Nacken, er kicherte fröhlich vor sich hin, er schaute in meine Seele und ich folgte ihm dorthin. Ich hörte sie sprechen, jedes Wort, es brachte mich zum Lachen und dann war er fort. Ich schwör's, es war der Teufel, oder war es nur ein Traum? Ich begann zu lachen über Gott im Himmel, über Fegefeuer und Traum, ich bin mit dem Teufel im Bunde, das heilt jede schmerzhafte Wunde.

Für das Leben

Endlos sind des Herzens Ströme, angefacht im Niemandsland, ruhig grüßen sie den Morgen, freudig fügen sie sich der Nacht. Im Anbeginn ist alles enthalten, so und so, und wie es ist, nichts lässt sich daraus vertreiben, alles hat sein eigenes Gesicht. Und schaust du immer in die Tiefe wirst du niemals finden das, was so ruhelos dich treibt und drängt, nimm die Leichtigkeit und fliege. Fliege in die Welt hinein zu den Arten allen Seins, nimm sie zu dir in dem allerkleinsten Augenblick, sei dir dafür nicht zu fein. Denn im Angesicht des Kleinen findest du die Saat für all das Große, was dich kräftigt zu dem weiten langen Gang. Herzzerreißend ist dies Anliegen, schmerzhaft in immer neuem Brand. Reiß die Bänder von den Wunden, sieh in das tränenüberströmte Land. Und hast du dann noch die Kraft zum Jubilieren, vergiss es nie und um keine Zeit, nimm das Glück in deine Arme und sei bereit.

Liebe

Ich spreche niemals über Dinge (Angelegenheiten), von denen ich nichts verstehe. Liebe kann nicht willentlich herbeigeführt werden, sie ist ein Geschenk. Sie ist ein Geschenk höchster Gnade und nichts desto weniger ein seliger Zustand. Sie ist ein circulus vitiosus. Sie ist die stärkste Kraft unserer Seele und das Teuflische, das sich des Körpers bemächtigt. Kein Entrinnen gibt es vor ihr, nur demütige Hingabe oder elende Verzweiflung. Nichts hält die Liebe auf, nicht einmal der Tod. Sie wird das Menschengeschlecht beherrschen, denn sie allein ist das Ziel der Menschwerdung. Nur die Liebe verhilft dem Schicksal zur Erhellung. Sie ist die Geborgenheit in der geistigen Umarmung, es ist die Rückkehr aus der Fremde in die Heimat. Ist sie nicht da, verkümmert alles zu einem traurigen Dasein. Verstand (sofern welcher vorhanden) und unbezähmbarer Wille regieren das Dasein, es ist auf den Kopf gestellt und fragt sich wozu?

Es ist ewiger Winter in den Herzen und das Dasein beginnt zu schmerzen. Fraglos dämmern die Menschen dahin, nichts will so richtig gelingen, ratlos suchen sie nach einem Sinn.

Es ist die Sinn-Frage, die die Menschen noch immer vorwärts trieb, wie eine Grille zirpt sie unentwegt ihr Lied. Kaum hörbar, doch stetig in ihrem Klang, großen Geistern wurde es bang und mühselig war ihr Schaffensdrang.

Wie konnten sie dieser Frage entfliehen, wenn immer hörbar ging durch die Menschheit ein Schrei, der niemals wollte verstummen, auch heute ist er noch nicht vorbei. Nur er vermag die Menschen zu erschüttern.

Es scheint so, wie gesprochen seit uralten Zeiten, nur die Liebe zu Gott kann die Menschen leiten. Denn Selbsterkenntnis ist der Weg zum Heil, und niemand kommt dabei an Gott vorbei.

Und wenn es ein Geheimnis um die Liebe gibt, sie schleicht sich ein wie ein Dieb, denn das Vertrauen ist uns schon verloren gegangen, nur das Vertrauen gibt uns zurück, was uns verloren gegangen ist.

Und Gottvertrauen ist unsere höchste Pflicht, damit unser Dasein nicht im Sturmwind zerbricht. Es ist das Urvertrauen im eigentlichen Sinn, es ist das Salz der Erde und des Lebens Gewinn.

Schlusswort (-strich)

Für alles Gelernte gilt es in der Schule und in den höheren Bildungsanstalten Prüfungen abzulegen (kleine Tests, Hausarbeiten, Abschlussexamen). Genauso verhält es sich im Leben, im normalen Alltag, das fällt vermutlich den meisten Menschen gar nicht auf, wenn sie den Schul- und Bildungsweg hinter sich gelassen haben. In meinem Fall war es eine Einladung zu einem Treffen ehemaliger Erzieher und Kinder des Kinderheimes in der Königsheide, in dem ich die längste Zeit meiner Kinder- und Jugendjahre verbracht habe. Seit unserer ersten Initiative zur Organisation eines solchen Ehemaligentreffens vor etwa 13 Jahren haben sich vielfältige Aktivitäten daraus ergeben. Das ehemalige Gelände dieser Kinderstadt wurde vor dubiosen Privatinvestoren geschützt und unter Denkmalschutz gestellt (Erhaltung der Gebäudeanordnung und der Außenfassade), Vereine mit unterschiedlichen Schwerpunkten wurden gegründet, Internetportale geschaffen und regelmäßige Ehemaligentreffen unterschiedlicher Zusammensetzung (Jahrgänge) organisiert. Eine solide Beständigkeit ist allerdings erst entstanden, nachdem zwei Außenseiterinnen ihr Herz für dieses Projekt entdeckt haben und uns allen ehemaligen Insassen sozusagen eine Stimme geben (Buchreihe mit Einzel-Geschichten/Schicksalen) und demnächst ein Bildband mit Chronologie vom Entstehen des Kinderheimes über marode Zeiten/Wende bis zur heutigen Nutzung. Anfänglich hatte auch ich eine gewisse Skepsis und leises Misstrauen diesen beiden rührigen Frauen gegenüber, das hat sich inzwischen allerdings gelegt, weil sie sozusagen das Erinnerungswerk (Gedenken) einer gemeinsamen Geschichte von mehreren Generationen Kindern unermüdlich vorantreiben und sichtbare Ergebnisse vorzuzeigen haben. Ich bin ihnen inzwischen sogar dankbar dafür, denn mir ist klar, dass diese beiden Frauen etwas sehr Wichtiges für uns alle tun, sie geben uns, wie gesagt, eine Stimme, unsere Stimme, bewahren die Erinnerung an unsere Kinder- und Jugendjahre und holen Einzelschicksale in eine große Gruppe (Kollektiv) von Schicksalen zurück. Das gibt den Einzelnen, so erlebe ich das jedenfalls, eine gewisse Geborgenheit in einem wichtigen Teil ihres Lebens, das normalerweise eine Familie übernimmt und ausfüllt. Also bin ich zu diesem Treffen im eher kleinen Kreis gegangen und habe mich schon vorher gefragt, was ich eigentlich dort möchte und auf wen ich mich freue und gespannt bin. Da ich in den letzten zwei Jahren eine sehr ausführliche Traumabegegnung (bzw. -arbeit) hinter mir hatte und nun sozusagen an meiner Examensarbeit schreibe, machte ich mich mit freundlichen Gefühlen, weniger Neugierde, die war schon befriedigt, auf den Weg in den ehemaligen Ostteil meiner Heimatstadt. Ich habe mich nur wenig angespannt gefühlt, viel gelacht und mit großer Freude alte Erinnerungen hei vorgekramt, unterstützt durch eine Vielzahl von Fotografien, die ein Erzieher über viele Jahre von uns und unserem Alltag gemacht hat, er war auch der Initiator des Treffens. Kleine Erinnerungsschätze in Form von persönlichen Bildern landen dabei auch immer in unseren Händen. Aufgewühlt und berührt fuhr ich danach nach Hause und verblieb den restlichen Teil des Tages und auch die Nacht in jener Zeit von besonderen Lebensumständen, die nunmehr nicht nur Geschichte sind, sondern sogar Zeitgeschichte im öffentlichen Interesse. Am darauffolgenden Tag habe ich weiter an meinem Buch geschrieben und konnte mich immer noch nicht von (aus) dieser Zeit meines Lebens lösen. Das ist mir immerhin schon aufgefallen, früher für mich eine Normalität, die mein alltägliches Leben begleitete. Ich hatte nun, das war mir klar, eine Entscheidung zu treffen, über gestern und heute und welches davon meine Zukunft bestimmen sollte. Inzwischen fällt mir die Entscheidung (die Antwort) leicht, ja sie ist sonnenklar, ich möchte nicht weiter in der Vergangenheit herumstochern, verbunden mit der Hoffnung/Erwartung, dort Antworten zu finden, die noch nicht an der Zeit sind, also im passenden Zeitfenster, wie die Eso-Freaks sagen würden. Eines habe ich allerdings doch schon gefunden, schließlich ist mein Thema gerade Schuld-Sühne und Vergebung-Liebe. Was habe ich als Kind eigentlich mit diesem Zorn und der tiefen Trauer gemacht, wie konnte ich damit meinen Lebensalltag mit anderen Menschen (großen und kleinen) teilen? Ich erinnere mich sogar sehr genau an dieses Thema, es war sozusagen fast Dauerthema, und welche Lösung ich in dieser Zeit des Heranwachsens für mich damals gefunden habe. Ich spürte genau, ich fühlte und ich wusste es, dass ich mit diesen heftigen Gefühlen der Abwehr keinen normalen, entspannten und erfreulichen Alltag in meiner Lebenswelt haben würde, die ich mit sage und schreibe Hunderten von Kindern teilen musste. Irgendwie war mir klar, dass sich daran so schnell nichts ändern würde, obwohl ich natürlich etwas ganz anderes erhoffte, und dass ich ganz allein eine brauchbare Überlebensstrategie finden müsse, wenn ich Freude und Spaß mit den anderen teilen wollte. Also habe ich mich im Freundlichsein geübt. Anfangs fiel es mir sehr schwer, es war auch nicht wirklich von mir so gemeint, aber die Reaktionen der Kinder und Erwachsenen haben mich doch verblüfft, sie nahmen meine Freundlichkeit an und ließen mich in Ruhe oder kamen ebenfalls freundlich auf mich zu. Mit der Zeit wurde meine Freundlichkeit echt, das heißt herzlich, weil von Herzen, und dem anfänglichen Entlastungsgefühl folgten bald wirkliche Geselligkeit und Freude im Zusammensein mit meinen Mitmenschen. Das war eine sehr wertvolle Erfahrung für mich, ein Lebensschatz, den ich immer zur Anwendung bringen konnte, wenn ich mich in sehr schwierigen Lebensumständen befand und körperlich-psychisch nicht aus dem Gleichgewicht geraten wollte. Denn mir war schon sehr früh klar, also schon in meiner frühesten Kindheit, dass ich für mein Wohlbefinden ganz allein zuständig bin, niemand wird das für mich tun, denn es ist einfach niemand für mich dagewesen. Punkt.

In einem Kreuzworträtsel habe ich als Lösungssatz folgendes gefunden: Kraftvolle Menschen sind versöhnlich. Bin ich ein kraftvoller Mensch? Eindeutig ja! Durch jahrelange harte Arbeit an mir selbst, mit dem Ziel meine Lebensträume zu verwirklichen, bin ich in meine Kraft gekommen, in die Kraft und in den Fluss meines Wesens und meiner vielfältigen Anlagen. Das hat mich dazu befähigt, mir selbst ein Zuhause zu geben und mich den Menschen zuzuwenden. Manche sagen jetzt vielleicht, das machen doch alle Menschen, ja, das mag sein, aber hier in dieser Geschichte geht es nicht um alle Menschen, sondern um mich. Alle Menschen sind ein Teil einer großen Menschengemeinschaft oder Menschenfamilie, aber nicht jeder Mensch fühlt sich auch zugehörig, und in meinem Fall war das so. Jeder prüfe nun für sich selbst, ob er das ebenso empfinden und erleben kann. Ich bin auf dem besten Weg dazu, auf dem Weg des Heils. Denn nur im Heil-

Sein, im Gesund-Sein ist das möglich. Und ich fühle mich jetzt so gesund wie
noch nie in meinem Leben. Heil noch nicht, aber das kommt schon noch. Nun
zurück zum oben eingeführten Lösungswort. Bin, kann ich versöhnlich sein? Ja,
das kann ich mittlerweile, und das ist der gerade, also direkte Weg zur Vergebung,
was auch immer das ist. Genau weiß ich es nicht, aber ich habe da so eine Ahnung
und ein Gefühl, und das mit dem Fühlen ist genau der erste richtige Ansatz zum
Heil in die Vergebung. Denn was ich nicht selbst fühle, das kann ich auch nicht
begreifen, also verstehen. Nur aus dem Fühlen heraus ist es mir möglich mich
solchen hehren Zielen zu nähern. Denn Vergebung ist gewiss nichts Alltägliches,
in die Vergebung zu gehen ist das Vorrecht ungewöhnlicher Menschen, die sozusagen eine Vorreiterrolle übernehmen, nicht zur Nachahmung geeignet, sondern
als Vorbild möglichen und erreichbaren Tuns. Und nun bin ich wieder bei diesem kleinen wundersamen, fast unscheinbaren Wörtchen, das TUN. Denn alles
Wirkliche und Reale entsteht (entspringt) aus dem Tun, wie eine Quelle, aus der
sich große, reißende Ströme entwickeln, die Menschen, Landschaften und An-
siedlungen verbinden und schon seit alters her wichtige Verkehrswege sind. Aber
nicht nur das, sie dienen auch als Trinkwasserreservoir und als Naherholungsge-
biete und ihre Schönheit bringt Menschen zum Träumen und zum Dichten. Und
die Vergebung ist wie ein großer Strom (bildlich gesehen), nutzbar und dienlich
gleichermaßen. Jedes einzelne geschriebene (gesprochene) Wort tut etwas mit
mir, so viel habe ich schon herausgefunden. Und ich beginne zu ahnen, dass meine Geschichte nur dann in der Sinngebung ist, ersehnt und gesucht, wenn ich zur
Vergebung komme, sozusagen eine Zielmarkierung auf meinem endlosen Weg,
der mich immer weiter führen wird zu ungeahnten Höhen und Tiefen, die ich
noch nicht einmal erahnen kann. Ein paar Zipfel habe ich schon erhaschen können, sozusagen als kleine reizende Schmankerl, aber das war es auch schon. Ich
halte mich meistens an das Wahre und Reale und greife erst dann nach Neuem,
wenn ich es begreifen kann, denn dann ist es für mich nicht mehr nur Theorie,
sondern Wahrscheinlichkeit. Denn nur das macht für mich Sinn in der großen
Sinngebung, die ein göttliches Geschenk an uns alle ist.

Und wie ist es nun mit der Vergebung, in der Vergebung zu sein? Ganz einfach, viel einfacher als ich es mir gedacht. Es hat nichts, aber auch gar nichts
mit den anderen zu tun, sondern einzig allein mit mir selbst, wie ich auf das zu-
rückschaue, und wie ich dem begegne, was ich bisher als großes Unrecht erlebt
habe mit dem Bedürfnis einer Schuldzuweisung, gut verteilt auf alle Beteiligten,
aber letztlich bei mir allein hängenbleibend. So ist es nun mal, da mache ich
mir inzwischen nichts mehr vor. Denn ich allein bin im Grunde für die Schuld
greifbar, alles andere sind Erinnerungen und, wenn ich so will, Schimären einst

realer Begebenheiten. Also liegt es ganz bei mir, dem endlich ein Ende zu setzen und mich aus diesen alten Verstrickungen zu lösen, zu meinem eigenen Heil und letztlich auch zum Heil der anderen. Nicht jedem einsichtig? Egal, denn hier, in meiner Geschichte geht es ganz allein um mich und mein Wohlbefinden, oder auch nicht, und nur darauf kommt es an. Sicher hat solch ein kühner Schritt noch ganz andere Dimensionen, aber die kenne ich noch nicht, und deshalb kann ich auch nichts dazu sagen. Für mich ist es jetzt wichtig, mich endgültig zu befreien, und das ich zu dieser Tür gelangt bin, das hätte ich mir nie träumen lassen, ich wusste eigentlich auch nicht so genau wie das gehen sollte. Aber nun habe ich einen gangbaren Weg gefunden, Gleich-Tun empfehlenswert, und fühle mich von Tag zu Tag gesünder und lebensfroher. Ich kann noch keine Bäume ausreißen, wie ein Sprichwort sagt, würde ich auch der Natur nicht antun wollen, aber ich erlebe fühlbare kleine Veränderungen, die keine Eintagsfliege sind, sondern sich zu etwas Bleibendem und Stetem zusammenfügen. Und wenn das mein bisheriger Erlös (Ertrag) aus mutigen, kraftvollen und anstrengenden Schritten sein sollte, dann bin ich zufrieden, dann bin ich endlich im Frieden mit mir und der Welt, und wie man so schön sagt, auch mit Gott. Und das ist nicht nur leeres Gerede mit schönen und klugen Worten, sondern Realität. Punkt.

Und mein abschließendes Motto? GOTT IN UND MIT UNS!!!

7. Wichtige Institutionen, die die Aufarbeitung fördern

7.1 Arbeitsgemeinschaft für Psychoanalyse und Psychotherapie Berlin (APB)

Die Arbeitsgemeinschaft für Psychoanalyse und Psychotherapie e. V. (APB) wurde gemeinsam von ÄrztInnen und PsychologInnen aus Ost- und West-Berlin im September 1990, kurz nach dem Fall der Mauer, im Haus der Gesundheit am Alexanderplatz gegründet. In den Folgejahren entstand durch das engagierte Zusammenwirken aller Beteiligten das jetzige, staatlich anerkannte Ausbildungsinstitut für Psychoanalyse und tiefenpsychologisch fundierte Psychotherapie in Berlin-Mitte. Seit 1996 wird auch eine Aus- und Weiterbildung in psychoanalytischer und tiefenpsychologisch fundierter Psychotherapie Erwachsener, basierend auf einem pluralistischen und integrativen Ansatz, angeboten.

Besonders interessant für das in diesem Buch behandelte Themengebiet ist der hohe Stellenwert der in der APB – nicht zuletzt aufgrund der Geschichte des Instituts und den damit verbundenen Erfahrungen – auf die Anwendung psychoanalytischen Wissens auf politische und gesellschaftliche Kontexte gelegt wird. Sie gehört dem Verbund der Freien Institute innerhalb der Deutschen Gesellschaft für Psychoanalyse, Psychotherapie, Psychosomatik und Tiefenpsychologie (DGPT) an und setzt sich für die Förderung der Psychoanalyse in der Öffentlichkeit ein.

Die APB ist meine psychoanalytische Heimat. Nach meiner Ausbildung dort und einem anderen analytischen Institut wurde ich 1999 schon bald Dozent, 2007 Lehranalytiker und Supervisor und 2010 auch DGPT-Lehranalytiker. Von 2004 bis 2017 war ich im Vorstand, 2006 bis 2012 Stellvertreter, in den Jahren 2004 bis 2017 Verantwortlicher für Öffentlichkeitsarbeit. Die Tagungen 2005

(»Traumatisierungen in [Ost-]Deutschland«), 2010 (»Vom Glück des Wiederfindens«), 2015 (»Psychoanalyse im interkulturellen Raum«) haben durch eigene Vorträge und den fachlichen Austausch zur analytischen Verarbeitung beigetragen, ebenso die wissenschaftliche Arbeitsgruppe an unserem Institut.

Neben psychohistorischer Wahrnehmungseinstellung (vgl. hierzu Seidler & Froese, 2009, S. 20) spielen Psychoanalyse und Gesellschaft sowie interkulturelle Ansätze unter Zuhilfenahme einer psychoanalytischen Methodenvielfalt eine bedeutende Rolle.

Herrn Christoph Seidler, ebenfalls mein Lehrer, kommt als Begründer, Gestalter und Integrator sowie als langzeitiger Vorsitzender der APB eine besondere Stellung zu.

Das Logo des Instituts mit dem APB-Baum drückt symbolisch den Wunsch aus, Wurzeln zu haben, Früchte zu tragen und weiter zu wachsen (vgl. Adam-Lauterbach et al., 2016, S. 23).

Trotz hoher Kollegialität und konstruktiver Atmosphäre hat mir das Institut als Heimat nie ganz gereicht. Als Liedermacher und Arzt bleibe ich sehr umtriebig (Vielseitigkeitsanspruch) und habe deshalb dazu bereichernde Kontakte aus meinen anderen Betätigungsfeldern.

7.2 Gedenkstätte Zuchthaus Cottbus (Siegmar Faust)

Es dürfte wohl einmalig sein, dass ehemalige Gefangene, zusammengefasst in dem eingetragenen Verein »Menschenrechtszentrum Cottbus«, ihr Zuchthaus gekauft haben, in dem sie einst als politische Insassen des SED-Regimes gequält worden waren.

Über 200 Häftlinge haben als Eigentümer mit erheblichen privaten, städtischen, aber auch Landes- und Bundesmitteln dafür gesorgt, dass aus dem bedeutendsten politischen Zuchthaus der DDR, das sich selber ab 1975 verharmlosend »Strafvollzugseinrichtung« nannte, eine Gedenkstätte errichtet, die mit ihrer Bildungsarbeit, ihrer Dauerausstellung, aber auch verschiedenen Wechselausstellungen und diversen Veranstaltungen wie zum Beispiel der Aufführung von Beethovens Oper »Fidelio« schon mit über sieben Auszeichnungen geehrt wurde, darunter auch mit dem 1. Freiheitspreis der Stadt Brandenburg.

Doch die Gedenkstätte, die immerhin 22.000 Quadratmeter innerhalb der Zuchthausummauerung umfasst, besteht aus mehreren Gebäuden, die nicht nur leer stehen, sondern langsam aber sicher verrotten, wenn nicht bald etwas geschieht.

Das soll heißen: Wir stehen eigentlich noch ganz am Anfang, denn das Gelände eignet sich zu einer hervorragenden Gedenk-, Bildungs- und Kulturstätte, die es, wenn einmal das Gesamtkonzept umgesetzt sein wird, nicht nur in Brandenburg einmalig sein wird, sondern in der gesamten Bundesrepublik.

Ich selber mache mich vor allem für ein Künstlerhaus stark, das einmal alle Künstler ausstellen und derer gedenken soll, die aus politischen Gründen zwischen 1945 und 1990 in der SBZ/DDR eingesperrt worden waren. Das Motto lautet: »Künstler in Gefangenschaft – Gefangene, die zu Künstlern wurden«. Abgesehen davon, dass das Schicksal solcher Künstler nur beweist, dass sich Kunst und Knechtschaft, Kunst und Diktatur oder Kunst und Unfreiheit niemals und nirgendwo miteinander vertragen, lässt sich Kunst von solchen widerspenstigen oder durch die Haft gereiften Künstler nirgendwo besser darbieten als im Zuchthaus Cottbus, das schon zu DDR-Zeiten zum gefürchteten Symbol des Sozialismus geworden war.

Dieses angedachte und weltweit bisher einmalige Künstlerhaus zöge nicht nur zusätzlich ein ganz anderes Publikum in die Gedenkstätte, sondern böte nachwachsenden Generationen sowohl die Möglichkeit, sich in Workshops selber kreativ dem Thema des Künstlertums zu nähern, als auch durch Vorträge oder Begegnungen mit Künstlern als Zeitzeugen authentische Aufklärung zu erlangen, und sei es während lockerer Gespräche in der dort auch geplanten Cafeteria.

Es bedarf zuvor umfangreicher Recherchen, damit kein Künstler, sei er bildender oder darstellender Künstler, Schriftsteller, Schauspieler, Tänzer, Artist, Liedermacher oder Musiker gewesen, vergessen wird. Es dürften wohl über 1.000 Künstler zusammenkommen, wenn man nicht nur die Stars unter ihnen im Blick hat. Teile ihrer Werke, ihre Urteile und Stasi-Akten, Fotos und Biografien könnten im ehemaligen dreistöckigen Ambulanzgebäude ihre dauerhafte Heimat finden, den Nachkommen zur Erinnerung und Mahnung.

Zur Mitarbeit, zu Hinweisen sowie zu Spenden sei schon jetzt aufgerufen.

7.3 Die AG politische Traumatisierung

Diese Arbeitsgemeinschaft gründete sich 2007 auf Anregung von Herr Professor Deter und kam 2008 das erste Mal zusammen. Sie hat sich folgende Schwerpunkte gesetzt:

➢ Aufbau eines bundesweiten Therapeutenverzeichnisses
➢ Erstellung bundesweiter Empfehlungen für Gutachter, Rechtsanwälte, Sachbearbeiter und Richter

➤ Fallbesprechungen als Intervision, verschiedene Therapieansätze, psychosoziale Beratung

➤ Literaturübersicht, psychotraumatologische Forschung

➤ Ursachen totalitären Denkens, internationale Diktaturforschung

➤ differenziertes DDR-Bild, Formen politischer Verfolgung (Mehrgenerationen-Perspektive, transgenerationale Weitergabe)

Grundsätzlich geht es um Anerkennung, Aufklärung, Aufarbeitung. Wir – Frau Dr. Utta Völker, Herr Prof. Dr. Hans-Christian Deter, Herr Dr. Karl-Heinz Bomberg – treffen uns in der Regel zweimal im Jahr in der Charité Berlin-Mitte Nervenklinik. Zwischendurch gibt es Absprachen bei Patientenvermittlung, Vorträgen und Medienanfragen.

Es geht in kleinen Schritten vorwärts. Die Arbeit wird beständig umfangreicher. Neben Einzeltherapie gibt es mittlerweile auch gruppentherapeutische Angebote.

Die Arbeitsgemeinschaft besteht jetzt fast 10 Jahre und sucht nach einer Verankerung im universitären Bereich.

7.4 Der Bundesbeauftragte und die Landesbeauftragten der Stasiunterlagen, Stiftung Aufarbeitung, Beratungsstelle Gegenwind, Gedenkstätte Berliner Mauer, UOKG, KAS, FES

Die Bundesrepublik Deutschland hat nach dem Zusammenbruch der DDR ein umfangreiches Gesetzwerk für die politisch Verfolgten geschaffen und Strukturen für Erinnerungs-, Gedächtnis- und Aufarbeitungskultur. Diese Einrichtungen halte ich für dringend erforderlich. 27 Jahre nach dem Mauerfall nimmt die Zahl der Patienten, die in der DDR politisch verfolgt waren und unter den Spätfolgen politischer Haft leiden, immer mehr zu. Die stummen Opfer sind immer noch in der Mehrheit. Schamgefühle und Misstrauen sind der Grund dafür. Dennoch trauen sich immer mehr aus ihrer Deckung heraus und suchen Hilfe. Ein wichtiger Grund hierfür ist unter anderem, dass in der zweiten Lebenshälfte die Ablenkung durch Arbeit infolge Ruhestand wegfällt und die Abwehrkräfte insgesamt nachlassen.

Wichtige Arbeit hinsichtlich Anerkennung, Aufklärung und Aufarbeitung leisten mit ihren umfangreichen Programmen der Bundesbeauftragte für die Unterlagen des Staatssicherheitsdienstes der ehemaligen DDR mit seinen Zweigstellen sowie die Landesbeauftragten in Berlin, Brandenburg, Mecklenburg-Vorpommern, Sachsen und Sachsen-Anhalt.

Sachsen spielte bei der politischen Verfolgung als stärkste Region auch die stärkste Rolle. Sieben der im Buch aufgeführten Protagonisten waren in sächsischen Haftanstalten. Auch ich durfte als zugeführter Tramper die U-Haft Petersteinweg in Leipzig spüren. Das war zum Pfingsttreffen 1979. Zum Glück war ich nur ein paar Stunden dort.

Die alljährlichen Häftlingstreffen insbesondere in Cottbus, Bautzen und neuerdings auch Brandenburg sind wichtiger Austauschort für aktuelle Fragen und früher erlittene Erlebnisse. Die Geschichten, die dort über die Haft ausgetauscht werden, enthalten Schmerzhaftes, manchmal aber auch Heiteres, was für die Bewältigung wichtig ist. Manche der Geschichten wurde bereits vielfach erzählt, manche werden neu erinnert.

Die Stiftung Aufarbeitung nimmt von allen Einrichtungen eine zentrale Stellung ein.

Über das gesamte Bundesgebiet gibt es ein Netz von psychosozialen Beratungsstellen, die zu verschiedenen Fragen Hilfe geben können.

Die Stiftung Berliner Mauer betreibt aus ihrem spezifischen Blickwinkel Aufarbeitung und Aufklärung. Neben wissenschaftlichen Vorträgen und Dokumentationen spielt die Zeitzeugenarbeit eine wichtige Rolle.

Die meisten Betroffenenkontakte – etwa 10.000 an der Zahl – hat die Beratungsstelle Gegenwind über fast 20 Jahre von 1998 bis 2017 zu verzeichnen. Hier liegt ein großer Erfahrungsschatz an niedrigschwelligen Angeboten vor (vgl. hierzu näher Trobisch Lütge & Bomberg, 2015, S. 98–119). Dabei handelt es sich um psychosoziale Beratung, Gesprächsgruppen, Malgruppe, hundegestützte Interventionen u. a.

Unter Gegenwind und meiner Praxis gibt es einen guten Austausch.

Die Union der Opferverbände kommunistischer Gewaltherrschaft (UOKG) ist das Dach für mehr als 30 Verbände, die sich mit der Aufarbeitung von DDR-Unrecht befassen. Neben Aufarbeitung sind Aufklärung und Öffentlichkeitsarbeit ein zentrales Anliegen. Es gibt regelmäßige Tagungen und Publikationen.

Hervorzuheben sind ebenfalls die verschiedenen politischen Bildungseinrichtungen wie die Konrad-Adenauer-Stiftung (KAS), die Friedrich-Ebert-Stiftung (FES), die Landeszentralen und Bundeszentrale für politische Bildung. Insbesondere KAS und FES sind national und international an Aufklärung, Aufarbeitung und Anerkennung politischer Traumatisierung in der DDR interessiert. Hier gibt es meinerseits einige positive Erfahrungen mit entsprechenden Vorträgen.

Die meisten meiner Patienten kennen die im Buch genannten Einrichtungen und nehmen in der Regel auch dosiert an entsprechenden Veranstaltungen teil.

All dies soll die Zahl der stummen Opfer reduzieren, die durch Schamgefühle und Misstrauen sich nicht aus ihrer Deckung wagen. Die gesellschaftliche Atmosphäre muss deshalb ausreichend offen und wertschätzend gegenüber den Betroffenen sein.

Ausblick

Die heilenden Kräfte der Natur für sich nutzen zu können, ist eine wichtige Voraussetzung, um vorübergehende Verbesserungen zu stabilisieren.

Politische Traumatisierungen sind immer im Gesamtkontext zu sehen. Die anhaltende Ausbeutung der Natur gefährdet Heilkräfte. Als politisch denkender Arzt zitiere ich meinen Kollegen Georg Büchner: »Friede den Hütten! Krieg den Palästen!« Ein hochaktueller Satz, der zu gemeinsamem Handeln gegenüber globalen Abkommen und einer Grundhaltung des laissez faire aufruft.

Ohne Frieden ist keine Gesundheit und ohne Gesundheit ist keine Entwicklung möglich. Krieg und Gewaltherrschaft gefährden die Gesundheit in erheblichem Maße (vgl. Erasmus, 2017 [1517]). Deshalb möchte ich mir als Psychoanalytiker und Liedermacher treu bleiben und hierzulande und weltweit weitere Verbündete für die zu heilenden Wunden finden.

Der Traum von einer menschlichen Gesellschaft, wie ihn schon Charlie Chaplin im »Großen Diktator« träumte, wird wohl ewig bleiben. Aber es lohnt sich, ihn von Generation zu Generation immer wieder zu träumen, und zu versuchen, ihn umzusetzen.

In Negation der Negation die Vorzüge von Kapitalismus und Sozialismus in eine neue menschliche Gesellschaftsordnung zu bringen, wäre aus meiner Sicht eine mögliche Vision. Das setzt Umverteilung und mehr Ehrfurcht vor dem Leben voraus. Aus einer tragfähigen, gesunden Selbstliebe erwächst Nächstenliebe und Liebe zur Natur.

Wachtumsdenken und der Gedanke, dass sich die Gesellschaft von Niederen zum Höheren entwickelt, sind zu ergänzen durch Einbeziehung aller Richtungen vorwärts, rückwärts und seitlich. Die Komplexität des Seins macht verschiedene Ansätze nötig und benötigt neue Ideen. Die gesamtgesellschaftliche Herausforderung für Leben und Überleben ist so groß, dass alle Kräfte gebraucht werden. Nicht Massenarbeitslosigkeit, sondern Massenbeschäftigung abverlangt uns die Natur.

Literatur

Adam-Lauterbach, D., Horzetzky, F., Seidler, C. & Froese, M. (2016). *Psychoanalyse im transkulturellen Raum*. Neuruppin: Edition Bodoni.

Adler, A. (1974a [1928]). *Technik der Individualpsychologie. Teil 1*. Frankfurt am Main: Fischer.

Adler, A. (1974b [1928]). *Technik der Individualpsychologie Teil 2*. Frankfurt am Main: Fischer.

Adler, A. (1974c [1930]). *Praxis und Theorie der Individualpsychologie*. Frankfurt am Main: Fischer.

Amery, J. (1977). *Jenseits von Schuld und Sühne*. Stuttgart: Klett-Cotta.

Aristoteles (o. J.). *Poetik*. Leipzig: Reclam.

Asendorpf, J. B. & Neyer, F. J. (2012). *Psychologie der Persönlichkeit*. Berlin Springer.

Audersch, F. (1999). *Humor in der Psychotherapie*. Hausarbeit im Fach Klinische Psychologie/Psychotherapie Fachhochschule Heidelberg.

Bader, M. J. (1993). The analysts use of humor. *Psychoanalytik Quarterly, 62*, 23–51.

Balint, M. (1970). Trauma und Objektbeziehung. *Psyche, 24*(5), 346–358

Bastian, A. (1860). *Der Mensch in der Geschichte. Zur Begründung einer psychologischen Weltanschauung*. Leipzig: Verlag von Otto Wigand.

Baudelaire, C. (1922 [o. J.]). Über das Wesen des Lachens und besonders über das Komische in der Kunst. In ders., *Ausgewählte Werke – Die Blumen des Bösen*. München: Georg Müller.

Benedikter, R. & Fathi, K. (2014). *Resilienz und Zivilreligion – Anforderungen an die widerstandsfähige Gesellschaft*. Berlin: Springer.

Behnke, K. & Fuchs, J. (Hrsg.). (2010). *Zersetzung der Seele. Psychologie und Psychiatrie im Dienste der Stasi*. Hamburg: Europäische Verlagsanstalt.

Bergson, H. (1921). *Das Lachen*. Jena: Diederichs.

Beyer, A. & H. Beyer (Hrsg.). (1985). *Sprichwörterlexikon*. München: C. H. Beck.

Biermann, W. (1981). Preussischer Ikarus. München: dtv.

Birkenbihl, Vera, F. (2001). *Humor: An ihrem Lachen soll man sie erkennen*. Landsberg am Lech: MVG.

Bion, W. (1997). *Lernen durch Erfahrung*. Frankfurt/M.: Suhrkamp.

Block, J. (1965). *The Challenge of Response Sets*. New York: Appleton-Century-Crofts.

Bohleber, W. (2000). Die Entwicklung der Traumatheorie in der Psychoanalyse. *Psyche, 54*(9/10), 797–839.

Bohleber, W. (2007). Erinnerung, Trauma und kollektives Gedächtnis. Der Kampf um die Erinnerung in der Psychoanalyse. *Psyche, 61*(4), 293–321.

Bohrer, K.-H. & K. Scheel (2002). Lachen. Über westliche Zivilisation. Sonderheft *Merkur. Deutsche Zeitschrift für europäisches Denken Nr. 9/10.* Stuttgart: Klett-Cotta.

Bomberg, K.-H. (1989). *Rezeptive Musiktherapie im Rahmen integrativer Psychotherapie.* Dissertation Akademie für ärztliche Fortbildung Berlin.

Bomberg, K.-H. (1999). *Wege aus der Depression.* Abschlussarbeit Psychoanalyse Arbeitsgemeinschaft für Psychoanalyse und Psychotherapie Berlin (APB).

Bomberg, K.-H. (2000). Wie »ernst« muss ein Psychotherapeut sein? In C. Schwabe & I. Stein (Hrsg.), *Ressourcenorientierte Musiktherapie Tagung »Musiktherapie-Lebensgenuss-Freude?« Akademie für angewandte Musiktherapie* (S. 192–198). Bad Klosterlausnitz: Crossen.

Bomberg, K.-H. (2002). *Autor ohne Lenker. Lieder und fersige Verse.* Berlin: Edition Belletriste.

Bomberg, K.-H. (2006). Traumatisierung durch politische Haft in der DDR. In C. Seidler & M. Froese (Hrsg.), *Traumatisierungen in (Ost-)Deutschland* (S. 99–106). Gießen: Psychosozial-Verlag.

Bomberg, K.-H. (2009). Unsichtbare Wunden. Kongressbericht. *Ärztl. Psychother. Heft 4,* 252–256.

Bomberg, K-H. (2011). Unsichtbare Wunden. Politische Repression und gesundheitliche Folgen. *psychosozial 123, 34*(1), 19–26.

Bomberg, K.-H. (2012). Unsichtbare Wunden. Politische Traumatisierung in der DDR. *Forum der Psychoanalyse, Band 28, Heft 2* (S. 179–188). Heidelberg: Springer.

Bomberg, K.-H. (2016). Vom Musterschüler zum scharfzüngigen Liedermacher. Ein Beispiel von Anpassung und Widerstand. In D. Adam-Lauterbach, F. Horzetzky, C. Seidler & M. Froese (Hrsg.), *Psychoanalyse im transkulturellen Raum* (S. 137–143). Neuruppin: Edition Bodoni.

Bornemann, E. (1980). *Unsere Kinder im Spiegel ihrer Lieder, Reime, Verse und Rätsel. Band 1.* Frankfurt am Main: Ullstein.

Bowlby, J. (1975). *Bindung.* München: Kindler.

Bucay, J. (2011). *Wer bin ich? Wohin gehe ich? Und mit wem?* Frankfurt am Main: Fischer.

Caplan, N., Whitmore, J. K. & Choy, M. H. (1989). *The Boat People and Achievement in America: A study of family life, hard work, and cultural values.* Michigan: University of Michigan Press.

Caplan, N., Whitmore, J. K. & Choy, M. H. (1992). Indochinese Refugee Families and Academic Achievement. *Scientific American, 266*(2), S. 24.

Clemenz, M. (2005). Psychoanalyse und künstlerische Kreativität. *Psyche, 59,* 444–464.

Cousins, N. (1981). *Der Arzt in uns selbst.* Reinbek: Rowohlt.

Csikszentmihaly, M. (1996). *Kreativität. Wie Sie das Unmögliche schaffen und Ihre Grenzen überwinden.* Stuttgart: Klett-Cotta.

Cyrulnik, B. (2006). *Warum die Liebe Wunden heilt* Weinheim/Basel: Beltz.

Cyrulnik, B. (2007). *Mit Leib und Seele. Wie wir Krisen bewältigen.* Hamburg: Hoffmann und Campe.

Darwin, C. (1989 [1872]). The expressions of emotions in man and animals. In ders., *The Works of Charles Darwin, Vol. 23.* London: Pickering.

De Pres, T. (2008). *Der Überlebende. Anatomie der Todeslager.* Stuttgart: Klett-Cotta.

Döser, J. (2017). Wolken. Dynamische Instabilität und Unbestimmtheit in der Psychoanalyse und in den Phantasmen der Gegenwart. *Forum Psychoanalyse Band 33, Heft 2.* Heidelberg: Springer.

Dümmel, K. (2009). Motive, Motivation und Kriterien für die Mitarbeit der Stasi. In K. Dümmel,

M. Piepenschneider (Hrsg.), *Was war die Stasi* (S. 106–109). St. Augustin/Berlin: Konrad Adenauer Stiftung.

Dümmel, K. (2014). *Strohblumenzeit*. Berlin: Transit.

Eibl-Eibesfeldt, I. (1967). *Grundriss der Vergleichenden Verhaltensforschung*. München: Piper.

Eibl-Eibesfeldt, I. (1972). *Liebe und Hass*. München: Piper.

Eissler, K.R. (1963). Die Ermordung von wie vielen seiner Kinder muss ein Mensch symptomfrei ertragen können, um eine normale Konstitution zu haben? *Psyche, 17*(5), 241–291.

Elder, H. (1974). *Children of the Great Depression: Social Change in Life Experience*. Chicago: University of Chicago Press.

Elder, H. (1999). *25th Anniversary Edition of Children of the Great Depression*. Boulder, CO: Westview Press.

Ekman, P. (1988). Gesichtsausdruck und Gefühl. Paderborn: Junfermann.

Eppelmann, R. (2007). *Gottes doppelte Spur. Vom Staatsfeind zum Parlamentarier*. Holzgerlingen: Hänssler.

Erasmus von Rotterdam (2017 [1517]). *Die Klage des Friedens*. Zürich: Diogenes Verlag.

Erikson, E. (1971). *Identität und Lebenszyklus*. Frankfurt am Main: Suhrkamp.

Faust, S. (2009). Folgen für die Betroffenen bis heute. In K. Dümmel & M. Piepenschneider (Hrsg.), *Was war die Stasi?* (S. 157–159). St. Augustin: Konrad-Adenauer-Stiftung.

Ferenczi, S. (1972 [1933]). Sprachverwirrung zwischen dem Erwachsenen und dem Kind. In ders., *Schriften zur Psychoanalyse II* (S. 303–313). Frankfurt am Main: S. Fischer.

Finck, W. (1982). *Stich-Worte zum Vor-, Nach-und Zuschlagen*. München: Herbig.

Fischer, G. & Riedesser, P. (2003). *Lehrbuch der Psychotraumatologie*. München: Ernst Reinhard Verlag.

Foot, H.C. & Chapman, A.J. (1976). The social responsiveness of young children in humorous situations. In H.C. Chapman & A.J. Foot (Hrsg.), *Humor and Laughter, Research and Applications* (S. 187–214). London: Wiley.

Freud, S. (1895d). *Studien über Hysterie*. In ders., *GW I*, S. 75–312.

Freud, S. (1896c). Zur Ätiologie der Hysterie. In ders., *StA VI*, S. 53–81.

Freud, S. (1905c). *Der Witz und seine Beziehung zum Unbewussten*. In ders., *StA IV*, S. 9–220.

Freud, S. (1914g). Erinnern, Wiederholen, Durcharbeiten. In ders., *StA Erg.*, S. 207–215.

Freud, S. (1927d). Der Humor. In ders., *StA IV*, S. 277–282.

Freud, S. (1930a). *Das Unbehagen in der Kultur*. In ders., *GW XIV*, S. 419–505.

Freyberger, H. (2016). Gruppenpsychotherapie bei politischer Traumatisierung. *Trauma und Gewalt*.

Freyberger, H., Frommer, J., Maercker, A. & Steil, R. (2003). *Gesundheitliche Folgen politischer Haft in der DDR*. Expertengutachten. Konferenz der Landesbeauftragten für die Unterlagen des Staatssicherheitsdienstes der ehemaligen DDR.

Freyberger, H. (2015). Transgenerationale Traumaweitergabe unter spezieller Berücksichtigung von Nationalsozialismus und SED-Diktatur. In A. Drescher, U. Rüchel & J. Schöne (Hrsg.), *Bis ins vierte Glied* (S. 36–49). Publikation zur Fachtagung der Landesbeauftragten für die Stasiunterlagen in Mecklenburg-Vorpommern und Berlin in Schwerin.

Frings, W. (1996). *Humor in der Psychoanalyse*. Stuttgart: Kohlhammer.

Frommer, J. (2011). »Omnipräsenz«. Einige Überlegungen zur psychischen Abwehr der Folgen totalitärer Repressionserfahrung. *Forum Psychoanalyse, 27*(4), 395–410.

Frommer, J., Gallistl, A., Regner, F. & Lison, S. (2017). Nach den Haftunterlagen war das Verhalten der Klägerin problemlos. *Trauma und Gewalt, 11*(2), 130–146.

Fry, W.F. (1989). Humor, physiology, and the aging process. In L. Nahemow, F. McCluskey & P.E. McGhee (Hrsg.), *Humor and Aging* (S. 81–98). New York: Academic Press.

Fuchs, J. (1978). *Tagesnotizen.* Reinbek: Rowohlt Verlag.

Garmezy, N. (1974). The study of compentence in children at risk for severe psychopathology. In E.J. Anthony & C. Koupernik (Hrsg.), *The child in his family: Children at psychiatric risk. Band III.* New York: Wiley.

Gedo, J.E. (1996). *The Artist and the Emotional World. Creativity and Personality.* New York: Columbia UP.

Greenson, R. (1967). *The Technique and Practice of Psychoanalysis. Vol. I.* New York: International Universities Press, Inc.

Groos, K. (1892). *Einleitung in die Aesthetik.* Gießen: Richtersche Buchhandlung.

Grotjahn, M. (1974). *Vom Sinn des Lachens.* München: Kindler.

Gruen, A. (2000). Der Fremde in uns. Stuttgart: Klett-Cotta.

Haase, J. (2017). Der Fall Wolfgang Schnur – ein unmögliches Leben. Dokumentarfilm RBB, Erstausstrahlung 19.11.2017.

Hagemann, D., Spinath F.M., Bartussek, D., Amelang, M. & Stemmler, G. (2016). *Differentielle Psychologie und Persönlichkeitsforschung.* Kohlhammer: Stuttgart.

Hamel, P.M. (1981). Durch Musik zum Selbst. Kassel/Basel/London: Bärenreiter.

Heigl, F. (1985 [1963]). *Gelten und Geltenlassen in der Ehe. Eine tiefenpsychologische Studie.* Zusammen mit Annelise Heigl-Evers. Frankfurt am Main: Fischer.

Heise, J. (2017). Die Staatssicherheit in Nordhausen. BStU Berlin. In: H. Labrenz-Weiß (Hrsg.), *Die KD Nordhausen. Arbeitsstruktur und Wirkung der Kreisdienststelle des Ministeriums für Staatssicherheit im Grenzkreis Nordhausen.* Berlin: Bundesbeauftragter f. d. Unterlagen d. Staatssicherheitsdienstes d. ehem. DDR.

Helmers, H. (1965). *Sprache und Humor des Kindes.* Stuttgart: Klett.

Hertzler, J.O. (1970). *Laughter: A Sociological Analysis.* New York: Exposition Press.

Hirsch, E.C. (1985). *Der Witzableiter.* Hamburg: Hoffmann und Campe.

Hirsch, M. (2015). Modifizierte psychoanalytische Therapie traumatisierter Patienten. Vortrag bei der APB in Berlin.

Hirschhausen, E. (2016). Humor hilft heilen: Leicht ist schwer – ein paar Grundideen. In B. Wild (Hrsg.), *Humor in Psychiatrie und Psychotherapie* (S. 325–337). Schattauer: Stuttgart.

Hobbes, T. (1980 [1651]). *Leviathan.* Stuttgart: Reclam.

Hodgekinson, L. (1991). *Smile Therapy.* London: Macdonald Optima.

Hofmann, A. (2004). Eye movement deszensitization and reprocessing (EMDR). In U. Sachse (Hrsg.), *Traumazentrierte Psychotherapie* (S. 288–293). Stuttgart: Klett-Cotta.

Hoffmann, J. (2012). *Stasikinder. Aufgewachsen im Überwachungsstaat.* Berlin: Propyläen bei Ullstein.

Höfner, E. & Schachtner, H.-U. (1997). *Das wäre doch gelacht.* Reinbek bei Hamburg: Rowohlt.

Holderegger, A. (2003). *Der Umgang mit dem Trauma.* Stuttgart: Schattauer.

Hügli, A. (1980). Das Lächerliche. In J. Ritter & K. Gründer (Hrsg.), *Historisches Wörterbuch der Philosophie, Band 5* (S. 1–8). Basel: Schabe.

Jaenicke, C. (2010). *Veränderung in der Psychoanalyse. Selbstreflexion des Analytikers in der therapeutischen Beziehung.* Stuttgart: Klett-Cotta.

Jimenez, J. P. (2010). Sozialpolitische Gewalt. Psychosoziale Strategien und Maßnahmen zu Wiedergutmachung. Der Fall Chile. *Psyche, 64*(4), 336–352.

Joestel, F. (2010). *Die DDR im Blick der Stasi 1988*. Göttingen: Vandenhoeck & Ruprecht.

Kant, I. (1976 [1790]). *Kritik der Urteilskraft*. Stuttgart: Reclam.

Kattermann, V. (2016). Nachdenken über das kollektive Metabolisieren traumatischer Spaltungen. In D. Adam-Lauterbach, F. Horzetzky, C. Seidler & M. Froese (Hrsg.), *Psychoanalyse im transkulturellen Raum* (S. 57-72). Berlin: edition bodoni.

Khan, M. R. (1963). Das kumulative Trauma. In ders., *Selbsterfahrung in der Therapie* (S. 50–70). München: Kindler.

Kittel, G. (1972). Hypnosebehandlung bei Stottern. Tagungsbericht. Heidelberg.

Kittel, G. (1996). *Kittel-Knittel-Verse. Lyrische Scherze als Medizin*. Erlangen: Specht.

Kohut, H. (1973). *Narzißmus*. Frankfurt am Main: Suhrkamp.

Koestler, A. (1966). Der Monsignore und der Ehemann. *Die Zeit*, Nr. 32/1966. Interview Koestlers mit Tanneguy de Quenetain.

König, K. (1995). *Widerstandsanalyse*. Göttingen: Vandenhoeck & Ruprecht.

Kraepelin, E. (1885). Zur Psychologie des Komischen. In W. Wundt (Hrsg.), *Philosophische Studien, Band 2* (S. 128–160, 327–361). Leipzig: W. Engelmann.

Kramarae, C. & Reichler, P. A. (1985). *A Feminist Dictionary*, Boston: Pandora Press.

Krawczyk, S. (2017). *Der Sommer hatte hohe Zeit. Liedertexte*. Eigenverlag Berlin.

Kretschmer, E. (1963 [1954]). Studien zur Unsinnspoesie an den Grenzen der Sprache. 2 Bde. Berlin: Komik und *Humor*.

Kubie, L. S. (1971). The destructive potential of humor in psychotherapy. *American Journal of Psychiatrie, 127*, 861–866.

Kunz, E. (2015). Die Inhärenz-Methode®. In S. Trobisch-Lütge & K. H. Bomberg (2015), *Verborgene Wunden. Spätfolgen politischer Traumatisierung in der DDR und ihre transgenerationale Weitergabe* (S. 89–95). Gießen: Psychosozial-Verlag.

Kunze, R. (1973). *Brief mit blauem Siegel*. Leipzig: Reclam.

Kunze, R. (1970). *Die wunderbaren Jahre*. Frankfurt am Main: Fischer.

Kunze, R. (1990). *Deckname »Lyrik«*. Frankfurt am Main: Fischer.

Kunze, R. (1996 [1963]). *Sensible Wege und frühe Gedichte*. Frankfurt am Main: Fischer.

Lamott, F. & Lempa, G. (2011). Zwischen Anerkennung und Zurückweisung. *Forum der Psychoanalyse, 27*(3), 263–277.

Landau, T. (1995). *Von Angesicht zu Angesicht*. Reinbek: Rowohlt.

Lapsley, M. (2014). *Mit den Narben der Apartheid*. Berlin: Barbara Budrich.

Lapsley, M. (2016). Ist Versöhnung möglich? Vortrag Gedenkstätte Cottbus.

Laudse [Lao-tse] (1981). *Daudedsching [Tao-te-King]*. Leipzig: Reclam.

Links, C., Nitsche, S. & Taffelt, A. (2004). *Das wunderbare Jahr der Anarchie*. Berlin: Links.

Lochen, H.-H. (2017). »Zersetzung« als Strategie in Folge KSZE. Vortrag in Berlin, Vertretung des Freistaates Thüringen beim Bund (28.06.2017).

Lorenz, K. (1963). *Das sogenannte Böse*. Wien: Borotha-Schoeler.

Lösch, V. & Bochow, J. (2017). *Der Weg ins Leben* [Theaterstück. Uraufführung 23.09.2017, Schauspielhaus Dresden].

Loest, E. (1990). *Der Zorn des Schafes*. Leipzig: Linden Verlag.

Luxemburg, R. (1972). *Briefe aus dem Gefängnis*. Berlin: Dietz Verlag.

Maltzahn, D. von (2010). *Mein erstes Leben oder Sehnsucht nach Freiheit*. Rostock: Belleville Verlag.

Martin, R. A. (1989). Humor and the mastery of living: Using humor of cope with the daily stresses of growing up. In P. E. McGhee (Hrsg.), *Humor and Childrens Development* (S. 135–154). New York: The Haworth Press.

McGhee, P. E. (1979). *Humor. Its Origin and Development*. San Francisco: W. H. Freemann.

McGhee, P. E. (2016). Humor als Copingstrategie. In B. Wild (Hrsg.), *Humor in Psychiatrie und Psychotherapie* (S. 208–228). Stuttgart: Schattauer.

McGhee, R. (1971). Development of the humor response. *Psychological Bulletin, 76*, 328–348.

Mieder, W. (1991). *Mozart. Zur Soziologie eines Genies*. Frankfurt am Main: Suhrkamp.

Moody, R. (1979). *Lachen und Leiden. Über die heilende Kraft des Humors*. Reinbek: Rowohlt.

Müller, B. (2016). *Lachen gegen die Ohnmacht*. Berlin: Ch. Links Verlag.

Müller, H. (2009). *Die Atemschaukel*. München: Carl Hanser Verlag.

N. N. (1976). Richtlinie 1/76 zur Entwicklung und Bearbeitung Operativer Vorgänge (OV). BStU. MfS, BdI-Dok. 3234.

Nedelmann, C. (2007). Hillel Klein zur Therapie schwer traumatisierter Patienten. *Forum der Psychoanalyse, 23*(1), 65–71

Oring, E. (1995). Appropriate incongruities: Genuine and spurious. *Humor, 8*, 229–236.

Palmer, J. (1994). Taking Humor Seriously. London/New York: Routledge.

Passauer, M.-M. (2010). Ehrhart Neubert: *Passauer, Martin-Michael*. In *Wer war wer in der DDR?* Band 2 (5. Ausgabe). Berlin: Ch. Links.

Paul, J. (1980 [1819]). Vorschule der Ästhetik. In ders., *Werke, Fünfter Band* (S. 102–165). München: C. Hauser.

Penderecki, K. (2004). Interview. *Frankfurter Rundschau – Magazin* vom 03.01.2004, S. 3.

Peseschkian, N. (2009 [1999]). *Der Kaufmann und der Papagei. Orientalische Geschichten in der Positiven Psychotherapie* (30. Auflage). Frankfurt am Main: S. Fischer.

Piaget, J. (1969). *Nachahmung, Spiel und Traum*. Stuttgart: Klett.

Piaget, J. (1976). *Psychologie der Intelligenz*. München: Kindler.

Poland, W. S. (1971). The place of humor in psychotherapy. *Amer. J. Psychiat., 128*, 635–637.

Politycki, M. & Paech, N. (2017). *Müssen wir Reisen?* Deutschlandfunk 2017: »Zwischentöne«.

Preisendanz, W. (1974). Das Komische, das Lachen. In J. Ritter & K. Gründer (Hrsg.), *Historisches Wörterbuch der Philosophie, Band 4* (S. 889–893). Darmstadt: Wissenschaftliche Buchgesellschaft.

Pschyrembel (2002). *Klinisches Wörterbuch*. Berlin/New York: Walter de Gruyter.

Rothenberg, F. S. (1949). Das junge Lied – 80 neue Lieder der Christenheit. Kassel/Stuttgart: Quell-Verlag.

Röhrich, L. (1980). *Der Witz. Seine Formen und Funktionen*. München: dtv.

Reddemann, L. (2004). Trauer und Neuorientierung. Es ist, was es ist. In U. Sachse (Hrsg.), *Traumazentrierte Psychotherapie* (S. 311–321). Stuttgart: Schattauer.

Reik, T. (1959 [1925]). *The Compulsion to Confess*. In J. Farrar (Hrsg.), The compulsion to confess and the need for punishment. (S. 176–356). New York: Farrar, Straus, and Cudahy.

Rubinstein, H. (1985). *Die Heilkraft Lachen*. Bern: Hallwag.

Ruch, W. (1995). Exhilaration and humor. In M. Lewis & J. M. Haviland (Hrsg.), *The Handbook of Emotions* (S. 605–616). New York: Guilford.

Sack, M., Sachse, U. & Schellong, J. (2014). *Komplexe Traumafolgestörungen*. Stuttgart: Schattauer.

Salisch, M. v. (1988). Einleitung. In P. Ekman, *Gesichtsausdruck und Gefühl*, Paderborn: Junfermann.

Satow, L. (2011). Big-Five-Persönlichkeitstest (B5T) [Testbeschreibung und Items]. In ZPID – Zentrum für Psychologische Information und Dokumentation (Hrsg.), PSYNDEX (Online-Datenbanksegment PSYNDEX Tests Dok.-Nr. 9006357). Trier: ZPID.

Satow, L. (2012). Big-Five-Persönlichkeitstest (B5T): Testmanual und Normen. http://www.drsatow.de/tests/persoenlichkeitstest/ (04.12.2017).

Schaper, S. (Hrsg.). (1950). *Der einsame Mensch. Petter Moens Tagebuch.* München: Nymphenburger Verlagshandlung.

Schatalowa, G. (2002). *Wir fressen uns zu Tode.* Goldmann München.

Schreiber, V. Iskenius, E.-L. (2013). Flüchtlinge: zwischen Traumatisierung, Resilienz und Weiterentwicklung. http://amnesty-heilberufe.de/wp-content/uploads/mug.schreiber_iskenius.resilienz.2013.pdf (11.12.2017).

Schwabe, C. (1986). *Methodik der Musiktherapie und deren theoretische Grundlagen.* Leipzig: Johann Ambrosius Barth.

Seidler, C. (2015). *Psychoanalyse und Gesellschaft.* Berlin: Edition Bodoni.

Seidler, C. & Froese, M. J. (Hrsg.). (2009). *Traumatisierungen in (Ost-)Deutschland.* Gießen: Psychosozial-Verlag.

Seligman, M. E. P. & Csikszentmihalyi, M. (2000). Positive psychology: An introduction. *Am. Psychol., 55*, 5–14.

Selye, H. (1988). *Stress.* München: Piper.

Snower, D. J. (2016). Täuschung in der freien Marktwirtschaft. Deutschlandfunk Juli 2017.

Socha, T. J. & Kelly, B. (1994). Children making »fun«: Humerous communication, impression management and moral development. *Child Study Journal, 24*, 237–252.

Sonnenmoser, M. (2003). Politische Traumatisierung in der DDR: Spätfolgen unübersehbar. *Dt. Ärzteblatt PP2 Ausgabe (Februar 2003)*, S. 73

Sonnenmoser, M. (2016). Resilienz in Familien: Gemeinsam Krisen überwinden. Ärzteblatt PP 15, April 2016.

Spiewok, W. (1980). Walther von der Vogelweide Poesiealbum 159. Berlin: Verlag Neues Leben.

Sprichwörterlexikon (1985). Beck: München.

Steudtner, P. (2017). »Immer noch im Knast-Rhythmus«. Berliner Zeitung 6.12.2017.

Streeck, U. (2017). Denn sie wissen nicht, was sie tun. Über unbewusste Beziehungsregulierung. Forum der Psychoanalyse, Band 33, Heft 3 (S. 235–250). Berlin/Heidelberg: Springer.

Strotzka, H. (1976). Witz und Humor. In D. Eicke (Hrsg.), *Die Psychologie des 20. Jahrhunderts, Bd. II: Freud und die Folgen, 1* (S. 305–321). Zürich: Kindler.

Stroufe, L. A. & Waters, E. (1976). The ontogenesis of smiling and laughter: A perspective on the organisation of development in infancy. *Psychological Review, 83*, 173–183.

Süß, S. (1999). *Politisch missbraucht? Psychiatrie und Staatssicherheit in der DDR.* Berlin: Links.

Tiedemann, J. (2013). *Scham.* Gießen: Psychosozial-Verlag.

Timm, B. (2017). *Der sozialistische Staat im Lichtenberger Kleinformat. Alltag und Diktatur in einem Ost-Berliner Bezirk.* Veröffentlichung ist in Vorbereitung. Gefördert von der Stiftung Aufarbeitung Berlin.

Titze, M. & Eschenröder, C. T. (1999). *Therapeutischer Humor.* Frankfurt am Main: Fischer.

Titze, M. (2017). *Wer zuletzt lacht …* Stuttgart: Schattauer.

Trobisch-Lütge, S. (2004). *Das späte Gift. Folgen politischer Traumatisierung in der DDR und ihre Behandlung.* Gießen: Psychosozial-Verlag.

Trobisch-Lütge, S. & Bomberg, K.-H. (Hrsg.). (2015). *Verborgene Wunden. Spätfolgen politischer Traumatisierung in der DDR und ihre transgenerationale Weitergabe.* Gießen: Psychosozial-Verlag.

UOKG-Tagung (2017). Vorwärts – und schon vergessen? Berlin 07.10.2017.

Van Lysebeth, A. (1973). *Durch Yoga zum eigenen Selbst.* München: Barth.

Volkan, V. (1999). *Das Versagen der Diplomatie.* Gießen: Psychosozial-Verlag.

Wackernagel, K.M. (2011). Psychoanalyse und Traumatherapie. *Forum Psychoanalyse, 27*(3), 223–237.

Watzlawick, P. (1996). *Anleitung zum Unglücklichsein.* München/Zürich: Piper.

Weininger, O. (1907). *Über die letzten Dinge* (mit einem biographischen Vorwort von Dr. Moriz Rappaport). Wien: Braumüller [Nachdruck München: Matthes & Seitz 1980].

Wensierski, P. (2017). IM Dienst der Stasi. Der Fall Monika Haeger. Dokumentarfilm RBB. Erstausstrahlung 26.11.17.

Werner, E.E. (1971). *The children of Kauai : a longitudinal study from the prenatal period to age ten.* Honolulu: University of Hawaii Press.

Wild, B. (2016). *Humor in Psychiatrie und Psychotherapie.* Stuttgart: Schattauer.

Winnemuth, M. (2015). *Um es kurz zu machen: Über das unverschämte Glück, auf der Welt zu sein.* München: Albrecht Knaus Verlag.

Winnicott, D.W. (1971). *Vom Spiel zur Kreativität.* Stuttgart: Klett-Cotta.

Wöller, W. (2015). Ressourcenorientierte Psychotherapie. *Zeitschrift für Ärztliche Psychotherapie und Psychosomatik,* Heft 4/2015, S. 190.

Wohlrab, L. (2006). Traumatisierung durch politische Haft in der DDR und ihre transgenerationale Weitergabe. In M.J. Froese & C. Seidler (Hrsg.), *Traumatisierungen in (Ost-)Deutschland* (S. 107–117). Gießen: Psychosozial-Verlag.

Yalom, I. (2017). *Wie man wird, was man ist.* München: Btb.

Yamaguchi, Y. & Koch, S.-U. (2017). Seele und Utopie. Mit der Kraft der Musik die Seele bewegen. Neueinspielungen mit dem E-MEX Ensemble. http://www.deutschlandfunk. de/neueinspielungen-mit-dem-e-mex-ensemble-seele-und-utopie.1990.de.html?dram: article_id=387333 (11.12.2017).

Zander, M. (Hrsg.). (2011). *Handbuch Resilienzförderung.* Heidelberg: Springer.

Zwerling, I. (1955). The favorite joke in diagnostic and therapeutic interviewing. *Psychoanalytic Quarterly, 24,* 104–114.

Zwiebel, R. (2013). Kann der Psychoanalytiker vom Zen-Buddhismus lernen? Vortrag auf der Tagung: *Religion und Psychoanalyse.* München 26.01.2013.

Anhang

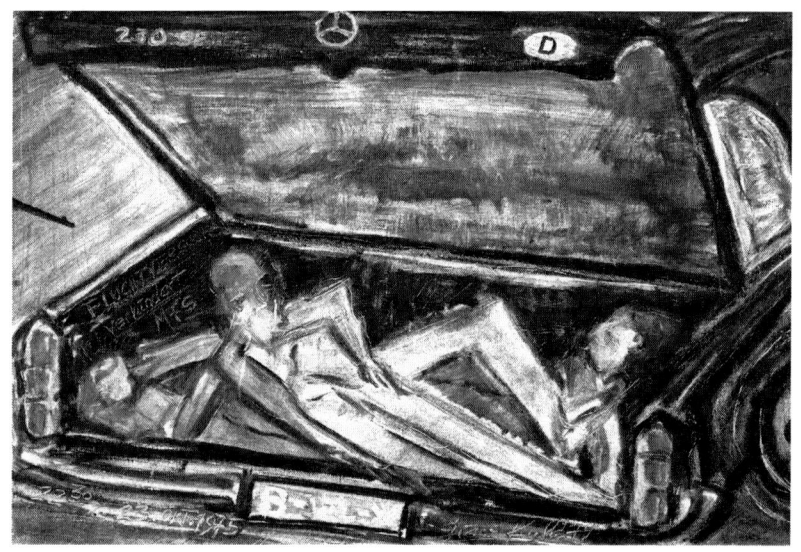

Verhinderter Fluchtversuch 1975 (Gino Kuhn)

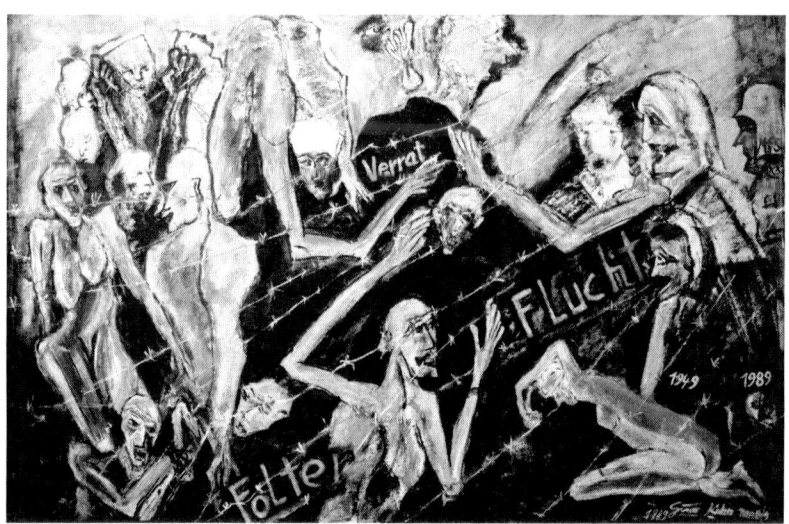

DDR-Diktatur (Gino Kuhn)

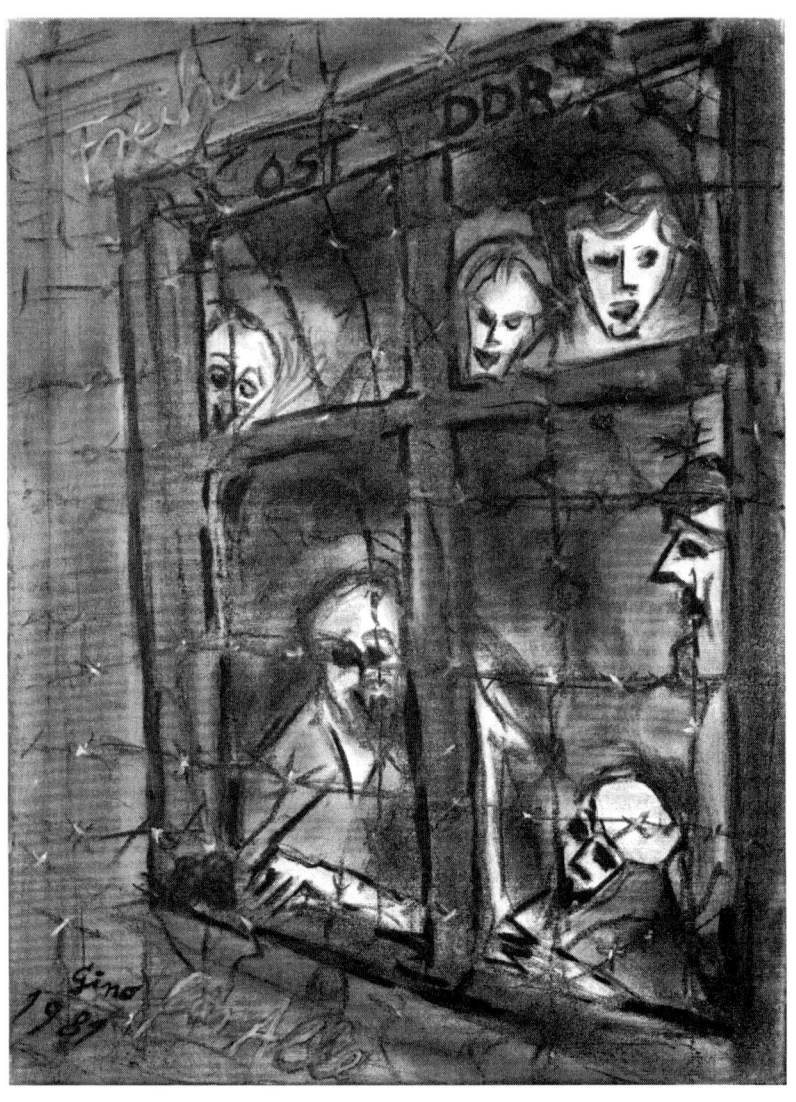

Freiheit für alle politischen Gefangenen (Gino Kuhn)

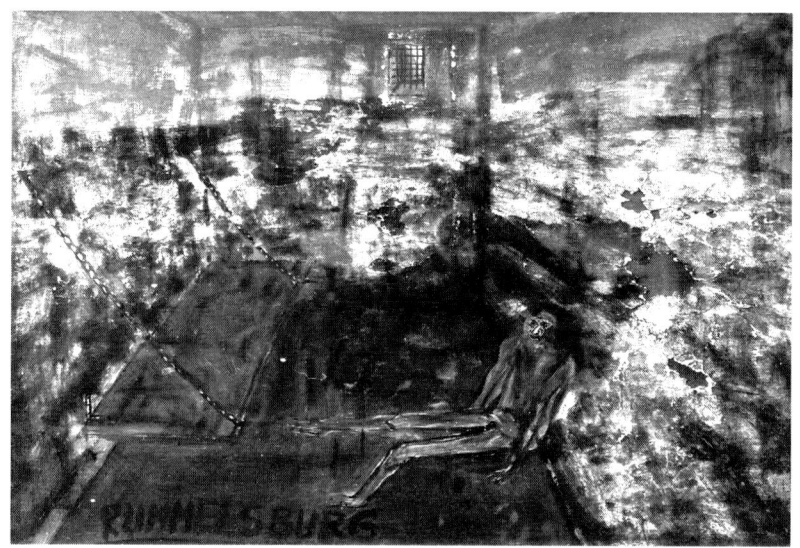

Tigerkäfig Rummelsburg (Gino Kuhn)

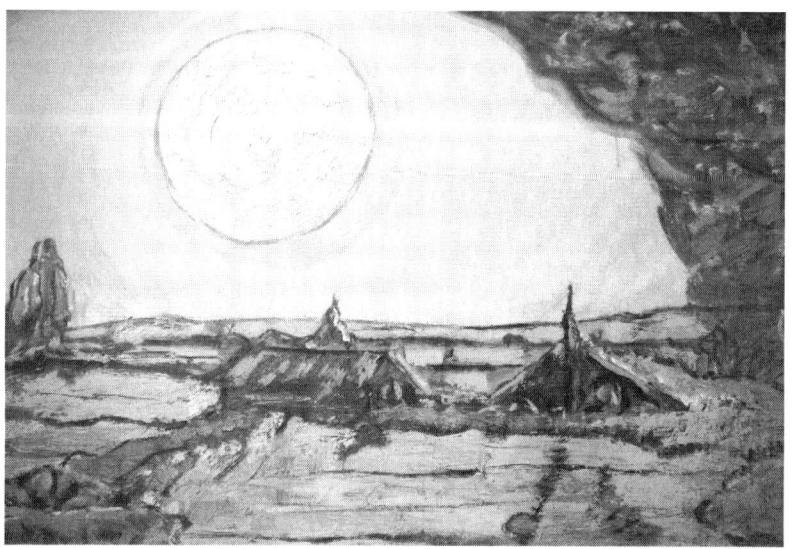

Freiheit (Gino Kuhn)

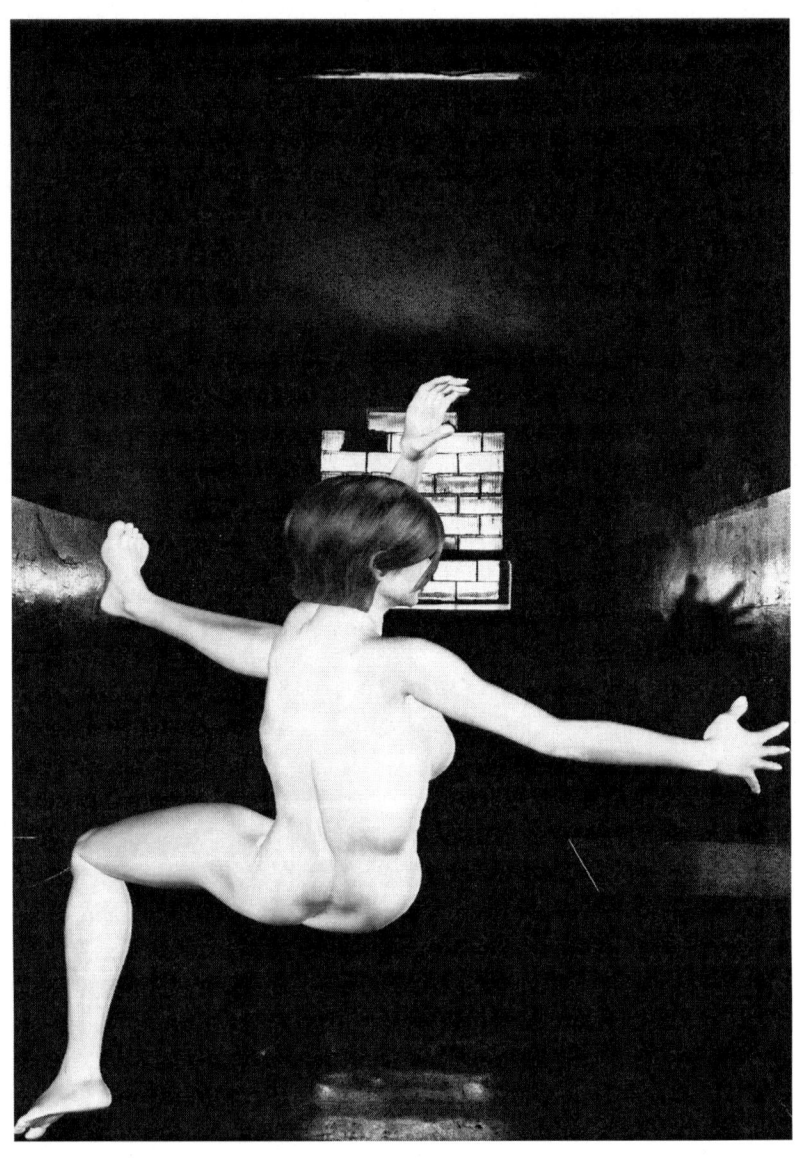

Ausgeliefert 1 (Katrin Büchel)

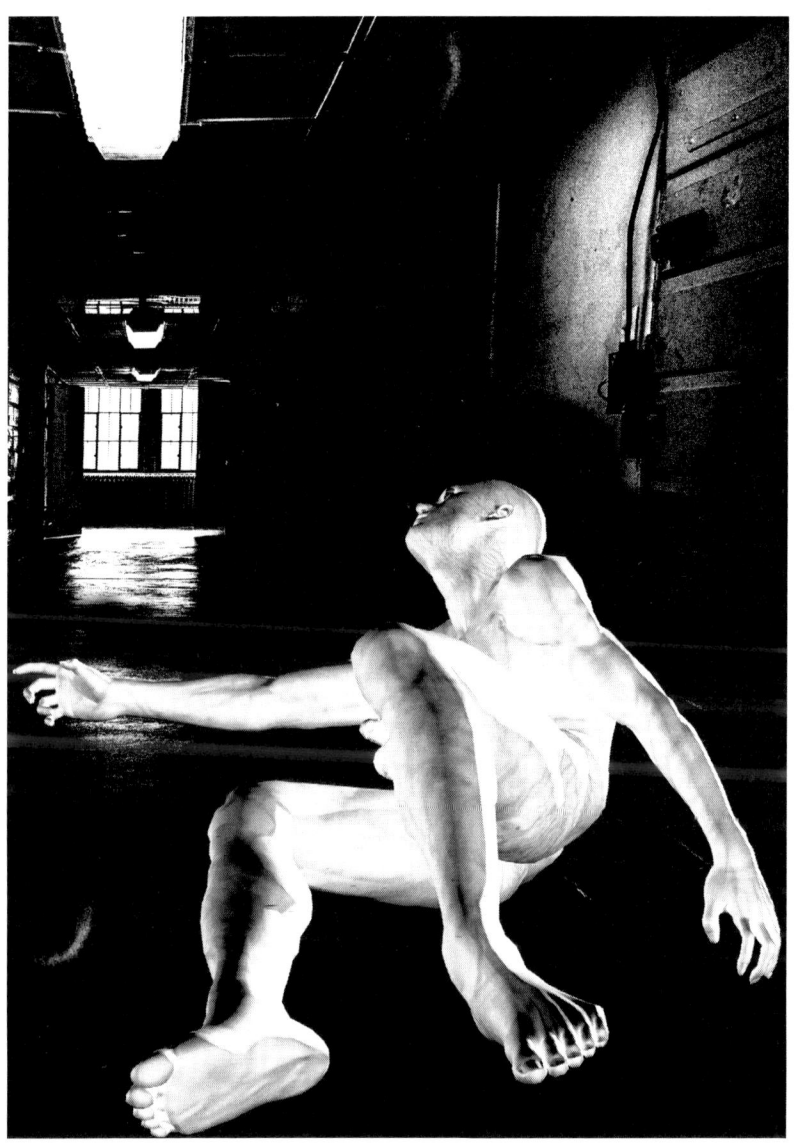

Ausgeliefert 2 (Katrin Büchel)

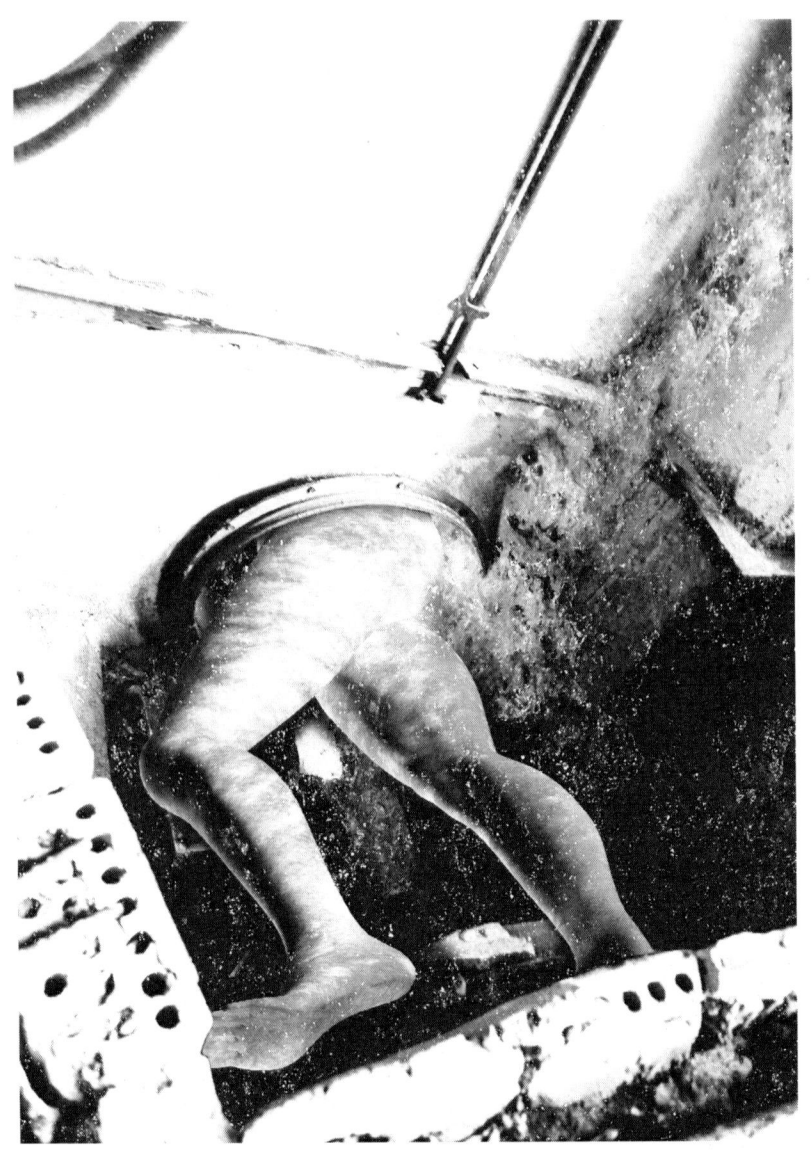

Umweg (Katrin Büchel)

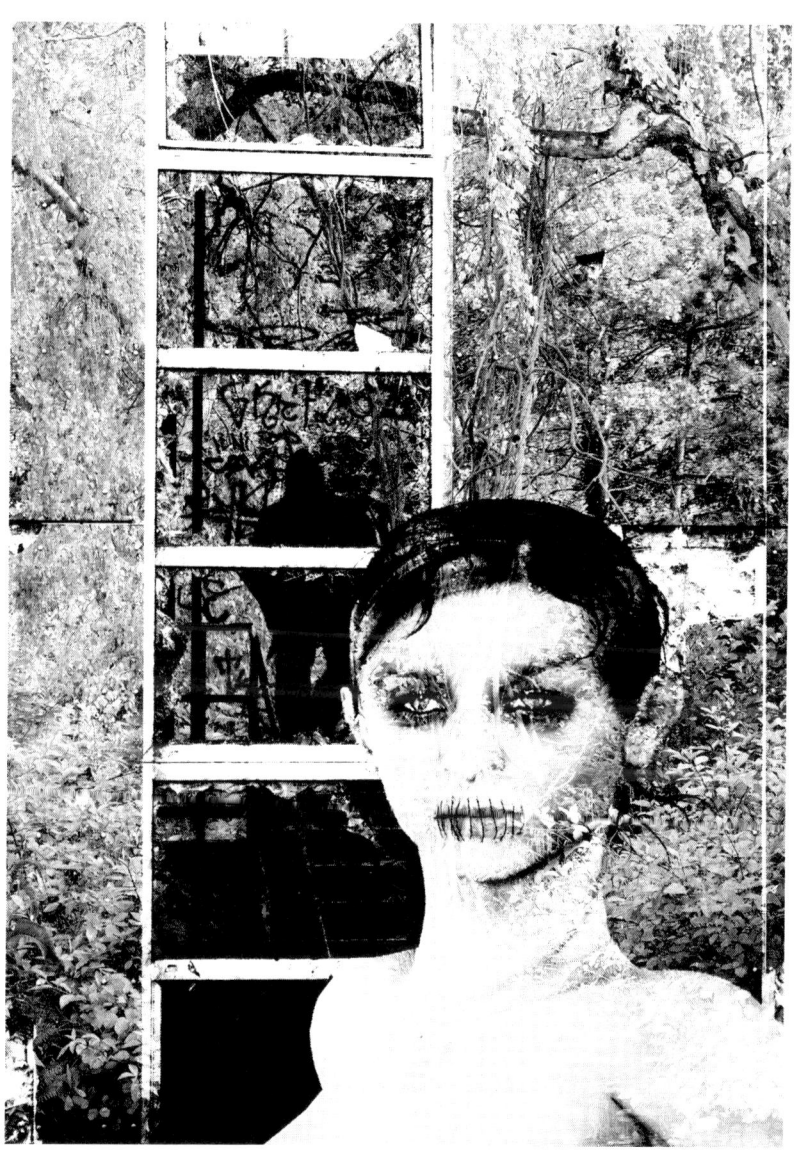

Stigma (Katrin Büchel)

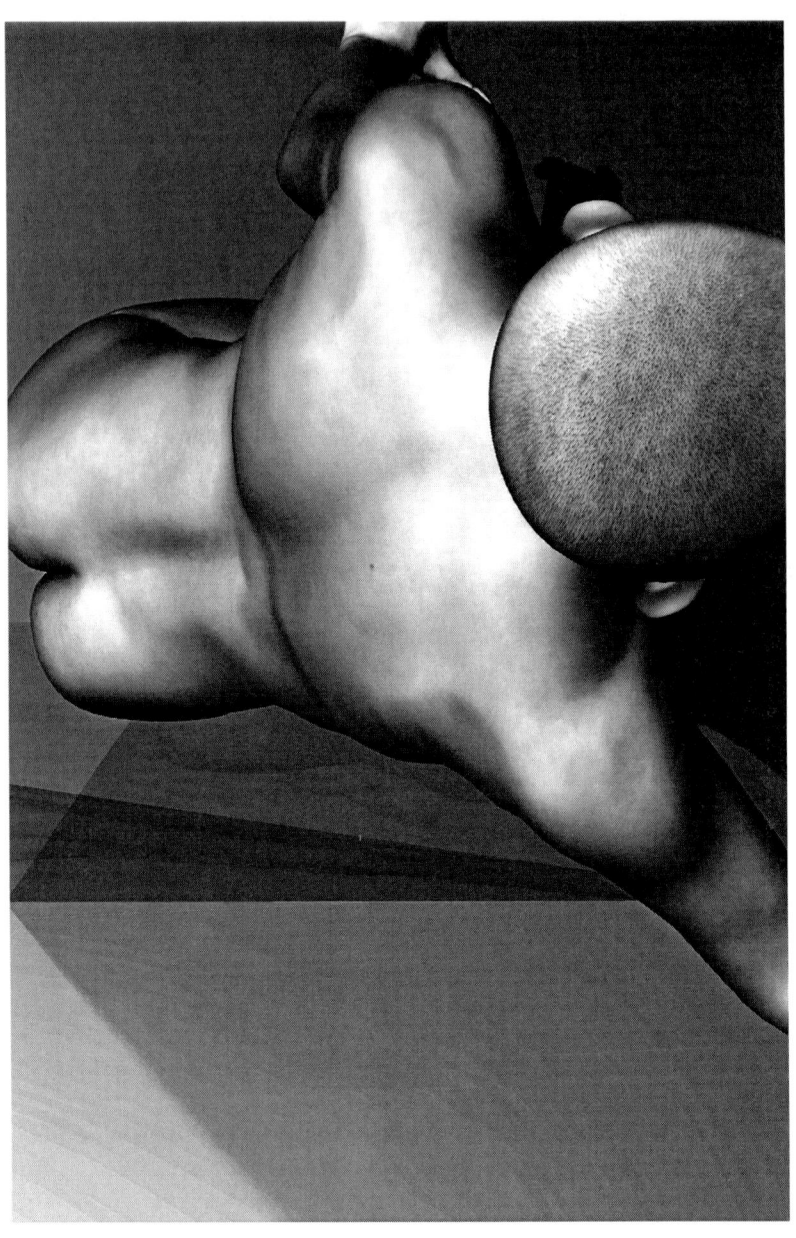

Torgau 1 (Katrin Büchel)

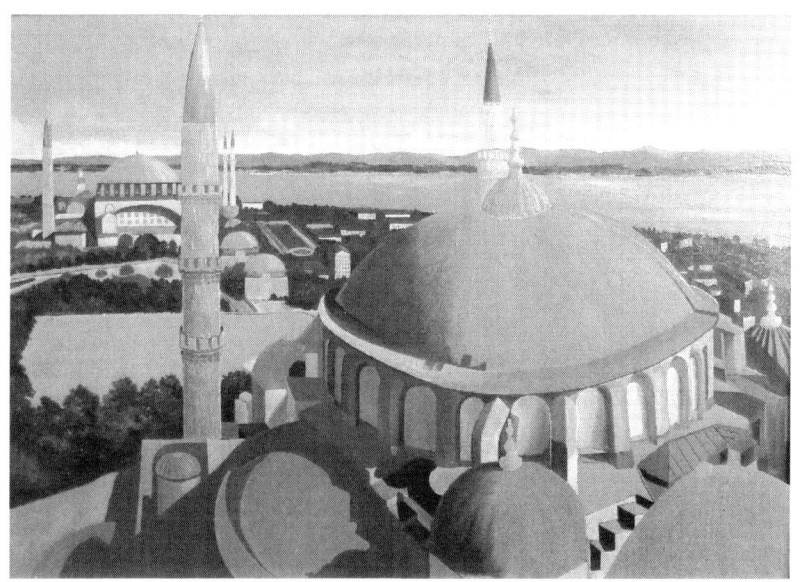

Hagia Sophia (Frau O.)

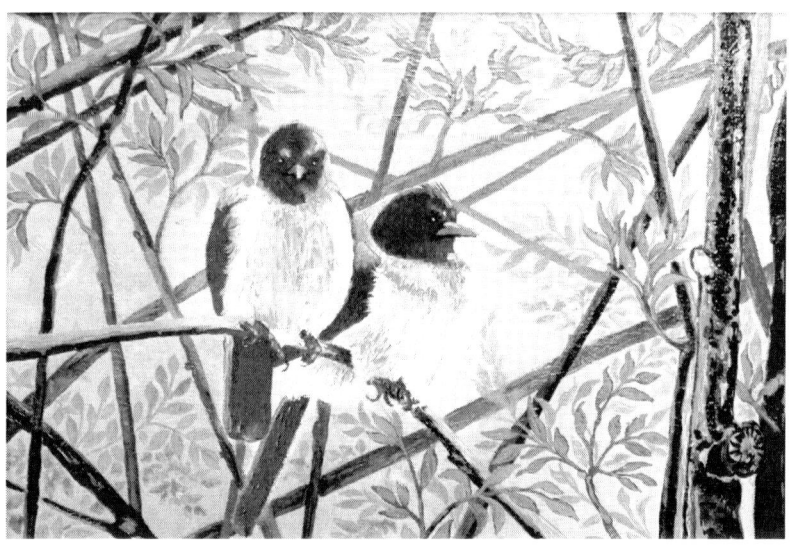

Vögel (Frau O.)

243

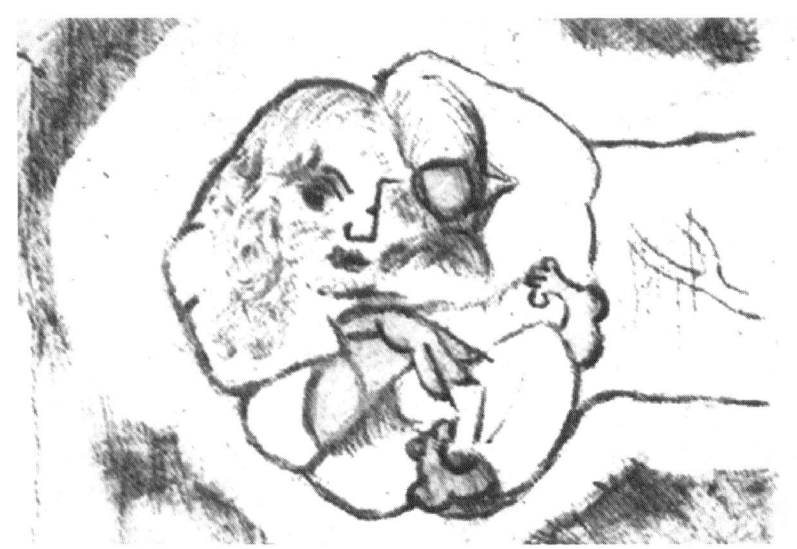

Faust (Frau O.)

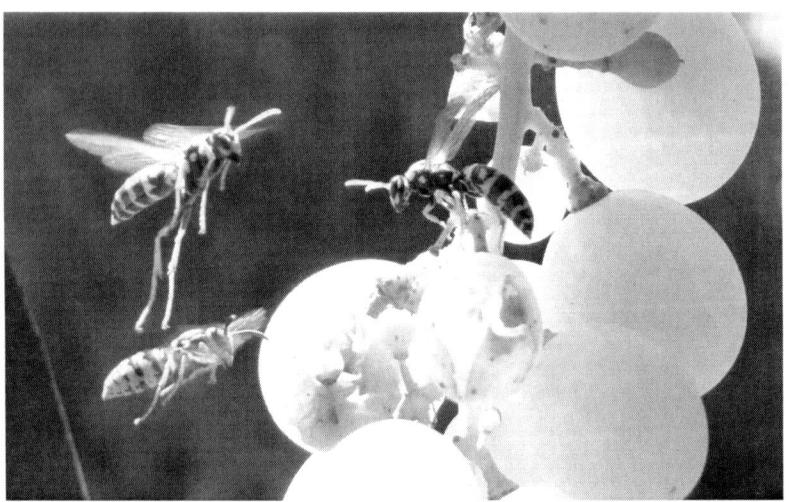

Wespen (Frau O.)

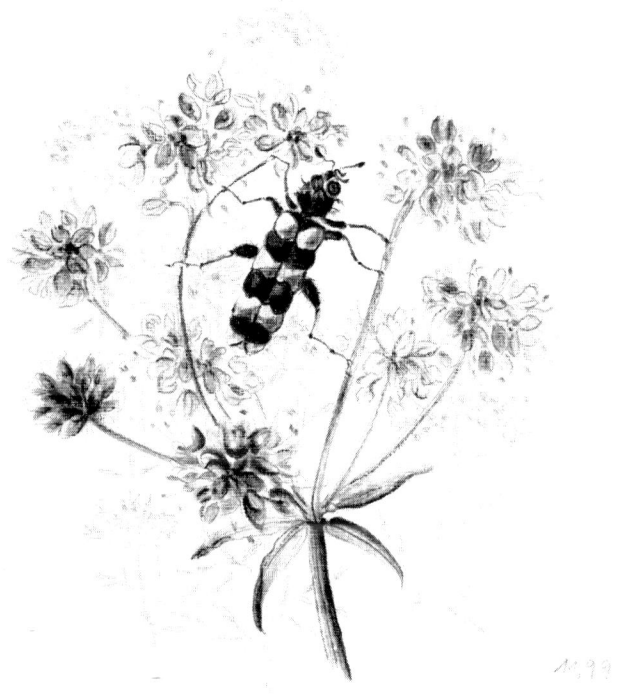

Käfer (Frau O.)

▣ Psychosozial-Verlag

Stefan Trobisch-Lütge, Karl-Heinz Bomberg (Hg.)

Verborgene Wunden
Spätfolgen politischer Traumatisierung in der DDR und ihre transgenerationale Weitergabe

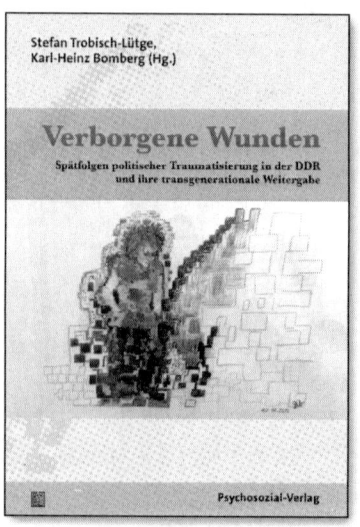

Stefan Trobisch-Lütge,
Karl-Heinz Bomberg (Hg.)

Verborgene Wunden

Spätfolgen politischer Traumatisierung in der DDR
und ihre transgenerationale Weitergabe

Psychosozial-Verlag

März 2015 · 355 Seiten · Broschur
ISBN 978-3-8379-2488-6

Holt die Vergangenheit uns ein?
Mehr als 25 Jahre nach dem Mauerfall streiten ehemals politisch Verfolgte noch immer um einen angemessenen Umgang mit den Folgeschäden der SED-Diktatur. Mit den SED-Unrechtsbereinigungsgesetzen wurde der erste Schritt zur Aufarbeitung vollzogen. Dennoch üben zahlreiche Opferverbände Kritik an zu geringen Rentenzahlungen, Defiziten in den Anerkennungsverfahren von haft- und verfolgungsbedingten Gesundheitsschäden und gesellschaftlichen Verharmlosungstendenzen und fordern Nachbesserungen.

Im vorliegenden Buch wird eine umfassende Einordnung der Spätfolgen politischer Traumatisierung in der ehemaligen DDR vorgenommen. Namhafte Expertinnen und Experten äußern sich zu Problemen in der aktuellen Begutachtungspraxis psychischer Traumafolgestörungen sowie zu Besonderheiten der Behandlung im Bereich psychoanalytischer Therapie, Verhaltenstherapie und alternativer Traumatherapiemethodik. Erstmals werden auch die Auswirkungen politischer Verfolgung auf die Familie und die Nachkommen der Opfer in den Fokus der Betrachtung gerückt.

Mit Beiträgen von Karl-Heinz Bomberg, Doris Denis, Ruth Ebbinghaus, Alexandra Evers, Jörg Frommer, Bettina Kielhorn, Stefanie Knorr, Erika Kunz, Frank-Dietrich Müller, Freihart Regner, Carsten Spitzer und Stefan Trobisch-Lütge

Walltorstr. 10 · 35390 Gießen · Tel. 0641-969978-18 · Fax 0641-969978-19
bestellung@psychosozial-verlag.de · www.psychosozial-verlag.de